Pothmann

Therapie-Tools
Schematherapie in der Gruppe mit Kindern

Online-Material auf psychotherapie.tools

Mit dem untenstehenden Freischalt-Code erhalten Sie die digitalen Arbeitsmaterialien aus diesem Buch. Hierfür ist eine Registrierung auf psychotherapie.tools notwendig:

1. psychotherapie.tools/online-material öffnen.
2. Freischalt-Code eingeben.
3. Auf »Freischalt-Code einlösen« klicken. Der Code ist einmal gültig.
4. Im Warenkorb auf »Credits einlösen« klicken und Vorgang nach Login abschließen.
5. Arbeitsmaterialien nutzen.

Die Arbeitsmaterialien stehen Ihnen in Ihrem Kundenkonto unter »Mein Material« dauerhaft zur Verfügung. Sie sind für Ihren persönlichen Gebrauch bestimmt.
Als Institution mit mehreren Nutzer:innen wenden Sie sich bitte an vertrieb-psychotherapie.tools@beltz.de

WTZRUENUT2

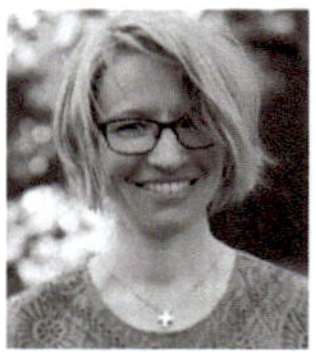

Dr. Marion Schmitman gen. Pothmann, Dipl.-Psych., Kinder- und Jugendlichenpsychotherapeutin in eigener Praxis in Hamburg. Supervisorin und Dozentin an diversen Ausbildungsstätten, in Jugendhilfe und Kliniken. Weiterbildungen in Familientherapie, Gruppenpsychotherapie, Schematherapie.

Marion Pothmann

Therapie-Tools Schematherapie in der Gruppe mit Kindern

Mit Online-Material

BELTZ

Dr. Marion Schmitman gen. Pothmann
info@praxis-pothmann.de
Praxis Pothmann
Großer Burstah 53
20457 Hamburg

MIX
Papier | Fördert gute Waldnutzung
FSC® C089473

Dieses Buch ist erhältlich als:
ISBN 978-3-621-29153-8 Print
ISBN 978-3-621-29154-5 E-Book (PDF)

1. Auflage 2025

Verlagsgruppe Beltz
Werderstraße 10, 69469 Weinheim
service@beltz.de

Lektorat: Franziska Rohde
Umschlagbild: Lina-Marie Oberdorfer
Herstellung: Myriam Frericks
Satz: WMTP Wendt-Media Text-Processing GmbH, Birkenau
Druck und Bindung: Beltz Grafische Betriebe, Bad Langensalza
Beltz Grafische Betriebe ist ein Unternehmen mit finanziellem Klimabeitrag (ID 15985-2104-1001).
Printed in Germany

Weitere Informationen zu unseren Autor:innen und Titeln finden Sie unter: www.beltz.de

Inhalt

Verzeichnis der Arbeits- und Informationsblätter

Vorwort

Vielseitige Chancen vereinen sich im Rahmen von Gruppen und Gruppentherapien. Kinder treffen endlich andere Kinder, die sie verstehen, und Erwachsene, die sie wohlwollend sehen und unterstützen. In einem kleinen, vertrauensvollen Rahmen können stärkende, gesunde und – wenn nötig – korrigierende heilende Beziehungserfahrungen gemacht werden. Kinder lernen am besten von anderen Kindern und merken, dass sie oft in ein- und derselben Therapiestunde sowohl nehmen als auch geben können. Gruppentherapien bilden den Rahmen für vielseitige kreative Therapiemethoden, die alltagsnah durch die Gemeinschaft leben. Die Schematherapie bietet durch ihre emotionsfokussierte, erlebnisorientierte Ausrichtung eine ausgezeichnete Grundlage, von der sich Gruppeninterventionen wunderbar ableiten lassen. Gruppen bieten – teilweise einzigartige – Chancen, Grundbedürfnisse von Kindern zu befriedigen. Dadurch entsteht ein guter Nährboden, auf dem sich Kinder gesund entwickeln und all das, was an Besonderheit, Ressourcen und Schönheit in ihnen steckt, zur Entfaltung kommen kann.

Mit leuchtenden Augen stürmt Jana (8) ins Wartezimmer: »Ich habe eine Urkunde – weil ich in der Gruppe war.« Das Bedürfnis nach Wertschätzung und Anerkennung wird befriedigt, wenn ein Kind in der eigenen Individualität gesehen wird und bereits für das »Da-Sein« Wertschätzung erfährt. *Ich bedanke mich bei meinen Eltern und Angi, meiner Schwester: Danke, für eure bedingungslose – endlose – Wertschätzung und Liebe, die mich immer und überall trägt.*

Salich (9 Jahre) überrascht seine Eltern, indem er das erste Mal in seinem Leben Kinder zu seinem Geburtstag einlädt: die Kinder der Gruppentherapie. »Ich war immer alleine, aber nun habe ich Freunde!« Das Bedürfnis nach Bindung und Beziehung zu Gleichaltrigen wird durch die Gruppe befriedigt. *Ich danke all meinen Freund:innen für all unsere Freundschaften, zum Teil von Kindheit an. Danke für das Miteinander-Teilen, das gemeinsame Erleben und Durchleiden, Lachen, Beten. Einfach, dass ich weiß, dass wir füreinander da sind.*

Die 7-jährige Frieda, die zum dritten Mal die Gruppe besucht, nimmt den schüchternen 6-jährigen Joshi an die Hand, der zum ersten Mal da ist: »Komm mit, wir machen das immer so, dass wir …« Wiederkehrende Elemente der Gruppentherapie befriedigen die Bedürfnisse nach einem sicheren Rahmen, Orientierung und Kontrollerleben, sodass Frieda schon nach 2 Stunden von »wir« und »immer« spricht. *Ich danke den vielen Menschen, die mir im Leben sichere Rahmenbedingungen geschaffen und meine Ressourcen aktiviert haben. Helga Westermann, die mich schon mit 13 Jahren ermutigt hat, eine Kindergruppe in der Kirchengemeinde selbstständig zu leiten, und Dr. Herman Meyer, der mich als Klinikleiter bereits als Berufsanfängerin ermutigt hat, eigene Therapiegruppen zu entwickeln.*

»Papa, ich will jeden Tag zur Therapie!«, sagte der 10-jährige Jonathan. Dieser Tools-Band soll dazu beitragen, dass das Bedürfnis nach Freude, Spaß, Unlustvermeidung durch die Gruppentherapie befriedigt wird. *Ich danke allen Kindern, die meine Therapiegruppen besuchen: Eure Begeisterungsfähigkeit, Echtheit und Kreativität ist es, weshalb ich die Zeit mit euch liebe. Und ich danke meinen Co-Therapeut:innen: Ohne eure Bereicherung würden die Gruppen nur halb so viel Freude machen und Wirkung zeigen. Hanna Fabian, dir danke ich besonders für das gemeinsame Entwickeln des Checker-Clubs, der hier im hinteren Drittel als Therapiekonzept vorgestellt wird.*

Dieser Tools-Band ist entstanden, weil meine Teams und ich seit Jahrzehnten sehr bereichernde und beglückende Erfahrungen mit Gruppentherapien haben und die Schematherapie tolle Inspirationen gibt. Ich möchte ermutigen und befähigen, Hemmungen, Hindernisse und Herausforderungen, die auch mit Gruppen einhergehen, zu überwinden, damit noch mehr Kinder und auch Sie selbst als Therapeut:innen so schöne und befriedigende Erfahrungen sammeln können. Vielen Dank auch an den Beltz Verlag, im Besonderen Andrea Glomb und Franziska Rohde, für die Unterstützung!

Hamburg, im Sommer 2024 *Marion Pothmann*

Einleitung: Mut zur Schematherapie in der Gruppe

Schematherapeutische Interventionen eignen sich aufgrund ihrer Erlebnisorientierung, Emotionsfokussierung und dem Raum zur Kreativität äußerst gut für die Therapie mit Kindern. Die auf Young et al. (2003, 2008) basierte Arbeit von Loose et al. (2013, 2015) trägt maßgeblich dazu bei, dass die Schematherapie immer mehr Einzug in die deutschsprachige Kindertherapie erhält. Viele Impulse und Ideen zu einzeltherapeutischen Interventionen für Kinder und Jugendliche können darüber hinaus Graaf et al. (2021) entnommen werden.

Angestoßen von Farrell und Shaw (2013) gaben immer mehr Arbeiten Impulse, Schematherapie auch in Gruppen durchzuführen. Die Wirksamkeit konnte in Studien deutlich gemacht werden (Farrell et al., 2009; Faßbinder et al., 2016). Praktische Methoden für die Arbeit mit schematherapeutischen Gruppen von Erwachsenen wurden unter anderem durch Reiss et al. (2015) und Demmert und Faßbinder (2021) im deutschsprachigem Raum zugänglich gemacht. Viele gute Impulse daraus lassen sich auch für die Arbeit mit Jugendlichen ableiten.

Diese Therapie-Tools sollen Inspirationen für die schematherapeutische Arbeit mit Kindern in Gruppen unter Einbezug der Familien geben, die in ambulanten Praxen, Kliniken, Jugendhilfeeinrichtungen oder anderen Orten durchgeführt werden können. Die Interventionen sind so beschrieben, dass sie ohne vertiefte Vorkenntnisse der Schematherapie angewendet werden können.

Sie haben die Möglichkeit, sich auf unterschiedliche Art und Weise inspirieren zu lassen.

- **Situationsspezifische Auswahl einzelner Interventionen**
  Abhängig von der aktuellen Gruppensituation und Ihren eigenen Präferenzen können Sie einzelne Interventionen in Ihre bestehenden oder in neue Gruppen integrieren, dafür sind die Übungen in den unterschiedlichen Kapiteln nach Themen sortiert. Werden situationsspezifische Interventionen aus den unterschiedlichen Bereichen auch mit anderen Interventionen kombiniert, können Sie sehr gut auf die speziellen Bedürfnisse der jeweiligen Gruppenteilnehmer:innen eingehen.
- **Zusammenstellung eines eigenen schematherapeutischen Gruppenkonzeptes**
  Wenn Sie ein auf Ihre Situationen angepasstes Konzept erarbeiten möchten, bieten diese Tools Ideen für schematherapeutische, sitzungsübergreifende Elemente, die den Rahmen bilden können, innerhalb dessen Sie dann je nach Erfordernissen Interventionen aus den verschiedenen Bereichen zusammenstellen können.
- **Nutzung eines kompletten schematherapeutischen Gruppenmanuals: Checker-Club**
  Sollten Sie ein fertig ausgearbeitetes, erprobtes Konzept nutzen wollen, finden Sie im hinteren Teil das 15-stündige Programm *Checker-Club* mit praktischen Sitzungsbeschreibungen mit Materialien. Verschiedenste Interventionen aus den ersten Kapiteln werden dort so kombiniert, dass die Kinder und deren Familien die wichtigsten Grundlagen der Schematherapie kennenlernen und interaktiv erleben können. Es eignet sich für Kleingruppen (ca. 3–7 Kinder) zwischen 8 und 11 Jahren. Eine Handpuppe (Känguru »Checki«) ist der Prototyp für den cleveren Modus, der für Bedürfniserfüllung sorgt und gut mit Gefühlen umgeht. Als Chef des Checker-Clubs lädt Checki die Kinder ein, Teil seines Teams zu werden.

Tipp

Die Auswahl der Interventionen sollte sich immer an den Bedürfnissen der Kinder in der Gruppe orientieren und sich für die Therapeut:innen »überzeugend« anfühlen, sodass diese »Ich-Synton« durchgeführt werden.

Chancen und Herausforderungen

Obwohl viele Chancen mit der Gestaltung von schematherapeutischen Kindergruppen einhergehen, gibt es doch auch immer wieder einige Herausforderungen, mit denen wir konfrontiert sind. Diese lassen sich in der Regel größtenteils überwinden, sodass am Ende die Chancen überwiegen – diese sind vielfältig.

Chancen für Kinder und deren Familien. Kinder erleben in der Gruppe Bedürfnisbefriedigung. Sie merken, dass sie nicht alleine sind und fühlen sich verstanden. Der emotionsfokussierte erlebnisorientierte Ansatz der Schematherapie eignet sich hervorragend, um unterschiedliche kreative, kindgerechte Interventionen abzuleiten, sodass alle Kinder zusammen neben der vertieften psychotherapeutischen Arbeit immer wieder gemeinsam Freude erleben. Das alltagsnahe Setting der Gruppe hilft, dass Themen aktiviert werden und erleichtert auch den Transfer in den Alltag. Dieser kann noch verstärkt werden, wenn die Eltern oder Bezugspersonen mit einbezogen werden.

Chancen für Therapeut:innen. Wir erleben die Kinder in einem deutlich »natürlicheren Setting«, in dem Seiten zu Tage treten, die uns im Einzelsetting verborgen bleiben. Unsere diagnostischen Einschätzungen lassen sich gut modifizieren oder verifizieren. Therapieziele können besser formuliert und umgesetzt werden. Uns stehen deutlich mehr Methoden zur Verfügung und wir sind nicht alleine – oft sind Hinweise und Kommentare der anderen Kinder viel treffender und wirkungsvoller als unsere eigenen. Nicht zuletzt beleben Gruppentherapien unseren Therapiealltag.

Chancen für die Gesellschaft. Gruppen wirken der Tendenz von Vereinsamung und Isolierung entgegen, sodass auch die Gesamtgesellschaft, vielleicht sogar die Demokratie, profitiert (Sacks, 2020).

Wirtschaftlicher Nutzen. Über den individuellen Nutzen hinaus ergibt sich auch ein wirtschaftlicher Nutzen auf allen Ebenen. Es können mehr Patient:innen gleichzeitig behandelt werden und – sofern über die gesetzliche Kasse abgerechnet wird – die Patient:innen erhalten mehr Therapiestunden, während die Kasse pro Patient:in weniger zahlt. Therapeut:innen verdienen pro Einheit sogar etwas mehr Geld.

Trotz der vielseitigen Chancen von Gruppentherapien sind diese auch mit Herausforderungen verbunden.

Herausforderungen in der Organisation und Planung. Gerade im ambulanten Setting ist es nicht einfach, genug Familien unter einen Hut zu bekommen und dann auch noch alle Abrechnungsformalitäten rechtzeitig zusammen zu haben.

Herausforderung in der Zusammenstellung der Gruppen. Es ist oft nicht leicht zu entscheiden, welche Kinder zusammen und überhaupt in eine Gruppe passen.

Herausforderungen in der Durchführung. In der Durchführung leiden manche Kinder unter Disziplinproblemen, es gibt außerdem Kinder, die nur schweigen, welche, die keine Lust haben, mit aktuellen Konflikten belastet sind oder schräge Aussagen tätigen.

Die Grundlagen der Gruppentherapie werden nun am Beispiel der »Power-Bande« erklärt.

Fallbeispiel

Die Power-Bande

Fünf Kinder im Alter zwischen 7 und 9 Jahren kommen in die schematherapeutische Gruppe: »Checker-Club«. Micha (9) steht schon lange auf der Warteliste mit ADHS und sozialen Problemen. Stina (8) hat zuhause immer wieder so starke Wutanfälle, dass schon Scheiben zu Bruch gegangen sind und der Bruder Narben hat – wohl eine Störung des Sozialverhaltens auf den familiären Rahmen beschränkt. Jannis (9) hat Autismus, er kann Menschen in seiner Nähe kaum ertragen und regt sich sehr auf, wenn andere aufgrund seiner langen blonden Haare denken, er sei ein Mädchen. Sehr kurzfristig kam Emmi (10) dazu, sie lebt bei Pflegeeltern und es kommt vor, dass sie tagelang nur faucht und kein weiteres erkennbares Wort von sich gibt. Der fünfte Teilnehmer der Gruppe ist Fernando (8), der Sohn einer sehr angestrengten alleinerziehenden Professorin, der in allen Gruppen Probleme hat und durch eine psychiatrische Praxis ebenfalls mit Verdacht auf ADHS oder Autismus überwiesen wurde.

Silent Stars

In dieser schematherapeutischen Gruppe treffen sich vier Kinder im Alter von 11 bis 13 Jahren. Johanna ist eine 12-jährige Gymnasiastin mit beginnender Anorexie und Prüfungsangst; Jack, 13 Jahre, kommt aufgrund einer Störung des Sozialverhaltens mit oppositionellem Trotzverhalten und hat sehr viele Fehltage in der Schule. Er sitzt mit seinem Cappi in der Runde und vermittelt, dass er auf dieses »ganze Reden« eigentlich keine Lust habe. Trotzdem kommt er jede Woche pünktlich und zuverlässig. Silja (12 Jahre) erlebt in der Schule Mobbing, weil sie eine Lidheberschwäche hat und ein Auge immer wieder zufällt. Sie ist daher mit einer Anpassungsstörung diagnostiziert. Ensie (11 Jahre) hat ihren älteren Bruder vor 3 Jahren verloren, der auf der Flucht von Syrien übers Mittelmeer umgekommen ist, und zeigt seit ca. einem Jahr zunehmend depressive Symptome. Alle drei Mädchen sind eher still und zurückgezogen und sprechen wenig. Auch Jack bringt sich verbal kaum in die Gruppe ein, dafür rollt er gelegentlich mit den Augen und scheint lustlos.

Während vielen schwierigen Situationen durch den Aufbau guter therapeutischer Beziehungen, ressourcenorientierter Haltung, hilfreicher Rahmenbedingungen und geschickter Planung und Organisation schon im Vorfeld vorgebeugt werden kann, kann es auch immer wieder Situationen geben, in denen wir als Therapeut:innen spontan reagieren müssen. Jahrelange praktische Erfahrung von Kolleg:innen und mir fließen in den ersten Seiten zusammen und sollen Impulse und Handwerkszeug zur Verfügung stellen, um Herausforderungen zu meistern und den Mut zu bekommen, Gruppen anzubieten und diese mit schematherapeutischen Interventionen zu bereichern.

Schematherapeutisches Vorgehen in der Gruppe

Die therapeutische Haltung zeichnet sich aus durch:

- **Authentizität.** Kinder spüren besonders, ob ihr Gegenüber »echt« ist. Therapeut:inenn dürfen es sein und müssen weder besonders »psychomäßig« sprechen oder handeln. Sondern echt und spontan. Hier können Sie die Kinder als Vorbild nehmen.
- **Begrenzte Selbstoffenbarung.** Kinder fühlen sich ernstgenommen, wenn man ihnen auf Augenhöhe begegnet. Es schafft Vertrauen, wenn die Kinder auch einige persönliche Dinge von den Therapeut:innen erfahren oder erleben, dass sie etwaige Fehler oder Versäumnisse offen ansprechen und sich entschuldigen. Es ist hilfreich, auch eigene Emotionen zu zeigen, man sollte die Kinder jedoch nicht damit überfluten. Sie sollten aus dem gesunden Erwachsenenmodus heraus kommuniziert werden, damit sich die Kinder emotional sicher fühlen.
- **Ressourcenorientiert.** Kinder werden ermutigt, sich sowohl mit ihren Ressourcen als auch Sorgen und Nöten in die Gruppe einzubringen. Die gesunden Anteile im Sinne des cleveren Modus werden gestärkt.

Die Inventionen sind:

- **Emotionsevozierend.** Wenn therapeutische Inhalte auf emotionaler Ebene erlebt werden, ist die Chance besonders gut, dass sich auch emotional Veränderungen einstellen. Für Kinder ist dieser emotionale Zugang deutlich einfacher und natürlicher als für Erwachsene, die deutlich kognitiver »unterwegs« sind. Ziel ist es, emotionales Erleben nicht zu bremsen, sondern weiter wachsen zu lassen, emotionalen Zugang zu verletzlichen Seiten zu erlangen und neue heilsame Erfahrungen zu initiieren.
- **Erlebnisorientiert.** Kinder lernen vorwiegend durch neues Erleben. Daher ist das erlebnisorientierte Vorgehen der Schematherapie für Kinder sehr stimmig und natürlich umzusetzen. Alle Inhalte sollten erlebt werden. Einzelne Phasen in den Stunden sind abwechslungsreich und dauern in der Regel nicht zu lange. Aktive Phasen wechseln sich mit ruhigen Phasen ab.

- **Ganzheitlich.** Auch wenn ein Schwerpunkt auf der emotionalen Arbeit liegt, ist es wichtig, therapeutische Inhalte auf allen Ebenen zu durchdringen.
  - **Emotionale Öffnung.** Es bietet sich an, alle Inhalte mit einer emotionalen »Vor-Bahnung« einzuführen. Wenn sich die Kinder emotional mit dem Thema identifizieren und eigene emotionale Betroffenheit spüren, kann es zu neuem, heilsamem Erleben kommen. Wenn generelle Sitzungsthemen oder Themen einzelner Gruppenmitglieder im Fokus sind, ist es wichtig, alle Kinder emotional zu beteiligen: »Wann habt ihr so etwas erlebt?«, »Spielt mal nach, wie ihr euch in einem ähnlichen Moment fühlt!«.
  - **Körperliches Erleben.** Die Kinder werden ermutigt, ihren Körper zu erleben und die emotionale Verortung zu spüren: »Welchen Teil eures Körpers spürt ihr besonders, wie fühlt sich das bei euch an?« Oft reagiert der Körper auf Veränderungen schnell, sodass die Kinder direkt körperlich erleben können, dass es ihnen besser geht. Jedes Kind der Gruppe wird gebeten, verbesserte Körperempfindungen darzustellen.
  - **Kognitives Erfassen und Entwickeln.** Die Kinder lernen Erlebtes auch gedanklich zu erfassen und zu verbalisieren. Dies ist oft für Kinder eher fremd, aber es schafft Klarheit und hilft der Kommunikation mit der »Erwachsenenwelt«. An der Stelle sind zusammenfassende Arbeitsblätter hilfreich, die auch dem Alltagstransfer und der Erinnerung dienen. Beim »Ausfüllen« sollten Sie keinen Druck aufbauen, um eine Assoziation mit der Schule zu vermeiden. Sie können auch vorschreiben oder die Blätter für die Kinder ausfüllen.
  - **Handlungsorientierung.** Alle Veränderungen werden auf der Handlungsebene vertieft. Kinder gehen selbstbewusst durch den Raum, spielen neue Problemlösungen in Rollenspielen und ähnlichem.

Kurze Übersicht zu den Icons im Buch

T **Therapeut:in:** Diese Materialien richten sich direkt an den oder die Therapeut:in.

K **Kind:** Arbeitsblätter mit diesem Icon sind für die Kinder selbst zur Bearbeitung vorgesehen.

E **Eltern:** Arbeits- und Informationsblätter mit diesem Icon richten sich an Eltern bzw. andere nahe Angehörige wie Geschwister.

Wie sag ich's? Wenn Stellen mit diesem Icon ausgezeichnet sind, findet sich dort das entsprechende therapeutische Wording – also Vorschläge zur direkten Ansprache der Kinder.

1 Planung und Organisation

Der Planung und Organisation werden relativ ausführlich Raum gegeben, weil diese Komponenten maßgeblich dazu beitragen, ob und wie eine Gruppe gelingt. Es sind die Prozesse, die bei Gruppen mehr »Fallstricke« mit sich bringen und daher oft der Grund sind, warum Therapeut:innen Hemmungen haben, Gruppentherapien anzubieten.

Eine der hauptsächlichen Herausforderungen, besonders im ambulanten Setting, liegt darin, eine angemessene Anzahl von Kindern zusammen zu bekommen, die alle zum gleichen Zeitpunkt Zeit haben und noch dazu zueinander passen. Sobald wir als Therapeut:innen mit den Familien in Kontakt treten, ist dieser in der Regel therapeutischer Natur und von Einfühlungsvermögen und Verständnis geprägt. Dies kann für die Terminfindung und Planung zur Überforderung führen. Unsere therapeutische Haltung, möglichst auf alle Bedürfnisse angemessen einzugehen, kann an dieser Stelle zu einer Flut von Telefonaten und Mails führen.

Beispiel • Ein »beispielhafter Klassiker« für therapeutische Terminplanung

Sie haben eine Gruppe um 14:00 Uhr geplant. Weil Sie Verständnis und Mitleid für eine alleinerziehende Mutter haben, die den kleinen Bruder von der Kita abholen muss, rufen Sie alle anderen an, ob sie nicht auch 30 Minuten später können. Eine Familie kann nicht, eine andere ist sauer, weil sie schon einen Babysitter organisiert hatte. Sie sind hin- und hergerissen und einigen sich auf 14:15 Uhr. Um nicht nochmal alle anzurufen (viele sind beim ersten Versuch ja auch nicht erreichbar), entscheiden Sie sich, eine Mail zu schreiben mit der neuen Zeit und der Bitte um Verständnis und Rückmeldung, ob die neue Uhrzeit so passt. Alle drei sind etwas enttäuscht und Sie als Therapeut:in haben 15 Minuten weniger Pause bis zum nächsten Termin.

Weg von therapeutischer Terminplanung, hin zu organisatorischer Terminplanung

- Beenden Sie therapeutische Terminplanung. Zu viel Empathie und Verständnis an dieser Stelle wecken falsche Hoffnung und führen zu Verstrickungen, Verwirrung und Enttäuschungen.
- Beginnen Sie organisatorische Terminplanung. Wenn Termine klar, freundlich und ohne starke Emotionen kommuniziert werden, können sich Familien in der Regel sehr gut einstellen und sich so organisieren, dass der Termin wahrgenommen werden kann.

Für viele Therapeut:innen ist der Switch von einer »therapeutischen Haltung« zu einer »organisatorischen Haltung« eine Herausforderung. Sollte es Ihr Rahmen ermöglichen, ist es sinnvoll, diese Aufgabe von einer Verwaltungskraft durchführen zu lassen.

Im Rahmen der Planung spielen Vorgespräche eine entscheidende Rolle. Nicht nur, um Ziele und Erwartungen zu besprechen und Gruppenfähigkeit zu überprüfen, sondern auch, um eine ressourcenorientierte und tragfähige Beziehung aufzubauen. Wenn Sie die Ressourcen der Kinder kennen, können Sie auf diese in der Gruppe, besonders auch in Konflikt- und Krisensituationen, zurückgreifen.

Arbeits- und Informationsmaterial

INFO 1 Grundsatzentscheidungen

Dieses Informationsblatt zeigt Therapeut:innen Fragen und Entscheidungsmöglichkeiten auf, die im Vorfeld einer konkreten Gruppenplanung zu klären sind. In Bezug auf Gruppengröße, Form, Anzahl und Dauer der Sitzungen, Einbezug von Co-Therapeut:innen werden Vor- und Nachteile diskutiert.

INFO 2 Konkrete Gruppenplanung

Dieses Informationsblatt gibt Anregungen, um die konkrete Organisation einer Gruppe in Bezug auf Termine, Wochentag, Startpunkt der Gruppe und Kommunikation zu erleichtern.

INFO 3 Vorgespräche

Diese Informationsblätter betonen die Wichtigkeit von Vorgesprächen und geben konkrete Hinweise auf Inhalte, sowohl für Gespräche mit den Kindern als auch mit den Eltern. Es werden Beispiele für Fragen nach Ressourcen und möglichen kritischen Situationen vorgeschlagen. Ein Fallbeispiel verdeutlicht die Wichtigkeit von Vorgesprächen.

INFO 4 Zusammenstellung der Gruppen

Dies Informationsblatt liefert konkrete Hinweise und diskutiert Kriterien, auf die Sie bei der Zusammenstellung der Gruppen achten können. Ein Fallbeispiel macht Mut, Gruppen heterogen zusammenzustellen.

AB 1 Checkliste zur Planung von Gruppentherapien

Auf dieser Checkliste sind alle Hinweise und Entscheidungsmöglichkeiten zur Planung von Gruppentherapien zum Abhaken oder Ankreuzen als Erinnerungsstützen zusammengefasst.

Grundsatzentscheidungen

Bevor Sie eine konkrete Gruppe planen, können Sie je nach Setting grundlegende Überlegungen anstellen.

Gruppengröße
Für Gruppenzusammenhalt, Ziel und Methodenauswahl macht es große Unterschiede, mit welcher Gruppengröße Sie arbeiten. Je nach Einsatzort können Sie entscheiden, ob Sie mit Kleingruppen (ca. 3–6 Kinder) oder Großgruppen (ab ca. 7 Kindern) arbeiten wollen.

Kleingruppe	Großgruppe
▶ hohe individuelle Bedürfnisorientierung ▶ größerer Gruppenzusammenhalt ▶ bessere Planbarkeit, schneller genug Personen zusammen ▶ leichtere Konfliktlösungen ▶ weniger Disziplinprobleme	▶ mehr Kinder versorgen ▶ mehr Anonymität möglich ▶ mehr Psychoedukation ▶ Untergruppen oder Partnerarbeit gut möglich ▶ bei Ausfall immer noch genug Teilnehmer:innen ▶ weniger enge therapeutische Beziehung

Gruppenform
Die Gruppenform entscheidet, ob Kinder während einer laufenden Gruppe noch hinzukommen können. In geschlossenen Gruppen beginnen alle Kinder gleichzeitig und beenden die Gruppe auch gleichzeitig. Offene Gruppen ermöglichen, dass Kinder jederzeit in die Gruppe hineinkommen oder die Teilnahme an der Gruppe beenden können.

Geschlossene Gruppen	Offene Gruppen
▶ größere Verlässlichkeit ▶ mehr Vertrauen ▶ mehr Sicherheit ▶ besserer Zusammenhalt in der Gruppe ▶ Konflikte müssen gruppenintern gelöst werden ▶ Themen können aufeinander aufbauen	▶ mehr Flexibilität ▶ mehr Veränderungsmöglichkeit bei Konflikten oder »Nicht-Passung« ▶ Möglichkeit, Gruppenteilnahme »nur mal auszuprobieren« ▶ können Wartezeiten reduzieren

Anzahl der Therapeut:innen
Wenn irgendwie möglich, sollten Sie Gruppen je nach Gruppengröße mit mindestens zwei Personen durchführen. So können Sie sich immer abwechseln und ergänzen. In herausfordernden Situationen können Sie die Gruppe bei Bedarf trennen oder einzelne Kinder situationsabhängig separat betreuen.

Grundsatzentscheidungen

Tipp

Es gibt viele Menschen, die im Rahmen von Studium, Fort- oder Weiterbildung (Psychologie, Psychotherapie oder auch andere soziale Berufe) Interesse an co-therapeutischen Tätigkeiten haben. Sie erhalten einen praktischen Einblick in die therapeutische Arbeit und können, je nach Bedarf, Praktikumsstunden sammeln. Kooperieren Sie mit Universitäten, psychotherapeutischen Aus- und Weiterbildungsstätten oder Berufsschulen. Machen Sie es zur Bedingung, dass mindestens ein kompletter Gruppendurchlauf mit begleitet werden sollte. Wechsel bringt Unruhe in die Gruppe.

Sitzungsanzahl

In Bezug auf die Dauer muss die Grundentscheidung getroffen werden, ob es sich um eine zeitlich befristete Gruppe oder eine zeitlich unbefristete Gruppe handeln soll.

Pro: Begrenzte Sitzungsanzahl	Contra: Begrenzte Sitzungsanzahl
▶ für Familien besser planbar ▶ höhere Bereitschaft zur Gruppenteilnahme ▶ höhere Motivation ▶ gemeinsamer Beginn und gemeinsames Ende ermöglicht besseren Zusammenhalt ▶ inhaltlich abgeschlossenes Curriculum möglich ▶ Themen bauen aufeinander auf ▶ weniger Therapieabbrüche ▶ gut laufende Gruppen können ggf. verlängert werden	▶ häufigere neue Gruppenplanung notwendig ▶ Anzahl der Sitzungen kann nicht an den individuellen Bedürfnissen der Gruppe orientiert werden ▶ Wenn alle Themen des Curriculums behandelt werden sollen, können sie jeweils nur sehr begrenzt vertieft werden.

Tipp

Wenn Sie sich für eine begrenzte Anzahl an Sitzungen entschieden haben, sind 15 Sitzungen eine Möglichkeit, die sich gut bewährt hat. Es ist eine überschaubare Anzahl für die Familien. Wenn Sie in den Ferien ausfallen lassen, läuft die Gruppe circa ein halbes Jahr, sodass der Planungsaufwand noch im angemessenen Verhältnis steht.

Dauer der Sitzungen

Eine optimale Dauer der Sitzungen hängt auch von der Programmgestaltung und dem Alter der Kinder ab. Wichtig ist es, die Aufmerksamkeitsspanne nicht zu überschreiten. Jeweils nach ca. 20 Minuten sollten die Methoden gewechselt werden. Für Gruppen bieten sich Doppelstunden an, da es immer dauert, bis alle angekommen und bereit sind. Sollten Sie längere Zeiteinheiten wählen, sind auch Pausen oder kurze Trinkunterbrechungen sinnvoll.

Grundsatzentscheidungen

Alterspanne
Je nach Konzept der Gruppe kann die Altersspanne der Kinder variieren. Wenn der Aspekt des Modelllernens untereinander fokussiert werden soll, bietet es sich an, den Altersabstand der einzelnen Kinder nicht größer als 2 bis 3 Jahre zu planen. Für eine gezielte Methodenplanung ist es sinnvoll, Kinder, die noch nicht schreiben können, nicht mit Kindern zu mischen, die schon schreiben und lesen können.

Ausnahme: »Familiengruppen«
Eine Ausnahme ist das Konzept von Familiengruppen, in denen bewusst Kinder und Jugendliche mit sehr unterschiedlichen Altersgruppen zusammenkommen. Hier erfordert die Methodenauswahl hohe Differenzierungskunst. Der Vorteil liegt darin, dass die Teilnehmer:innen eine hohe Bedürfnisbefriedigung untereinander erlangen können, indem sie sich umeinander kümmern und versorgt werden.

Konkrete Gruppenplanung

Für die konkrete Planung und Organisation der einzelnen Gruppen muss genug Zeit und Energie freigehalten und eingeplant werden. Oft braucht es Durchhaltevermögen, wenn es hakt – aber es lohnt sich!

- **Wochentag und Zeitpunkt.** Optimal sind Zeitpunkte außerhalb der regulären Schulzeit, was den Anschein erwecken könnte, im ambulanten Setting ausschließlich Gruppen um 16:00 oder 17:00 Uhr anbieten zu können. Dies ist nicht der Fall. Vorschulkinder, Kinder mit Schulangst oder auch Jugendliche, die die Schule beendet haben, können auch an Vormittagsgruppen teilnehmen. Denken Sie immer auch an zunächst ungewöhnliche Terminmöglichkeiten wie Intensiv-Therapiegruppen in den Ferien oder an Wochenendtagen. Für Grundschulkinder lässt sich in der Regel alles ab 14:00 Uhr gut einrichten. Obwohl die Kinder gerade am Freitag oft eher Schulschluss haben, sollten Sie bedenken, dass es doch immer mal wieder Familientermine gibt, die dazu führen, dass die Kinder unregelmäßig kommen.
- **Datum des Gruppenstarts.** Legen Sie den Termin für den Start der Gruppe ca. 2 bis 3 Monate vor Beginn fest und kommunizieren Sie diesen auch an die potenziellen Familien. So haben alle genug Zeit, etwaige kollidierende Termine zu verschieben oder eine Schulbefreiung zu erwirken. Außerdem haben Sie je nach Abrechnungsart genug Zeit, Kostenübernahmen zu beantragen.
- **Klare Kommunikation.** In Bezug auf Datum des Gruppenstarts, Tag und Uhrzeit führt klare Kommunikation zu deutlicher Erleichterung in der Planung. Besonders bei den ersten Gruppen wird oft mit bester Absicht versucht, alle zeitlichen und familiären Bedürfnisse abzufragen und zu berücksichtigen. Ein zu starkes Einbeziehen der Familien kann an dieser Stelle jedoch dazu führen, dass die Eltern das Gefühl bekommen, den Zeitpunkt selbst entscheiden zu können. Es kann zu großem Organisationschaos und zu Enttäuschungen führen (»Warum haben Sie meinen Wunsch nicht berücksichtigt?«). Es bietet sich an, alle Daten sofort klar zu kommunizieren und auch die Möglichkeit zu nennen, für diesen Termin ein Attest für die Schule auszustellen. Erstaunlich viele Familien orientieren sich dann an diesem Termin und machen ihn möglich.
- **Ferien.** Da die Pläne von Familien in der Regel sehr unterschiedlich sind, bietet es sich für die bessere Planbarkeit an, die Gruppen in den Ferien von vornherein abzusagen. Bei Bedarf und Kapazität können zu der Gruppenzeit Einzelgespräche angeboten werden. Alternativ wäre es möglich, langfristig eine komplette Gruppe als Intensivtherapie oder »Ferienkurs« anzubieten, zu dem Familien ihre Kinder dann gesondert anmelden können. Diese könnte beispielsweise innerhalb einer Woche an drei oder vier Nachmittagen stattfinden. Oft ist das für Familien eine interessante Alternative und kann zu Entlastung der Ferienplanung und des Alltags führen.

Fazit

Vereinfachte Planung durch klare Festlegung und Kommunikation von …

- Wochentag
- Uhrzeit
- Therapiebeginn

Vorgespräche

Vorgespräche sind Dreh- und Angelpunkt für den Erfolg von Gruppen. Sie sollten sowohl die Kinder als auch die Eltern ausreichend kennenlernen. Sie legen hier die Grundlage für die therapeutische Beziehung und klären alles, was zu einer gelingenden Gruppenteilnahme hilfreich ist. Nehmen Sie sich genug Zeit. In der Regel sollten Sie mindestens drei Termine zum Kennenlernen einplanen. Es ist hilfreich, wenn ein Termin mit Eltern und Kind und jeweils ein getrennter Termin durchgeführt wird.

Durch die Vorgespräche können alle Beteiligten einschätzen, ob die entsprechende Gruppentherapie die richtige Therapieform ist.

Ziele von Vorgesprächen

- Aufbau vertrauensvoller therapeutischer Beziehung
- Kennenlernen der Stärken und Ressourcen der Kinder, die sie auch in die Gruppe einbringen können
- Erhebung von Anamnese durch die Bezugspersonen
- Erfassung von Gruppenerfahrungen (auch problematische oder traumatisierende Erfahrungen)
- Abstimmung von Therapiezielen
- Erläuterung des Therapiekonzeptes und des Einbezugs der Eltern zur Verbesserung des Alltagstransfers
- Erläuterung des organisatorischen Rahmens
- Erläuterungen von Chancen und Risiken der Gruppentherapie
- Besprechung von Regelungen bei Ausfall (Absagefristen / Ausfallhonorar)
- Schließen des Behandlungsvertrags mit Unterschrift aller Sorgeberechtigten

Die Chance von Ressourcen

Wenn Sie Kinder mit ihren Stärken und Ressourcen gut kennen und die Kinder merken, dass Sie ihnen mit einer positiven Haltung entgegentreten, können viele kritische Gruppensituationen verhindert oder zumindest rascher entschärft werden. Sie können Ressourcen sofort im Gruppengeschehen nutzen. Nehmen Sie sich daher ausreichend Zeit – es lohnt sich, eine ganze Stunde zum Erfassen der Ressourcen zu verwenden.

Konkrete ressourcenorientierte Fragen für Gruppenvorgespräche:

(1) Hast du gute Erfahrungen mit Gruppen gemacht? Was war daran gut für dich? Wie hast du es gemerkt?
(2) Was macht dir Freude? Was kannst du besonders gut? Was sind deine Hobbys? Was fällt dir leicht?
(3) Wie hast du schon mal anderen geholfen? Was kannst du anderen beibringen? Worin bist du Experte?
(4) Was können die anderen von dir lernen? Warum kann es schön sein, anderen zu helfen?

Vorgespräche

Ressourcenorientierte Aufgaben in der Gruppe

Geben Sie den Kindern ressourcenorientierte Aufgaben in der Gruppe. Dies können Sie mit den Kindern schon vor dem Gruppenbeginn besprechen und fragen, ob sie die bestimmte Rolle übernehmen würden. Oder Sie schlagen einzelne Rollen im Verlauf der Gruppentherapie vor. Sobald Sie beispielsweise merken, dass ein Kind in der Gruppendynamik etwas untergeht, können Sie ihm eine prosoziale Rolle zusprechen. Sollte ein Kind andere beispielsweise durch hyperaktives Verhalten stören oder ablenken, können Sie ihm ebenfalls eine Aufgabe zukommen lassen, mit der es sich positiv in die Gruppe einbringt.

Fallbeispiel • Ressourcen der Power-Bande

In den Vorgesprächen mit den Kindern der Gruppe »Power-Bande« hat die Therapeutin erfahren, dass Emmi gerne malt und schon für viele Menschen Postkarten gestaltet hat. Die Therapeutin erklärt sie von vornherein zu der Gruppenkünstlerin, die z. B. gemeinsame Projekte, wie das Regelplakat, illustrieren darf. Micha und Fernando machen Sport, sodass die Therapeutin sie nach einigen Stunden, in denen besonders Micha sehr unruhig war, zu den Bewegungscoaches der Gruppe gemacht hat: »Micha, ich merke, du brauchst Bewegung, oder? Das ist gut, dass du es zeigst. Ich glaube, das geht vielen von uns so, oder? Ich habe eine Idee … Ich weiß von dir, Micha, und von dir, Fernando, dass ihr Fußball spielt, richtig? Was haltet ihr davon, wenn ihr unsere Bewegungscoaches werdet? …« Immer wenn einer von den beiden oder die Therapeutin das Gefühl haben, es wird zu langweilig und die Gruppe braucht Bewegung, durften die beiden kurz rausgehen und sich eine kurze Bewegungsübung für uns alle ausdenken. Dadurch musste die Therapeutin Micha kaum mehr ermahnen, ruhiger zu sein.

Antizipation von Schwierigkeiten

Sobald die Ressourcen der Kinder erfasst sind und die therapeutische Beziehung tragfähig erscheint, ist es wichtig, auch potenzielle kritische Situationen zu erfragen. Hierbei sollten zum einen negative Gruppenerfahrungen sowohl über die Eltern als auch von dem Kind direkt erfragt werden, und zum anderen auch mögliches »schwieriges Verhalten« oder »Fettnäpfchen«. Dies hat zum Ziel, dass das Kind in der Therapiegruppe bessere Erfahrungen machen kann als in vergangenen Situationen.

Konkrete Fragen nach Schwierigkeiten für Gruppenvorgespräche:

- Welche blöden Erfahrungen hast du mit Gruppen gemacht? Was ist da passiert? Was war doof für dich?
- Was hättest du damals gebraucht? Wie könnte ich dir in einer ähnlichen Situation helfen?
- Gibt es etwas, was du gar nicht ertragen kannst?
- Gibt es Momente, in denen andere sich von dir gestört fühlen? Oder sagen: »Du bist schuld«?
- Lass uns mal einen Plan machen, was wir machen können, wenn ein Konflikt entsteht, denn das kann ja auch bei uns in der Gruppe passieren! Wenn andere Kinder sich von dir geärgert fühlen, was brauchst du dann? Einige Kinder brauchen dann Ruhe, andere wollen das Problem gleich klären, wieder andere müssen sich erstmal auspowern oder ausweinen … was könnte dir helfen?

Vorgespräche

Fallbeispiel • Antizipierte Schwierigkeiten in der Power-Bande

- Die Pflegeeltern von Emmi berichteten der Therapeutin, dass Emmi den Übergang von einer Aktivität zur anderen zunächst verweigert. Auch im Erstkontakt dauerte es, bis Emmi das Wartezimmer verließ und in den Raum kam. Emmi und ihre Pflegeeltern sagten, dass es dann am besten sei, wenn man sie in Ruhe lasse. Dann würde sie in 3 bis 5 Minuten von alleine kommen. Ferner könnte es sein, dass sie hin und wieder zappelig werde. Emmi lernte die Therapeutin erst eine Woche vor Gruppenbeginn kennen. Keiner berichtete zu diesem Zeitpunkt von der Tatsache, dass sie bei Auftreten von Drucksituationen oft mit »Fauchen« reagiert und sie deswegen schon aus vielen Gruppen rausgeflogen war bzw. gar nicht erst aufgenommen wurde.
- Jannis berichtet selber, dass er es gar nicht ertragen könne, wenn andere ihn berühren würden. Er würde dann verrückt werden und schlagen und beißen.

Durch die Vorgespräche können sich alle Beteiligten optimal auf die Gruppe vorbereiten und es kann potenziellen Konflikten vorgebeugt werden.

Rechtliches

Auch bei Gruppentherapien brauchen Sie die schriftliche Einwilligung aller Sorgeberechtigten, einen Behandlungsvertrag mit Ausfallregelung, Hinweise und Einwilligungen zum Datenschutz.

Bei der GKV (Gesetzliche Krankenversicherung)-Abrechnung brauchen Sie vor Antragstellung mindestens eine Sprechstunde und zwei Probatorikstunden sowie einen Konsiliarbericht.

Chancen und Risiken von Gruppentherapie

Wie in jeder Therapie ist es auch in der Gruppentherapie wichtig, Eltern und Kinder über mögliche Chancen und Risiken und auch Grenzen der Gruppentherapie aufzuklären.

Chancen Gruppentherapie	Risiken Gruppentherapie	Grenzen Gruppentherapie
▶ Mehr Spaß durch andere Kinder. ▶ Kinder lernen voneinander am besten. ▶ Kinder merken, dass sie nicht alleine sind. ▶ Kinder können anderen helfen. ▶ Bedürfnisse werden durch Gleichaltrige befriedigt.	▶ Es können Konflikte entstehen. ▶ Kinder können sich unerwünschtes Verhalten von anderen »abgucken«. ▶ Alte Rollen können sich manifestieren.	▶ Auf individuelle Situationen kann nicht sehr intensiv eingegangen werden. ▶ Ggf. ist eine ergänzende oder ersetzende Einzeltherapie indiziert, auf jeden Fall bei Selbstverletzung, Suizidalität, starken Essstörungen oder spezifischen Ängsten /Zwängen.

Vorgespräche

Freiwilligkeit

Sofern es das Gruppensetting zulässt, ist Freiwilligkeit auch bei jüngeren Kindern höchstes Gebot. In Kontexten wie Klinik oder anderen Einrichtungen führt der Zwang zur Teilnahme oft zu großen Herausforderungen. Im ambulanten Bereich werden Grundschulkinder oft nicht gefragt. Aber deren ganz persönliches Commitment zu haben, ist von entscheidender Wichtigkeit. Für die persönliche Entwicklung und die Motivation in der Gruppe ist es unerlässlich, dass die Kinder gerne in die Gruppe kommen und dies auch selbst entschieden haben. Diese Freiwilligkeit bezieht sich auf die generelle Entscheidung, an der Gruppe teilzunehmen. Wenn sie Teil der Gruppe sind, kann es an einzelnen Tagen natürlich passieren, dass sie keine Lust haben oder sich lieber verabreden. Da ist es dann wichtig, die Kinder zu ermutigen, trotzdem zu kommen, weil die anderen Kinder in der Gruppe auf sie zählen. Es ist gut, dann Verständnis zu zeigen und zu honorieren, dass das Kind trotzdem gekommen ist, auch wenn es gar keine Lust hatte.

INFO 4 • T

Zusammenstellung der Gruppen

Sobald Sie alle potenziellen Kinder kennengelernt haben, stellen Sie nun endgültig die Gruppen zusammen. Soll die Gruppe homogen oder heterogen (bzgl. Geschlecht und Diagnosen) sein? Hier gibt es kein generelles Richtig oder Falsch, sondern es liegt an Ziel und Ausrichtung der Gruppe. Beide Formen haben Chancen.

Homogene Gruppe	Heterogene Gruppen
▶ viel Verständnis füreinander ▶ gute Tipps aus eigener Erfahrung ▶ hohes Zusammengehörigkeitsgefühl ▶ weniger neue Impulse ▶ weniger Ermutigung, sich mit anders wirkenden Kindern zu beschäftigen	▶ Akzeptanz in der Einzigartigkeit ▶ Feststellung von Gemeinsamkeiten trotz Unterschiedlichkeit ▶ Erweiterung des Horizontes ▶ Gefahr, sich nicht verstanden zu fühlen ▶ neue Impulse

Fallbeispiel • Wunderbare Heterogenität bei den Silent Stars

Der supercoole Null-Bock-Jack passt mit seinem Cap eigentlich überhaupt nicht in die Runde der sehr stillen zurückgezogenen Mädchen. In einer der Anfangsrunden berichtet er, er wolle nie wieder in die Schule, weil die Lehrer einfach unfair seien. So eine: »Scheißstreberin« hätte mal wieder eine 1 für eine Präsentation bekommen, obwohl seine doch viel besser gewesen wäre. Die Therapeutin spricht den Konflikt direkt an: »Spannend, Jack, dass du das mit der Streberin gerade gesagt hast! Das liebe ich an Gruppen, hier lernen sich Menschen kennen, die scheinbar so unterschiedlich sind, dass sie in der Schule Stress miteinander hätten oder nie miteinander reden würden. Johanna, vielleicht kannst du dich in das Mädchen aus Jacks Klasse hineinversetzen, das er als »Streberin« bezeichnet?« In der Folge arbeitet die Therapeutin mit der Gruppe heraus, dass sich Jack und Johanna eigentlich sehr ähnlich sind. Sie haben beide große Angst vor Misserfolg und hatten beide schon sehr schmerzhafte Erfahrungen damit. Jack schützt sich durch Vermeidung, Johanna durch Überkompensation. Beide brauchen eigentlich Wertschätzung und lassen es in der Gruppe zu, dass sie sich gegenseitig Dinge sagen, die sie an dem anderen mögen.

Kontraindikation für Gruppentherapie

Sofern Sie entscheiden können, wer an der Gruppe teilnimmt und dies nicht z. B. durch ein Kliniksetting vorgegeben ist, haben Sie den Mut, auch Kinder abzulehnen. Nicht für jedes Kind ist die Teilnahme an einer Gruppetherapie geeignet. Einige Kinder brauchen mehr individuelle Zuwendung, einige brauchen durch ihr Verhalten so viel Aufmerksamkeit, dass es auf Kosten der anderen Kinder geht oder Ihnen zu viel Energie raubt. Manchmal ist es auch eine Frage der Zeit und nach einer vorbereitenden Einzeltherapie ist zu einem späteren Zeitpunkt eine Gruppentherapie besser geeignet.

Wichtig

Keine Gruppentherapie bei …
- ▶ akuter Selbst- oder Fremdgefährdung
- ▶ wenn ein regulärer Schulbesuch nicht möglich ist
- ▶ sehr dominierenden Individual-Themen

Checkliste zur Planung von Gruppentherapien

Generelle Entscheidungen vorab

Gruppengröße: ☐ klein (ca. 3–6 Kinder) ☐ groß (ab 7 Kinder) ☐ Andere Größe: ....

Art der Gruppe: ☐ offen ☐ geschlossen

Anzahl der Sitzungen ☐ unbegrenzt ☐ begrenzt ☐ geplante Anzahl: ....

Dauer der Sitzungen ☐ 50 Minuten ☐ 100 Minuten ☐ andere Dauer: ....

Konkrete Gruppenplanung

Wochentag: .... Zeitpunkt: .... Therapiebeginn: ....

Co-Therapeut:in: ....

Vorgespräche

Eltern:
- ☐ Anamnese
- ☐ Ressourcen
- ☐ Gruppenerfahrungen
- ☐ Potenzielle Probleme
- ☐ Gruppenkonzept
- ☐ Ziele
- ☐ Chancen, Risiken
- ☐ Gruppenfähigkeit
- ☐ Freiwilligkeit

Kind:
- ☐ Ressourcen
- ☐ Hobbys
- ☐ Positive Gruppenerfahrungen
- ☐ Negative Gruppenerfahrungen
- ☐ Vereinbarung für Probleme
- ☐ Konzept
- ☐ Ziele
- ☐ Gruppenfähigkeit
- ☐ Freiwilligkeit

Rechtliches
- ☐ Behandlungsvertrag
- ☐ Datenschutzhinweise
- ☐ Einwilligung Sorgeberechtigte:r 1
- ☐ Einwilligung Sorgeberechtigte:r 2

Nur bei GKV Abrechnung pro Patient:in
- ☐ 1 Sprechstunde
- ☐ Konsiliarbericht
- ☐ Antrage gestellt
- ☐ 2 Probatorik
- ☐ Anerkennungsbescheide

2 Schematherapeutische Rahmenelemente

Mit sitzungsübergreifenden wiederholenden Rahmenelementen wie speziellen Anfangsrunden, Abschlussrunden, Tokensystemen oder anderen Ritualen, kann der Verlauf und Erfolg der Gruppe wesentlich beeinflusst werden. Mit dem Ziel, Vertrauen aufzubauen und das Bedürfnis nach Struktur und Sicherheit zu befriedigen, ist es sinnvoll, diese Elemente der Gruppentherapie in allen Sitzungen wiederholt vorkommen zu lassen.

Die Rahmenelemente bilden auch das Gerüst, auf das in Konflikt- und Krisenphasen der Gruppe wieder zurückgegriffen werden kann. Kinder können an Tokensysteme erinnert werden, Rituale können aufrechterhalten werden, sodass durch den Wiedererkennungseffekt wieder Ruhe einkehren kann. Je nach Alter der Kinder, Diagnosespektrum, Ziel und Inhalt der Gruppen sind mehr oder weniger Elemente einzusetzen. Zu diskutieren sind auch hier Nutzen und Risiken von Rahmenelementen.

Nutzen Rahmenelemente	Risiken Rahmenelemente
▶ gibt Sicherheit ▶ schafft Vorhersagbarkeit ▶ fördert Vertrauen ▶ baut Konflikten vor ▶ dient der Krisenintervention	▶ kann überstrukturieren ▶ Raum für Spontanität wird eingeschränkt ▶ kann langweilig wirken ▶ zu viele Regeln können Widerstand wecken ▶ kann Bedürfnisorientierung limitieren

Auch ist es wichtig, dass Sie als Therapeut:in hinter den Elementen stehen. Besonders Elemente wie Tokensysteme entsprechen nicht immer Werten und der Struktur der einzelnenTherapeut:innen. Ich empfehle, immer nur Interventionen durchzuführen, hinter denen Sie »ich-synton« stehen.

Alle Rahmenelemente entfalten nur dann ihre Wirkung, wenn sie auch regelmäßig erinnert und durchgeführt werden. Besonders Token verlieren ihren Sinn, wenn sie vergessen werden. Wenn Sie diese Gefahr sehen, ist es manchmal sinnvoller, darauf zu verzichten oder Kinder zu beauftragen, als »Punktwächter« an etwaige Punktevergaben zu erinnern.

Arbeits- und Informationsmaterial

AB 2 Anfangsrunde: Modus-Runde

In dieser Einstiegsrunde berichten die Kinder ggf. mithilfe von Modus-Stabpuppen oder Karten des Modus, von dem Modus, in dem sie sich gerade befinden, oder den Modi, die in der Woche aktiv waren. Die Runde kann auch als Spiel gespielt werden, indem die Kinder das wiederholen, was die vorherigen Kinder berichtet haben.

AB 3 Anfangsrunde: M.E.h.R.-Runde

Nach dem Motto: *(M-)Meine (E-)Emotionen (h-)hilfreich (r-)regulieren* berichten die Kinder bedürfnisorientiert, wovon sie in der letzten Zeit mehr gebraucht hätten oder (mehr als) genug hatten. In der Gruppe wird überlegt, was jeder und jede zu einer Bedürfnisbefriedigung beitragen kann.

AB 4 Abschlussrunde: Bedürfnistaler

Hier werden zwei Varianten vorgestellt, die als Abschlussrunde genutzt werden können. Die Kinder geben sich gegenseitig gute Wünsche für die Woche mit oder sie nehmen Bezug auf Bedürfnisse, die nicht so gut gestillt wurden, und schenken ihrem Nachbarn einen Bedürfnistaler.

AB 5 Familientraining: Steckbriefe

Bei dieser Übung lernen sich die einzelnen Familienmitglieder besser kennen.

AB 6 Familientraining: Rederunde

Ein Familientraining besteht aus Hausaufgaben, die die Angehörigen zuhause absolvieren. Es werden die gleichen Themen bearbeitet wie in den Therapiestunden der Kinder. Diese Übung beschreibt Möglichkeiten, Hausaufgaben für die Angehörigen in der Kindergruppe zu besprechen. Die Kinder bekommen z. B. Punkte für ihren Checker-Pass, wenn ihre Eltern die Arbeitsblätter für Familien bearbeitet haben.

AB 7 Kennenlernen leicht gemacht

Auf diesem Arbeitsblatt werden sechs Kennlern-Aktionen sehr kurz beschrieben. Sie können einzeln eingesetzt oder auch kombiniert werden.

INFO 5 Gruppenregeln, Vertrag und Mappe

Dieses Informationsblatt gibt Hinweise zur Funktion und Gestaltung von Gruppenregeln sowie Gruppen-Mappen.

AB 8 Wohlfühlregeln-Vertrag

Das Arbeitsblatt bietet eine Vorlage, auf der die Kinder Gruppenregeln in Form eines Vertrags aufschreiben und unterschreiben können.

AB 9 Checker-Mappe

Das Arbeitsblatt bietet Hinweise und eine Vorlage zur Gestaltung einer Gruppen-Mappe.

INFO 6 Verstärkung und Tokensysteme

Die Informationsblätter geben praxisrelevante Hinweise, wie Verstärkung in Gruppen erfolgen kann (verbal, nonverbal), wann ein Tokensystem Sinn macht und wie es umgesetzt werden kann.

AB 10 Checker-Punkte

Das Arbeitsblatt bietet eine Vorlage für einen Pass zum Sammeln von Checker-Punkten, der verwendet werden kann, wenn das Trainingsprogramm »Checker-Club« durchgeführt wird. Sie als Therapeut:in schneiden beide Seiten des Checker-Passes aus (oder lassen die Kinder diese ausschneiden) und kleben sie aufeinander, sodass der Pass Sitzung für Sitzung weiter ausgefüllt werden kann.

AB 11 Gruppen-Pass

Das Arbeitsblatt beinhaltet eine Blanko-Vorlage für einen Gruppenpass, auf dem Punkte gesammelt werden können.

AB 2 • T

Anfangsrunde: Modus-Runde

- **Beschreibung:** Die Kinder beschreiben Modi, die gerade aktiv sind oder in der letzten Woche aktiv waren. Dies kann ergänzend mit Modus-Stabpuppen erfolgen oder anderen Stellvertretern wie beispielsweise Fingerpuppen oder Karten. In den ersten Runden sollten die Kinder nur für sich erzählen. In späteren Gruppenstunden kann ein Spiel ergänzt werden, in dem die Kinder auch das Gesagte des Vorredners / der Vorrednerin erinnern und wiederholen. In diesen Fällen ist es jedoch wichtig, dass kein Wettbewerbscharakter oder Druck entstehen. Dies kann dadurch verhindert werden, dass Helfen eindeutig erlaubt und auch erwünscht ist. Kinder sind in der Regel sehr motiviert: Oft gibt es Kinder, die bewusst hinten sitzen wollen, um dann die Aussagen aller Kinder wiederholen zu »müssen«.
- **Ziel:** Die Kinder lernen, ihr emotionales Empfinden zu reflektieren und mit anderen zu teilen. Sie fühlen sich ernstgenommen und lernen zu verbalisieren. In der erweiterten Variante kommt der Aspekt der Fremdbeobachtung noch dazu.
- **Dauer**: ca. 10 Minuten
- **Material**: Stuhlkreis, ggf. Stabpuppen oder andere Symbole für Modi

Die Übung erklären

»Ihr kennt das ja, wir sind nicht immer gleich drauf oder gleich gelaunt. Mal bin ich z. B. in einem fröhlichen Modus, dann könnte ich jede Menge Spaß haben und lustige Dinge tun. Oder ein anderes Mal in einem traurigen oder einem gestressten Modus. Wir starten jede Stunde mit einer Modus-Runde, damit wir voneinander hören, wie es jedem Einzelnen gerade geht. Wir bekommen dadurch vielleicht auch Ideen, was die anderen heute brauchen, damit sie hier das bekommen, was wir heute für sie tun können, damit es nach unserer Stunde möglichst jedem ein bisschen besser geht als vorher.

Ihr habt ja die Modus-Stabpuppen (oder andere Symbole). Eine oder einer von euch darf beginnen. In welchem Modus bist du heute gerade? Welche Modi waren in der letzten Woche bei dir wichtig? *(Das Kind zeigt oder berichtet von einem oder mehreren Modi. Je nach Zeit und Gruppengröße eruieren Sie intensiver und auch auf den nonverbalen Ebenen. Auf jeden Fall validieren und bestärken Sie jede Aussage.)*

Sobald ihr unsere Modusrunde gut kennt, können wir die Experten Variante machen. Die geht so, dass wir wiederholen, in welchen Modi die anderen Kinder sind und dann erst von unseren erzählen, z. B.: Tina ist heute im wütenden Modus, weil ihre Freundin gemein war. Tim ist im fröhlichen Modus, weil er keine Hausaufgaben aufhat und ich selbst bin im ängstlichen Modus, weil ich morgen eine Klassenarbeit schreibe.

Wenn ihr euch mal nicht so gut erinnern könnt, kein Problem, hier ist ja keine Schule, wir helfen uns gegenseitig.«

Alternative Ideen / Ergänzungen

- Wenn Sie die Übung um die »Erinnerungsvariante« erweitern, können Sie auch erst nur die Aussage des Nachbarkindes wiederholen lassen.
- Wenn die Gruppe zum Wiederholen zu groß ist, beenden Sie das Wiederholen nach der Hälfte der Kinder und fangen nochmal von vorne an.
- In einer ganz einfachen Variante können Sie anstelle von Modi auch Daumen hoch, mittel oder runter als Einstieg verwenden.
- Sie können im Laufe der Sitzungen immer mehr Modi einführen, sodass die Kinder immer differenzierter ihre Modi erleben und beschreiben können.

AB 3 • T

Anfangsrunde: M.E.h.R.-Runde

- **Beschreibung:** Die Kinder beschreiben in der Anfangsrunde bedürfnisorientiert, wovon sie in der letzten Woche mehr hatten oder wovon sie mehr gebraucht hätten. Dies kann sehr frei gestaltet sein oder auch anhand von Bedürfniskarten oder anderen Symbolen für Bedürfnisse gezeigt oder beschrieben werden. In einer vertieften M.E.h.R-Runde kann die Gruppe jeweils auch überlegen, was die Gruppe machen kann, um die Bedürfnisse des jeweiligen Kindes innerhalb der Gruppensitzung besser zu befriedigen.
- **Ziel:** Die Kinder lernen die verschiedenen Bedürfnisse kennen und erfahren, wie sie diesen Ausdruck verleihen. In der Vertiefungsvariante schärfen sie ihr Bewusstsein, dass Bedürfnisse im »Hier und Jetzt« befriedigt werden können und sie selbst die Bedürfnisse von anderen befriedigen können. Sie erleben zum einen selbst Veränderung und lernen zum anderen, sinnvoll den anderen Kindern zu helfen.
- **Dauer**: ca. 10 Minuten
- **Material**: Stuhlkreis, ggf. Bedürfnistaler

Die Übung erklären

»Herzlich willkommen, schön, dass ihr da seid. Lasst uns zu Beginn der Stunde austauschen, wie es mit euren Bedürfnissen in der letzten Woche aussah. Wovon hättet ihr mehr gebraucht oder wovon hattet ihr evtl. auch (mehr als) genug? Als Gruppe können wir dann gemeinsam überlegen, was du heute brauchst und wie wir dir helfen können, deine Bedürfnisse ein bisschen besser zu erfüllen. Lasst uns immer drei Schritte bearbeiten:

(1) Du erzählst, wovon du mehr gebraucht hättest oder wovon du mehr hattest und warum.
(2) Die Gruppe macht Vorschläge, was wir hier in der Gruppe für dich und deine Bedürfnisse tun können.
(3) Du sagst, was dir guttun würde!

Wir behalten die Bedürfnisse die Stunde über in Erinnerung und versuchen, diese zu befriedigen.«

Alternative Ideen / Ergänzungen

- Körperorientierte Vertiefung: Mit dem Ziel, die Bedürfnisse ganzheitlicher zu erleben, stehen alle nach der Erzählung eines Kindes auf und nehmen eine Körperhaltung ein, die zu der Erzählung passt. Diese wird für ca. 60 Sekunden »eingefroren« und die Kinder sollen berichten, wie sich ihr Körper angefühlt hat. Dann sollen sie auf ihre inneren Impulse achten und sich langsam den Impulsen entsprechend bewegen. Sie berichten dann, was sich verändert hat.
- Sie können die Kinder auch »nur« wichtige Geschichten der Woche erzählen lassen und die anderen Kinder raten, was das jeweilige Kind gebraucht hätte und was sie selbst tun können, um dem Kind zu helfen.
- Es können auch Bedürfniskarten (Graaf, 2016), Bedürfnistaler oder andere Materialien genutzt werden, anhand derer die Kinder oder die anderen Gruppenmitglieder erzählen können.

Abschlussrunde: Bedürfnistaler

- **Beschreibung:**
  - Variante 1: Meine Bedürfnistaler
    Jedes Kind prüft, welches Bedürfnis durch die Gruppenstunde befriedigt wurde und nimmt sich einen entsprechenden Taler.
  - Variante 2: Mein Wunsch für dich
    Die Kinder stehen in einem Kreis. Jedes Kind gibt dem Nachbarkind jeweils einen Bedürfnistaler mit einem guten Wunsch für die Woche. »Ich wünsche dir, dass du mehr … bekommst in der nächsten Woche.«
- **Ziel:** Die Kinder lernen – besonders in der ersten Variante –, auf die eigene Bedürfnisbefriedigung zu achten, sie verstärkt wahrzunehmen und zu beschreiben. In der zweiten Variante erleben die Kinder, dass sie durch die anderen Kinder in ihrer Bedürftigkeit gesehen werden, indem sie einen Wunsch entgegennehmen. Gleichzeitig nehmen sie andere in deren Bedürftigkeit in den Fokus, indem sie ihrem Nachbarn einen Bedürfnistaler geben.
- **Dauer**: ca. 10 Minuten
- **Material**: Kreis, Schere, kleine Bedürfnistaler

Die Übung erklären

Variante 1: »Nun ist unsere Stunde schon fast vorbei. Hier in der Mitte liegen unsere kleinen Bedürfnistaler. Überlegt mal, welche eurer Bedürfnisse in der Stunde befriedigt worden sind. Dafür dürft ihr euch jeweils einen Taler nehmen und erzählen, was befriedigt wurde und wodurch ihr das gemerkt habt.«

Variante 2: Bedürfnistaler-Wunschrunde: »Nun stellen wir uns noch einmal in einen Kreis. Hier in der Mitte liegen unsere kleinen Bedürfnistaler. Ihr erinnert euch nochmal daran, was euer Nachbarskind am Anfang gesagt hat und was es daher in der nächsten Woche brauchen könnte. Ihr nehmt den entsprechenden Taler und gebt ihn mit einem Wunsch an euren Nachbarn.«

Alternative Ideen / Ergänzungen

- Es ist immer schön, wenn auch Sie als Therapeut:innen mitmachen. Achten Sie darauf, dass Sie im Laufe der Stunden jeweils andere Nachbarn haben, damit jedes Kind einmal die Gelegenheit bekommt, von Ihnen einen Wunsch zu hören.
- Die Taler können am Anfang alle von den Kindern selbst ausgeschnitten werden und in einer Schale gesammelt werden.
- Die Taler können in kleinen Schatzkisten gesammelt werden.
- Die Taler können gelocht und auf eine Kette aufgefädelt werden.
- Anstelle der Taler können bunte Holzperlen genommen werden, die z. B. zu einer Kette oder einem Armband ergänzt werden.

Abschlussrunde: Bedürfnistaler

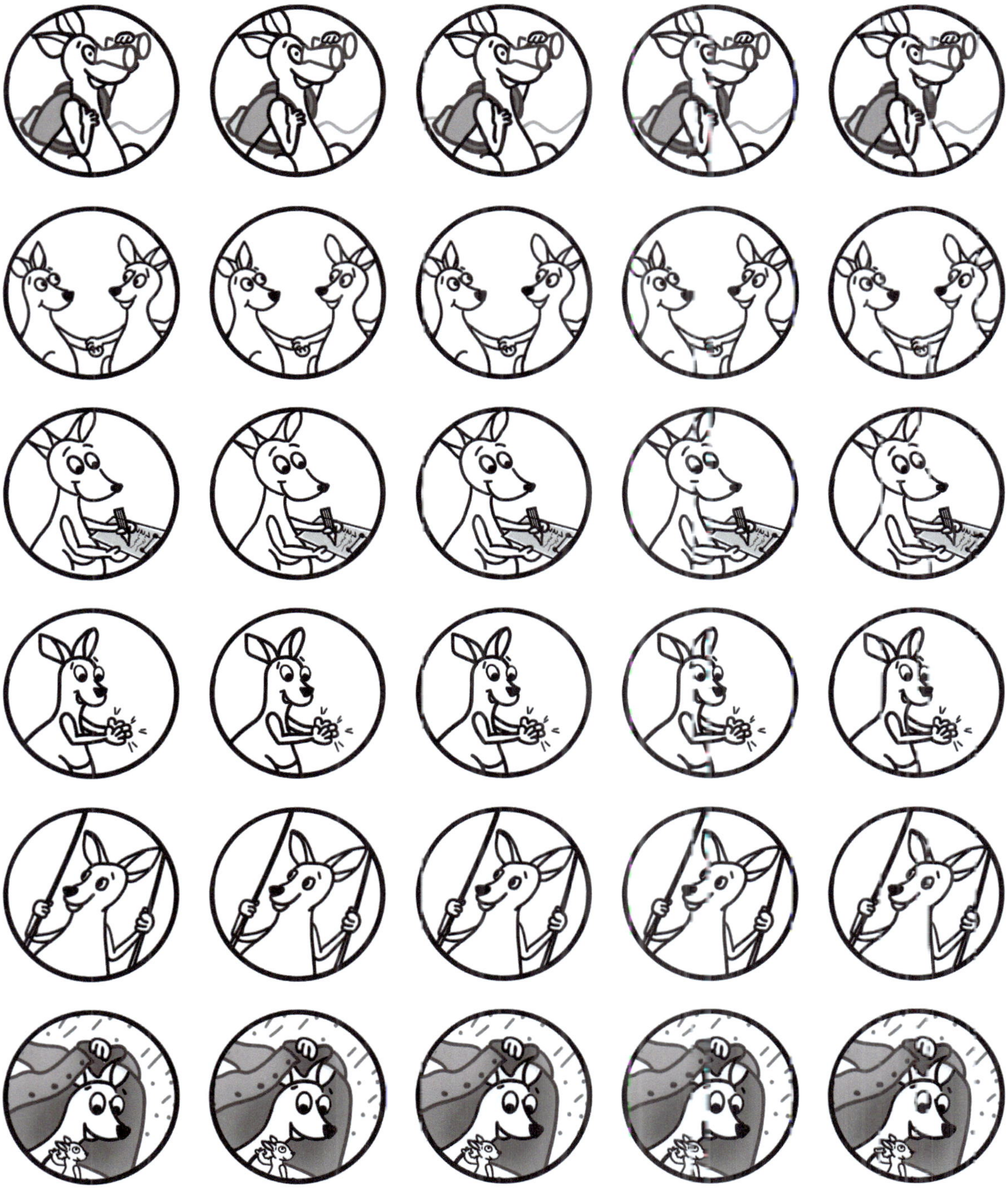

AB 5 • E

Familientraining: Steckbriefe

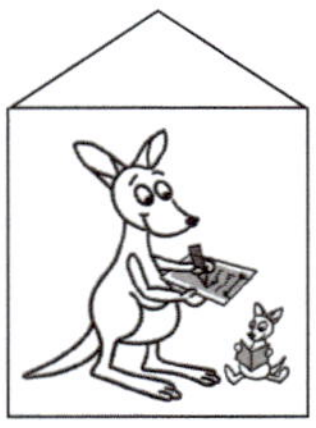

Das merk ich mir

Für den Zusammenhalt innerhalb der Familie ist es gut, sich hin und wieder Zeit zu nehmen und sich damit zu beschäftigen, was für die anderen aus ihrer Familie gerade wichtig ist. Manchmal geht das im Trubel des Alltags unter. Nehmen Sie sich Zeit füreinander und füllen jeweils ein Kästchen für eine andere Person innerhalb ihrer Familie aus.

Steckbrief von: ....

Ausgefüllt von: ....

Wichtigstes Lebensthema: ....

....

....

....

Liebstes Hobby: ....

....

....

....

Aktuell größtes Interesse: ....

....

....

....

No-Go: ....

....

....

....

Highlight des letzten Monats: ....

....

....

....

Familientraining: Rederunde

- **Beschreibung:**
  Damit die Inhalte der Gruppentherapie auch in die Familie transferiert werden, bekommen die Angehörigen immer am Ende der Gruppenstunde eins der Arbeitsblätter, dass sich an die Eltern und Familien richtet. Ziel ist es, dass die Eltern dieses alleine bearbeiten. Die Kinder sollen sie nicht daran erinnern. Innerhalb der Gruppe wird es dann besprochen. Es zeigt sich, dass die Wahrscheinlichkeit, dass die Eltern es machen, deutlich steigt, wenn es ganz regelmäßig besprochen wird und Sie den Eltern auf dem Bogen eine Rückmeldung beispielsweise im Sinne eines Smilies geben. Die Kinder bekommen einen Punkt für das Familientraining auf ihren Checker-Pass.
- **Ziel:** Der Transfer in den Alltag wird verbessert. Die Kinder freuen sich, dass die Eltern Hausaufgaben machen müssen und sie selbst nicht.
- **Dauer**: ca. 5 Minuten
- **Material**: Checker-Mappen, Checker-Pass

Die Übung erklären

»Nun bin ich gespannt, ob eure Eltern ihre Hausaufgaben erledigt haben. Wie ist es bei euch gelaufen, haben eure Eltern euch angesprochen? Wenn sie es ausgefüllt haben, bekommt ihr einen Punkt. Wenn eure Eltern es noch nicht gemacht haben – kein Problem, dann können sie es nachholen und ihr zeigt es nächste Woche und bekommt dann die Punkte.«

Alternative Ideen / Ergänzungen

- Sie können die Kinder die Antworten der Eltern auch vorlesen lassen. Einige machen das sehr gerne. Je nach Familientraining kann es aber auch zu persönlich sein.
- Sie können die Runde auch in Anwesenheit der Eltern machen. Oft braucht dies aber sehr viel Zeit.

AB 7 • T

Kennenlernen leicht gemacht

- **Beschreibung:** Im Folgenden werden verschiedene Interventionen und Spiele zum Kennenlernen kurz vorgestellt. Alle Gruppenmitglieder lernen sich gegenseitig spielerisch kennen. Lassen Sie Ihrer Kreativität freien Lauf und kombinieren Sie das eine oder andere Spiel oder eine Aktion.
- **Ziel:** Mit Kennenlernspielen oder -aktionen gelingt es vom ersten Moment an, die Kinder zu motivieren, das Bedürfnis nach Spiel und Spaß zu befriedigen und eine Atmosphäre von Vertrautheit und Leichtigkeit zu etablieren.

(1) Ich habe 3, 2, 1

»Ihr erzählt, wovon ihr drei habt, wovon zwei und wovon eins, z. B. ›Neben mir wohnen drei Leute, ich habe zwei beste Freundinnen und eine Schwester.‹«

(2) Mein Tier

»Hier habe ich einige Tiere. Such dir eines raus, was zu dir passt und erzähle uns davon: Ich fange mal an: ›Ich bin Marion Pothmann, ich habe mir das Kamel ausgesucht, weil es sehr viel Wasser tanken kann und in Momenten gut klarkommt, wenn Wichtiges wie Wasser fehlt. Was suchst du dir aus? Stell dich uns vor!‹«

(3) Mein Gegenstand

Sie bitten die Familien im Vorfeld, dass das Kind einen Lieblingsgegenstand oder -spielzeug mitbringt: »Prima, dass ihr alle etwas mitgebracht habt. Falls jemand etwas vergessen hat, kein Problem, ich habe hier eine Kiste mit verschiedenen Spielmaterialien. Ich mache es euch mal vor: ›Ich bin Marion Pothmann, ich habe eine Teetasse mitgebracht, weil ich gerne eine Tasse Tee trinke und mich ausruhe.‹«

(4) Ich mag / Ich mag nicht

»Ihr stellt euch so in den Kreis, dass alle in die Mitte schauen. Jemand dreht sich um, nennt etwas, was er oder sie nicht mag, dreht sich dann wieder mit dem Blick in den Kreis und sagt, was er oder sie mag. Ich mache es euch einmal vor: Ich bin Marion Pothmann *(Therapeutin dreht sich um)*, ich mag keinen Streit *(sie dreht sich wieder zurück)*, aber ich mag meine Familie. Nun ist jemand an der Reihe, der oder die ähnliches mag.«

(5) Kennenlern-Zoo

»Ihr überlegt euch, was euer Lieblingstier ist. Macht im Raum die Bewegungen und Geräusche des Tieres nach. Begrüßt nacheinander alle anderen Tiere, indem ihr euren Menschennamen und euren Tiernamen sagt, also z. B. ›Hallo ich bin Anna Giraffe‹. Sobald sich alle vorgestellt haben, kommen wir wieder in den Kreis zurück.«

(6) Kennenlern-Zoo-Zauber

»Nun spielen wir noch, dass unsere Tiere verzaubert werden. Ein Kind kommt als Tier in die Mitte. Das geht so: *(Sie betreten die Mitte):* ›Ich bin Marion Pothmann, das Känguru.‹ Ihr sagt: ›Hallo Marion!‹ und alle werden zu Kängurus verzaubert und hüpfen herum bis ich sage: ›Alle Kängurus zurück in ihre Ställe!‹ Dann kommt das nächste Tier.«

Gruppenregeln, Vertrag und Mappe

Gruppenregeln sollte es in jeder Gruppe geben. Wenn diese von den Kindern selbst erarbeitet werden, steigt die Akzeptanz und die Motivation, diese einzuhalten. Ferner wird dann der Unterschied zu Schulregeln deutlicher. Wichtig ist es, den Kindern zu vermitteln, dass die Therapeut:innen Regeln aufstellen, die helfen, dass sich alle Gruppenteilnehmer:innen gut und sicher fühlen. Es soll eine Atmosphäre geschaffen werden, in der sich alle wohlfühlen und sich gegenseitig vertrauen können.

Funktionen von Regeln:
- geben Orientierung
- schaffen Sicherheit und Vertrauen
- fördern prosoziales Verhalten
- motivieren
- beschreiben angemessenes Verhalten
- setzen Grenzen und ggf. Basis für Sanktionen

Die einzige und wichtigste Regel für die Grundregeln ist, dass diese positiv formuliert sind. Denn es ist bekannt, dass dadurch die Hirnregionen aktiviert werden, die Kinder zu erwünschten Verhaltensweisen.

Exkurs • Gleiche Regeln für alle? Mut zu ergänzenden Privatregeln

Die Grundregeln gelten für alle, aber wenn einzelne Kinder spezielle »Herausforderungen« mit sich bringen, nutzen Sie die Möglichkeit zur Differenzierung. Das können Sie tun, indem Sie zusätzlich jeweils eine »Privatregel« für jedes Kind festlegen. So kann das eine Kind z. B. die Regel haben: »Am Platz sitzen bleiben«, das andere Kind die Regel »Bescheid geben, wenn es eine Bewegungspause braucht« u.v.m. Die Kinder verstehen gut, dass nicht alles allen gleich schwer oder leicht fällt, sodass es Sinn macht, dass es zusätzliche »Privatregeln« gibt. Es lohnt sich, auch diese Regeln von den Kindern selbst vorschlagen zu lassen. Fragen Sie sie, was ihnen persönlich noch schwerfällt. Die Kinder nennen oft genau die Dinge, die Sie auch benennen würden. Wenn der Vorschlag des Kindes aus Ihrer Sicht nicht sinnvoll ist, machen Sie einen Gegenvorschlag.

Regeln sollten den Kindern jederzeit präsent sein. Daher ist es gut, wenn diese im Raum sichtbar sind und die Kinder sie so immer wieder sehen können. Die Regeln können in Form eines Vertrags (**AB 8** »Wohlfühl-Regeln«) zusammengefasst und in einer Mappe (**AB 9** »Checker-Mappe«) gesammelt werden.

Therapiemappe und ihre Funktionen
- Sammlung von Erinnerungen, Arbeitsblättern und Kunstwerken
- Alltagstransfer
- Gesprächsgrundlage für die Eltern
- Arbeitsblätter zur Zusammenfassung und Fixierung der Inhalte
- Spätere Erinnerung an die Inhalte

In der Regel dienen die Mappen auch der Kommunikation und sollten somit immer von den Kindern mitgebracht werden. Werden diese oft vergessen, besteht auch die Möglichkeit, sie im Therapieraum zu belassen.

Wohlfühlregeln-Vertrag

- **Beschreibung:** Sie lassen in der ersten Gruppensitzung die Kinder positiv formulierte Regeln für das Zusammensein erstellen. Hierbei machen Sie den Kindern deutlich, dass die Regeln helfen sollen, dass sich alle in der Gruppe gut und sicher fühlen und dass es nicht in erster Linie um Disziplin und Strafe geht. Drei bis maximal vier Regeln reichen. Lassen Sie noch die Möglichkeit, ein bis zwei Regeln im Verlauf der Gruppe zu ergänzen. »Ringen« Sie gemeinsam um positive Formulierungen, bis Sie welche gefunden haben, die für die Gruppe passen.
- **Ziel:** Die Kinder gestalten sich einen Rahmen, der ihnen Schutz und Sicherheit gibt. Sie erleben Mitbestimmungsmöglichkeiten.
- **Dauer**: ca. 10 Minuten
- **Material**: Tonzeichenkarton DIN-A2, dicke Stifte

Die Übung erklären

»Schön, dass wir nun eine Gruppe sind, die einige Zeit zusammenbleibt. Vielleicht hattet ihr vorhin auch ein bisschen Angst, wie es hier sein wird? Vielleicht hatte jemand Angst, dass hier gemeine Kinder sind? Mir und sicher auch euch ist es ganz wichtig, dass wir uns hier alle richtig wohlfühlen und alle gerne herkommen. Wünscht ihr euch das auch?

Ich habe mir überlegt, dass wir uns einige Regeln überlegen, an die wir uns alle halten können und die uns helfen, dass wir uns wohlfühlen. Wer hat eine Idee, wie wir miteinander umgehen wollen?«

Kinder antworten in der Regel: »Nicht hauen ...« Validieren Sie den Inhalt aber ergänzen Sie dann:

»Das ist ein wichtiger Gedanke und hilft uns sicher, dass wir uns wohl fühlen. Ich will unsere Regeln noch besonderer machen. Sie sollen keine Verbote sein, sondern uns sagen, was wir machen wollen, und nicht, was wir *nicht* machen sollen. Was wollen wir anstelle von ›nicht hauen‹ machen? ... Ja, genau: freundlich sein. Wer will das hier auf das Plakat schreiben?« Sie sammeln etwa drei Regeln.

»Super, nun wollen wir daraus ein Vertrag machen. Wer von euch weiß, was ein Vertrag ist? Das machen sonst die Erwachsenen. Auf einem Vertrag unterschreiben alle, die sich an etwas halten wollen. Ihr bekommt nun einen Vertrag und schreibt unsere Regeln nochmal ab. Unten unterschreibt Ihr. Damit versprecht ihr, dass ihr euch an die Regeln halten wollt. Da sie ja für alle gelten, geben wir die Zettel dann rum, damit alle auf allen Zetteln unterschreiben.«

Alternative Ideen / Ergänzungen

- Sie können auch selbst Punkte wie »mitmachen« ergänzen.
- Wenn Sie spezielles Verhalten einzelner Kinder benennen wollen, kann jedes Kind eine zusätzliche Privatregel bekommen, die sich an den persönlichen »Lernzielen« orientiert.
- Sie können die Einhaltung der Regeln mit einem Tokensystem verstärken.
- Wenn Sie die Gruppe als Checker-Club durchführen, können Sie die Regeln auch *Checker-Regeln* nennen.

Wohlfühlregeln-Vertrag

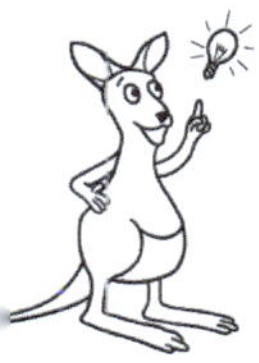

Das merk ich mir

Damit wir uns in der Gruppe alle wohl und sicher fühlen, haben wir uns diese Regeln selbst ausgedacht, an die wir uns alle halten wollen.

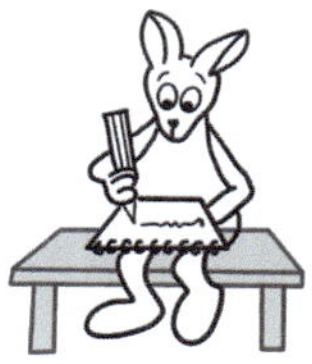

Regel 1:

Regel 2:

Regel 3:

Regel 4:

Wir alle wollen uns an die Regeln halten, damit wir uns gut fühlen. Deswegen unterschreiben wir hier:

Und dies ist meine »Privat-Regel«: Die gilt nur für mich alleine. Sie hilft mir, etwas zu üben, was mir noch nicht so leichtfällt:

Checker-Mappe

- **Beschreibung:** Sie lassen die Kinder ihre eigenen Gruppen-Mappen gestalten. Diese bringen sie zu jeder Therapiestunde mit und sammeln darin die Erinnerungen an die Therapiestunden und an die anderen Kinder. Auf das Deckblatt malen die Kinder Dinge, die zu ihnen passen. Sie können das Deckblatt auch mit Glitzer, Aufklebern, Zeitschriftenschnipseln usw. verzieren. Bringen Sie das gestaltete Deckblatt so auf der Mappe an, dass es immer vorne bleibt und nicht unten landet, wenn die Kinder ihre weiteren Blätter darauf heften.
- **Ziel:** Die Kinder gestalten sich eine persönliche Mappe und zeigen damit auch, was sie persönlich ausmacht. Die Mappe dient dem Alltagstransfer und der Identifikation mit der Gruppe.
- **Dauer:** ca. 10 Minuten
- **Material:** Schnellhefter (Pappe oder Plastik), Klebestreifen, Stifte, ggf. Aufkleber, Glitzer, Zeitschriften zum Gestalten

Die Übung erklären

»Jedes Mal, wenn wir uns treffen, werdet ihr kleine Erinnerungen mit nach Hause nehmen. Dafür basteln wir heute schöne Mappen. Wir nennen sie Checker-Mappen, weil der Inhalt uns daran erinnern kann, was wir hier in der Gruppe gecheckt haben. Ich wette, dass ihr sehr viel checkt, oder was denkt ihr? …

Jeder Mensch ist besonders. Deswegen wollen wir auch besondere Mappen basteln. Hier für das Deckblatt habe ich Stifte oder auch andere Dinge wie Aufkleber oder Glitzer zum Gestalten. Ihr sollt etwas auf das Deckblatt malen, was zu euch passt, was ihr gerne macht oder was euch gut gefällt.

Wir kleben das Deckblatt, wenn es fertig ist, so oben auf die Mappe, dass wir immer sofort sehen, wem die Mappe gehört. *(Sollten Sie Plastik-Schnellhefter haben, können Sie das Deckblatt von hinten mit Klebestreifen hinter die durchsichtige Coverseite kleben).*

Die Mappe gehört euch und ihr bringt sie einfach jedes Mal mit. Sie wird von Woche zu Woche dicker.«

Alternative Ideen / Ergänzungen

- Wenn einzelne Kinder die Mappe oft vergessen, können Sie auch besprechen, dass die Kinder die Mappe in der Therapie lassen. Dann fällt allerdings der Kommunikationscharakter weg. Die Eltern können – wenn das Kind es will – die Arbeitsblätter nach der Stunde abfotografieren.
- Manchmal wollen die Kinder auch nicht, dass die Eltern die Inhalte sehen. Dann ist es wichtig, die Mappen in der Praxis zu behalten und mit dem Kind zu besprechen, was mit der Mappe am Ende der Therapie geschehen soll.
- Wenn Sie die Gruppe als Checker-Club durchführen, können Sie auch erklären, dass die Mappe *Checker-Mappe* heißt, weil sie uns an den cleveren Modus (den Checker-Modus) erinnert.

Checker-Mappe

von

....

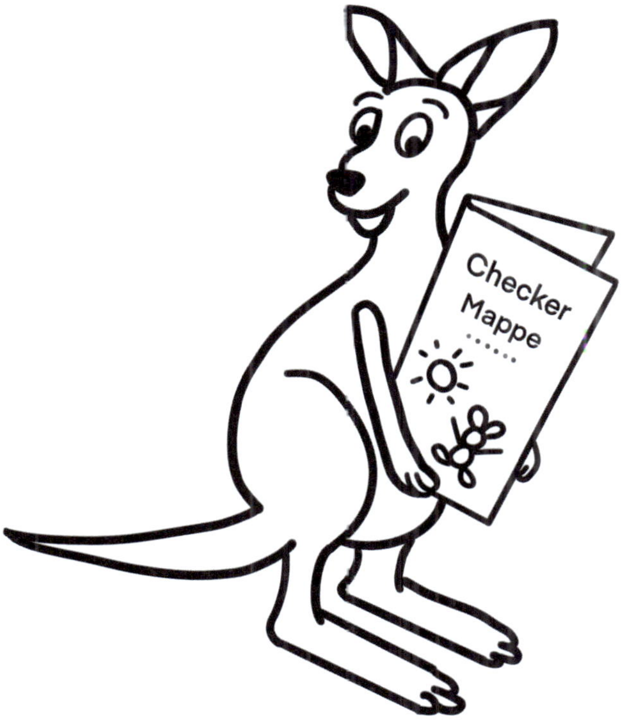

Verstärkung und Tokensysteme

Je nach Gruppe, therapeutischer Ausrichtung und persönlicher Präferenz können verschiedene Arten von Verstärkungs- und Tokensystemen zur Anwendung kommen. In dem Wissen, dass durch die Reaktionen der Therapeut:innen (Verstärker) die Entwicklung der Kinder beeinflusst wird (indem sich die Auftretenswahrscheinlichkeit verstärkter Verhaltensweisen erhöht), ist es immer wieder wichtig, das eigene Reaktionsverhalten zu reflektieren.

In Gruppen ist es besonders relevant, sozial erwünschtes Verhalten verbal oder durch Mimik oder Gestik zu bemerken und zu honorieren. Dies sollte auch in kritischen Gruppensituationen immer die erste Reaktion sein. Gerade, wenn ein Kind stört, sind Therapeut:innen dazu geneigt, dieses Kind zu »ermahnen«. Viel wichtiger wäre es jedoch, zunächst die anderen Kinder lobend zu erwähnen: »Super, dass es die meisten von euch schaffen, gut mitzumachen und sich gerade nicht ablenken lassen!«, oder »Super, dass du *(Name des Kindes)* es schaffst, dich nicht provozieren zu lassen!« Natürlich müssen Sie als Therapeut:innen reagieren, wenn das Fehlverhalten einzelner Kinder zu störend wird, aber zunächst die positiven Verhaltensweisen der anderen Kinder in den Blick zu nehmen, kann gerade am Anfang einiges verhindern.

Formen verbaler Ermutigung, Verstärkung und Wertschätzung in Gruppen

(1) Direktes Lob: Sollte immer ehrlich, authentisch, direkt und spezifisch sein und beschreiben, was das Kind gemacht hat. Es muss verstehen, wofür Sie es loben.
»Ich freue mich, dass du den anderen gerade so gut geholfen hast«!

(2) Vergeben von Aufgaben und Verantwortung
»Du bist immer so pünktlich, du darfst mich 5 Minuten vor Ende daran erinnern, dass die Stunde bald vorbei ist.«

(3) Loben vor den Eltern
»Ihr Kind ist eine tolle Bereicherung für die Gruppe, es merkt sich sehr gut, was die anderen Kinder sagen!«

Formen nonverbaler Ermutigung, Verstärkung und Wertschätzung in Gruppen

(1) Mimik: Lächeln, Blickkontakt, Augenzwinkern etc. zeigt den Kindern, dass Sie es wohlwollend bemerken.

(2) Kopfnicken / Kopfschütteln: Ein mit einem Lächeln kombiniertes Kopfnicken ermutigt, weiterzumachen, ohne dass sich ein Kind »vorgeführt« fühlt. Besonders für Kinder geeignet, die eher schüchtern sind.

(3) Gestik: Ein lächelndes »Daumen hoch« freut die Kinder und ermutigt sie, weiterzumachen.

Tipp • Nonverbale Wertschätzung

Was passiert, wenn man Kinder und Jugendliche fragt, woran sie Wertschätzung von Erwachsenen erkennen? Überraschend häufig – und weit häufiger als verbales Lob – werden nonverbale Reaktionen genannt, z. B. »Sie lächeln an, sie schauen freundlich …«

Verstärkung und Tokensysteme

Tokensysteme können helfen, Erwünschtes zu fokussieren und die Einhaltung von Regeln zu dokumentieren und zu verbessern. Es kann die Kinder motivieren, sich gut in die Gruppe einzubringen. Ob ein Tokensystem hilfreich ist, hängt von vielen Faktoren ab. Viele Standardwerke zur Anwendung geben Hinweise zur erfolgreichen Umsetzung. Es folgen einige praxisrelevante Hinweise, wann ein Tokensystem sinnvoll ist, welche Chancen und Risiken damit verbunden sind und wie es in schematherapeutischen Gruppen angewendet werden kann.

- Überzeugtheit der Therapeut:in von dem Einsatz von Tokensystemen
- unruhige Gruppen
- ADHS oder expansive Verhaltensweisen
- jüngere Kinder (bis ca. 12 Jahre)

Chancen und Risiken von Tokensystemen

Chancen	Risken
▶ Fokus auf erwünschtes Verhalten ▶ Verstärkung von erwünschtem Verhalten ▶ höhere Motivation ▶ höherer Anreiz ▶ Einbezug der Eltern, sofern diese in die Belohnung mit einbezogen werden	▶ Wettbewerbscharakter ▶ Druck ▶ Enttäuschung bei »Nichterhalt« der Punkte ▶ Fokusverschiebung von therapeutischen Inhalten auf Token

Wichtige Hinweise zur Durchführung

(1) klar definieren, wann und wofür es einen Punkt gibt
(2) erreichbare Ziele setzen
(3) niemals Punkte wegnehmen
(4) bei Nichterhalt von Punkten keine Strafe, sondern kurze Ermutigung, dass das Kind sicher den nächsten Punkt bekommt, Diskussionen vermeiden
(5) Punktevergabe nicht vergessen (zur Not einen Wecker stellen, oder ein Kind zum Zeitwächter erklären)
(6) 1 bis 3 mögliche Punkte in der Sitzung sind noch machbar

Möglichkeiten der Visualisierung

Punkte können auf Karten, Mappen, Plakaten oder Pässen gesammelt werden, als bunte kreative Darstellungen.

Möglichkeiten der Belohnung (Eintauschen der Punkte)

- Die Belohnung kann direkt am Ende der Stunde durch Spielminuten erfolgen, Kinder, die nicht alle Punkte haben, schauen zu.
- Die Belohnung kann durch die Eltern erfolgen. Die Eltern geben zu Beginn der Gruppe Umschläge mit Gutscheinen ab. Wenn ein Kind eine bestimmte Anzahl an Punkten erreicht hat (sollte spätestens nach 2–3 Sitzungen zu erreichen sein), bekommt es einen Gutschein der Eltern. Hier sollte eine gemeinsame Aktivität »geschenkt« werden (kein hoher Geldwert, max. 5 EUR).

Checker-Punkte

- **Beschreibung:** Wenn Sie sich entscheiden, die Gruppe mit einem Tokensystem zu ergänzen, führen Sie dieses zu Beginn ein, um erwünschtes Verhalten von Kindern zu verstärken. Sie definieren gemeinsam mit den Kindern, wofür sie einen Token bekommen. Sie können die Punkte an das Einhalten der Regel oder an persönliche Ziele der Kinder knüpfen. Wichtig ist, dass die Kinder klar wissen, für welches Verhalten sie einen Punkt erhalten. Wichtig ist auch, dass Sie dieses System als reines Verstärkersystem nutzen, in dem die Kinder nur Punkte sammeln, aber keine verlieren können. Der Fokus liegt auf dem Erreichen der Ziele. Beim Nicht-Erreichen soll keine Strafe folgen, sondern nur kommentarlos keine Punkte vergeben werden. Man sollte aber die Kinder im gleichen Zuge ermutigen, dass sie es bestimmt schaffen werden, beim nächsten Mal die Punkte zu erreichen.
- **Ziel:** Die Kinder haben mehr Grund und Motivation, das erwünschte Verhalten zu zeigen. Sie erhalten eine Verstärkung, was die Selbstregulation verbessert.
- **Dauer**: ca. 10 Minuten
- **Material**: Stifte, Schere, Kleber

Die Übung erklären

»Im Laufe der Gruppe könnt ihr Checker-Punkte sammeln. Jedes Kind, das es geschafft hat, sich an unsere Regeln zu halten, bekommt einen Checker-Punkt. Wir werden zweimal in der Stunde schauen, wer die Punkte bekommt.

Auch eure Eltern freuen sich, wenn ihr es schafft, euch an die Regeln zu halten, und es uns dadurch allen gut geht. Deswegen könnt ihr eure Checker-Punkte auch in Gutscheine umtauschen. In den Gutscheinen stehen kleine nette Dinge, die ihr gemeinsam mit euren Eltern unternehmen könnt. Ich habe eure Eltern gebeten, euch kleine Überraschungsgutscheine zu machen. Ihr bekommt jeweils einen, wenn ihr 6 Punkte gesammelt habt. Es kann also schon nach drei Gruppenstunden sein, dass ihr alle zusammen habt.

Es ist auch nicht schlimm, wenn ihr den Punkt mal nicht bekommt, dann habt ihr sofort die Chance, den nächsten zu erhalten.

Ich werde euch immer nach ca. 30 bis 45 Minuten fragen, wer den Punkt bekommen hat. Wenn wir uns einig sind, bekommt ihr den Punkt.

Wer kennt unsere Regeln noch?

Sollte ich mal vergessen, nach den Punkten zu fragen – erinnert mich gerne!«

Alternative Ideen / Ergänzungen

- Sie können alternativ oder zusätzlich auch Punkte für Privatregeln vergeben.
- Sofern Sie im Rahmen des Checker-Clubs oder unabhängig davon therapeutische Hausaufgaben oder Familienaufgaben integriert haben, können Sie sehr gut auch dafür Punkte vergeben. Wenn dieses durch Punkte honoriert wird, steigt die Wahrscheinlichkeit sehr, dass die Aufgaben auch gemacht werden.

Checker-Punkte

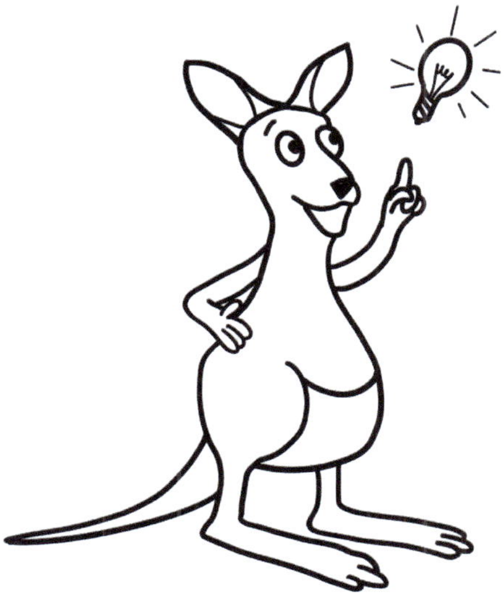

Checker-Pass von: ....

Datum	Checker-Punkte	Familien-Training	Datum	Checker-Punkte	Familien-Training
	☐ ☐	☐		☐ ☐	☐
	☐ ☐	☐		☐ ☐	☐
	☐ ☐	☐		☐ ☐	☐
	☐ ☐	☐		☐ ☐	☐
	☐ ☐	☐		☐ ☐	☐
	☐ ☐	☐		☐ ☐	☐
	☐ ☐	☐		☐ ☐	☐
	☐ ☐	☐		☐ ☐	☐

Gruppen-Pass

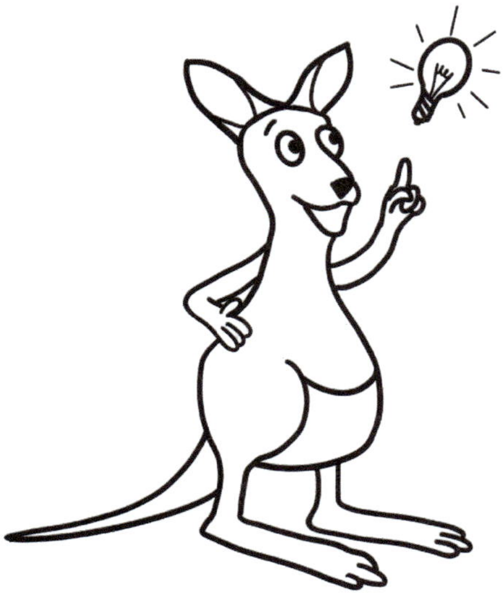

Pass von: ....

3 Bedürfnisse

Die Befriedigung von Grundbedürfnissen stellt nicht nur aus Sicht der Schematherapie eine wichtige Grundlage für die gesunde Entwicklung von Menschen dar. Dass Bedürfnisse selten alle gut befriedigt sind, entspricht einer »normalen« Lebensrealität, mit der man leben kann. Es kann daher sogar auch ein Ziel der Therapie sein, Bedürfnisaufschub zu lernen. Außerdem kann in der Gruppe gelernt werden, kurzfristig ein Bedürfnis zugunsten eines anderen Bedürfnisses oder der Bedürfnisse von Mitmenschen zurückzustellen.

Bleiben Bedürfnisse jedoch längerfristig unbefriedigt oder werden diese sehr stark frustriert, entstehen kurzfristige oder langfristige Verletzungen, die dazu führen können, dass sich negative Erinnerungen als innere Bilder festsetzen. Es können sich negative Schemata in uns bilden, die Folgen für unsere Entwicklung haben.

Für die Bearbeitung psychischer Verletzungen und für eine gesunde Emotionsregulation ist es daher wichtig, dass die Kinder ihre Bedürfnisse kennen und diese auch benennen können. Ziel ist es, dass sowohl sie als auch ihre Familien lernen, Bedürfnisse besser zu befriedigen.

Bis heute existiert keine wissenschaftlich basierte Bedürfnistheorie speziell für Kinder. Die vorliegenden Interventionen orientieren sich an den sechs Bedürfnissen, die Loose et al. (2013) der schematherapeutischen Arbeit mit Kindern zugrunde gelegt haben und die in der therapeutischen Praxis mit Kindern vielfach bewährt sind:

(1) Bindung
(2) Kontrolle und Orientierung
(3) Selbstwerterhöhung und Selbstwertschutz
(4) Lustgewinn und Unlustvermeidung
(5) Autonomie
(6) Sicherheit

Young et al. (2003, 2008) beschreiben das Phänomen, dass Kinder sowohl zu wenig Gutes als auch zu viel des Guten erleben können. Wie dieses Phänomen theoretisch eingeordnet werden kann, ist nicht abschließend diskutiert. Ein möglicher Ansatz ist, dass Bedürfnisse grundsätzlich nicht übererfüllt sein können, es aber zu einer empfundenen Übererfüllung eines speziellen Bedürfnisses, z. B. Bindung bei Überfürsorge, kommen kann. Das kann passieren, weil ein anderes Bedürfnis, z. B. nach Autonomie, untererfüllt ist. Im Praxisalltag beschreiben die Kinder viele Situationen, in denen sie gleichzeitig zu viel und zu wenig des Guten erleben. Zum Beispiel beschwert sich die 9-jährige Tina, dass sie nirgendwo alleine hingehen darf, weil die Mutter Angst hat, ihr könne etwas passieren. Aber mit ihren Hausaufgaben ist sie immer alleine, weil die Mutter lange arbeitet.

Um die Bedürfnisse der Kinder in den Blick zu nehmen, kann diese Diskussion weiter offengelassen und diskutiert werden. Um der Diskussion Rechnung zu tragen, wird im Folgenden weniger von Über- oder Untererfüllung gesprochen, sondern davon, ob ein Bedürfnis befriedigt ist. Wichtig ist zu erfassen, was ein Kind in einer speziellen Situation braucht oder in vergangenen Situationen gebraucht hätte, wo es »zu wenig« Bedürfniserfüllung erfährt und wo »zu viel«.

Arbeitsmaterial

AB 12 Bedürfnis-Goldgräber
Bei diesem Spiel werden die Kinder zu Goldgräbern und lernen, »echtes Gold«, also echte Bedürfnisse, zu erkennen und von »Falsch-Gold«, also Dingen, die einem nicht guttun, zu unterscheiden.

AB 13 Meine Bedürfnisse
Auf diesem Arbeitsblatt vertiefen die Kinder ihre Erkenntnisse zu ihren Bedürfnissen und schreiben oder malen, was sie brauchen, damit es ihnen gut geht.

AB 14 Vier-Bedürfnis-Seiten
Bei dieser Aktion erleben die Kinder das Konzept von Bedürfnisbefriedigung ganzheitlich und beschreiben und fixieren die Erlebnisse anhand der vier Dimensionen Körper, Emotionen, Kognitionen und Verhalten.

AB 15 Bedürfnistaler
Kinder basteln sich Bedürfnistaler, die sie nutzen, um die Befriedigung ihrer Bedürfnisse einzuordnen. Es können Magnete genutzt werden, diese sehen ansprechend aus und haben für die Kinder einen hohen Aufforderungscharakter. Sie können auch zuhause zur Kommunikation von Bedürfnissen eingesetzt werden. Je nach Material (Pappe oder Schrumpffolie) kann diese Übung über zwei Sitzungen verteilt werden.

AB 16 Familienbedürfnisse
Auf das Arbeitsblatt schreiben verschiedene Familienmitglieder ihre Bedürfnisse, sodass diese in der Familie untereinander bekannter sind und besser berücksichtigt werden können.

AB 17 Bedürfniserfüllung in der Familie
Auf dem Arbeitsblatt schätzen die Familienmitglieder den unterschiedlichen Grad ihrer Bedürfnisbefriedigung ein.

Bedürfnis-Goldgräber

- **Beschreibung:** Bedürfnisse sind so wertvoll wie Gold und die Kinder werden bei dieser Übung zu Goldgräbern. Jedes Kind beschriftet fünf Goldstücke mit Dingen, die es braucht, damit es ihm gut geht (Bedürfnisse). Dabei ist eines »Falsch-Gold«. Die anderen Kinder sind die Goldgräber und finden das »Falsch-Gold« – also die Aussage, die kein Bedürfnis des Kindes darstellt.
- **Ziel:** Die Kinder lernen Bedürfnisse von sich und anderen zu erkennen und zu benennen. Die Übung fördert spielerisch die Selbst- und Fremdwahrnehmung.
- **Dauer**: ca. 15 Minuten
- **Material**: Schere, Stifte, zwei Säcke (oder alternativ zwei ausgeschnittene Säcke)

Die Übung erklären

»Heute werden wir alle zu Goldgräbern. Bedürfnisse sind wie Gold. Es ist sehr wertvoll, sie zu entdecken, denn sie helfen uns, damit es uns gut geht. Manchmal ist es gar nicht so einfach zu erkennen, was wir brauchen, damit es uns gut geht. Manchmal denken wir sogar, dass wir etwas gefunden haben, aber in Wirklichkeit tut es uns gar nicht gut. Goldgräber können ›echtes Gold‹ und ›falsches Gold‹ unterscheiden. Jedes Kind bekommt jetzt drei Goldstücke. Ihr schreibt Dinge drauf, die ihr braucht, damit es euch gut geht. Eines von den drei Goldstücken sollte allerdings wie Falsch-Gold sein. Also etwas, was ihr nicht braucht, um glücklich zu sein. Etwas, was euch vielleicht sogar schadet. Wenn ihr dran seid, lest ihr eure Goldstücke vor. Alle anderen geben Tipps ab, was wohl die echten Goldstücke, also die echten Bedürfnisse, sind, oder was das Falsch-Gold ist, also was euch nicht hilft, damit es euch gut geht. Wenn ihr dran seid, lest ihr eure Goldstücke vor. Die Goldgräber raten, was das Falsch-Gold ist. Wenn alle ihre Tipps abgegeben haben, sortiert ihr die Goldstücke in die entsprechenden Säcke. In einem Sack werden alle echten Goldstücke (die echten Bedürfnisse) gesammelt und dem anderen Sack das Falsch-Gold (also das, was keine echten Bedürfnisse sind).«

(Sie geben ein eindeutiges Beispiel: »Damit es mir gut geht, brauche ich z. B. Freunde, Spaß und Regenwetter!« Sie lassen die Kinder dann Tipps abgeben. Erst wenn alle den Tipp abgegeben haben, lösen Sie auf.)

Jeder Goldgräber, der richtig geraten hat bekommt einen Punkt.

Alternative Ideen / Ergänzungen

- Zur Förderung der Fremdwahrnehmung können Sie danach eine zweite Runde spielen, in der die Kinder ein Bedürfnis von einer bestimmten (von dem Kind definierten) Person beschreiben. Diese Person sollte gut beschrieben werden. Beispiel: Damit es meiner 5-jährigen Schwester (oder meinem Opa …) gut geht, braucht sie …
- Um den Wettbewerbscharakter zu umgehen und das Gruppen-Miteinander zu stärken, können Sie die Gruppe auch bitten, gemeinsam zu überlegen, in welchen Sack das Goldstück gehört. In dem Fall sammelt die Gruppe Gruppenpunkte.

Bedürfnis-Goldgräber

Sie schneiden die »Goldstücke« aus. Jedes Kind bekommt sechs Stück. Alternativ können Sie auch einfach kleine Zettel nehmen.

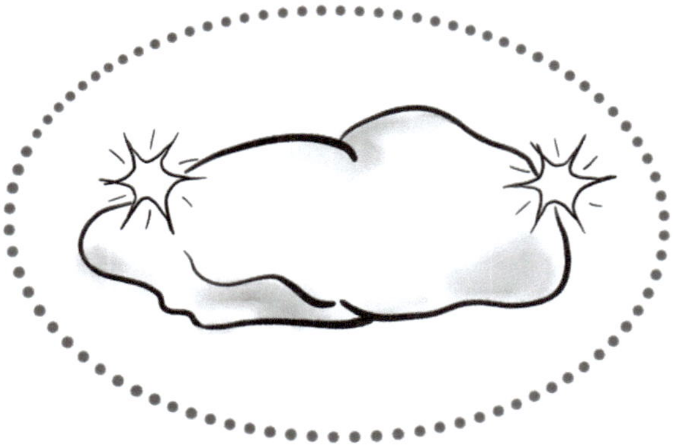
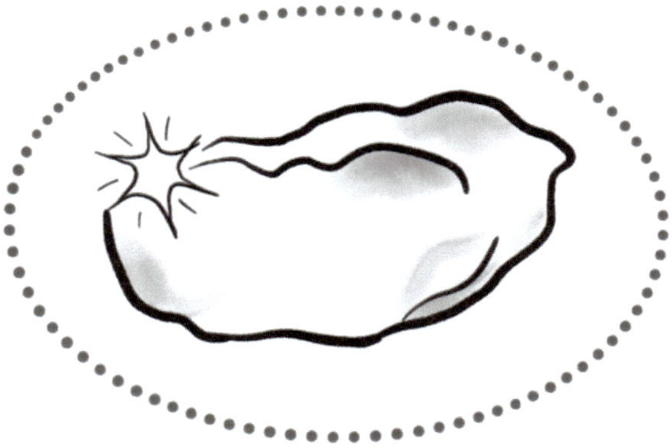
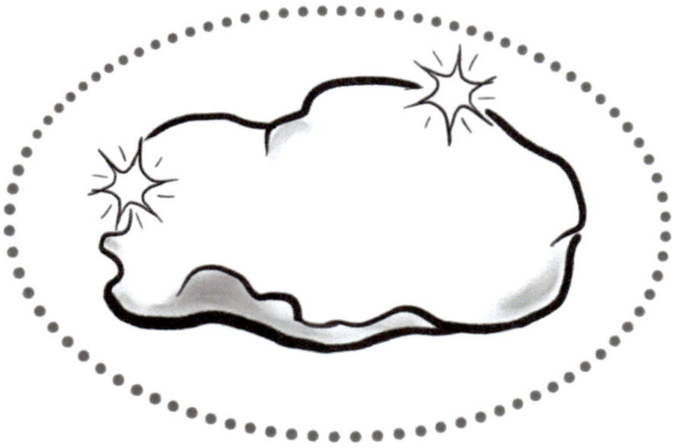
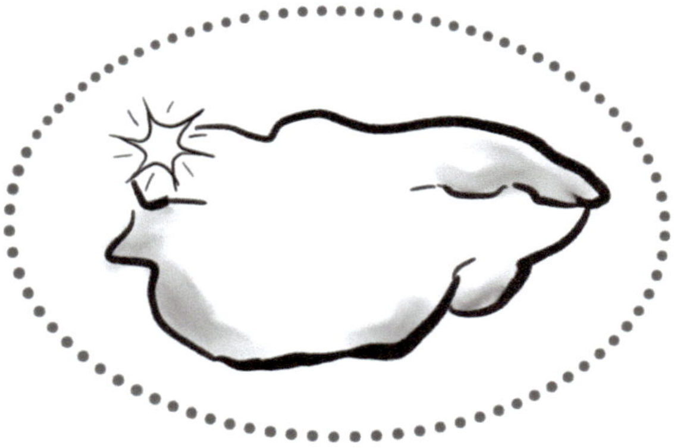
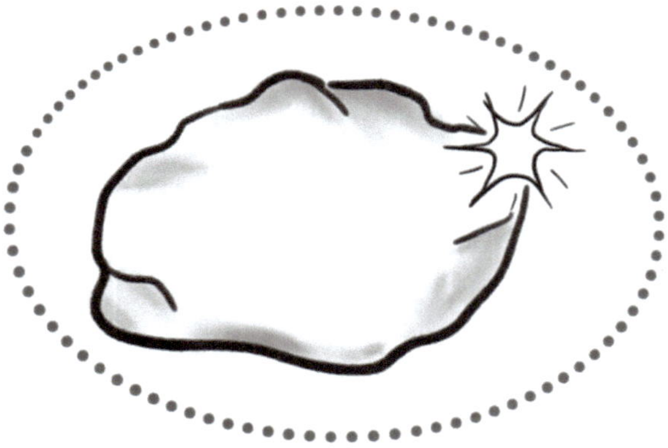
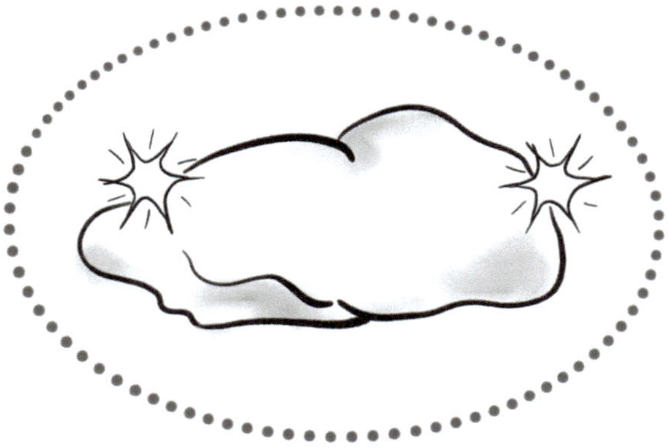

Bedürfnis-Goldgräber

Schneiden Sie die beiden Säcke aus (ggf. laminieren) und legen Sie diese in die Mitte, damit die Kinder die Bedürfnis-Goldstücke zuordnen können.

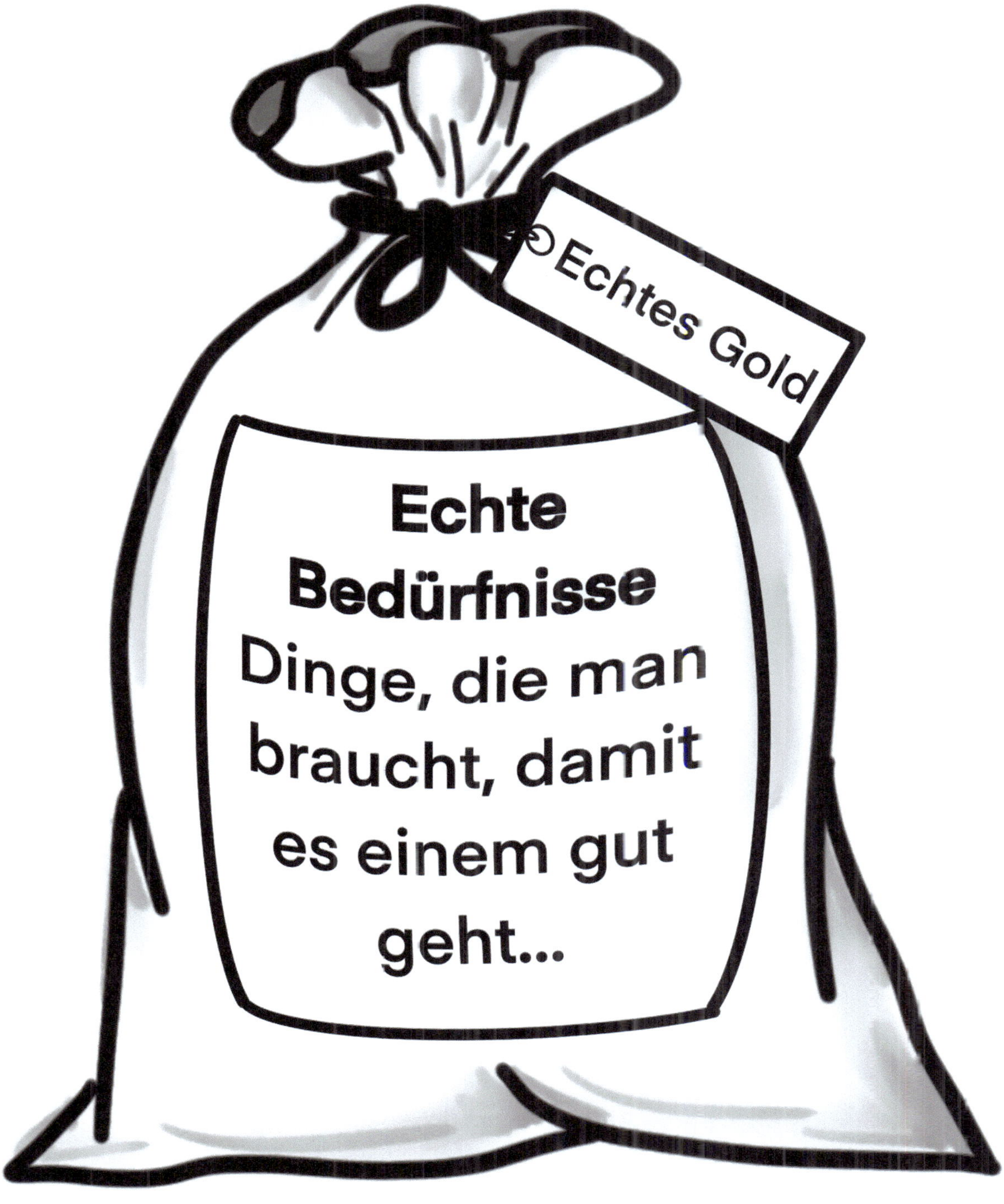

Bedürfnis-Goldgräber

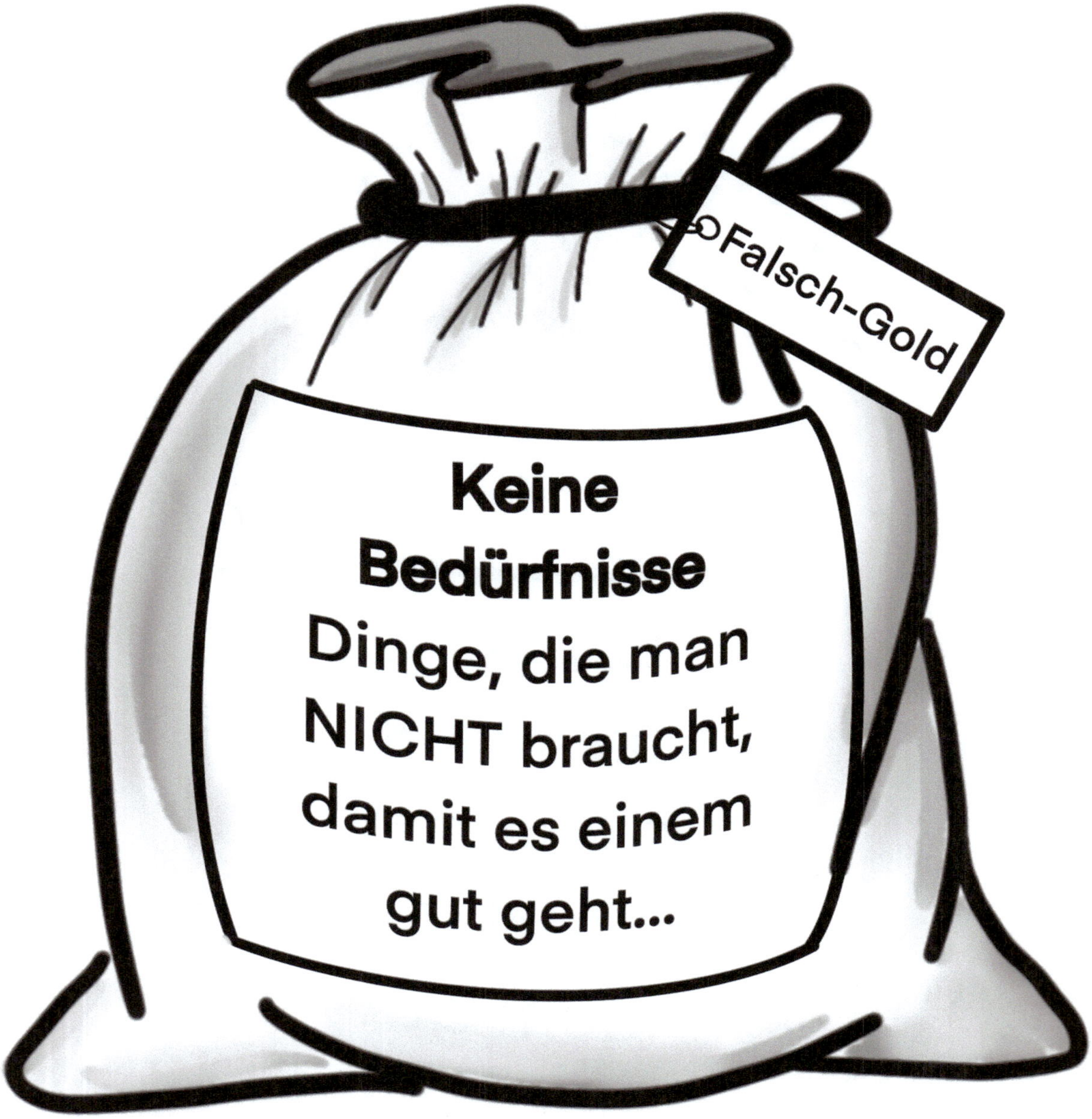

Bedürfnis-Goldgräber

Goldgräberpunkte

Name des Goldgräbers:	Runde 1: Entdecktes Falsch-Gold: 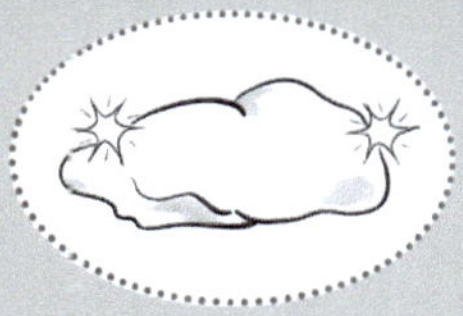	Runde 2: Entdecktes Falsch-Gold: 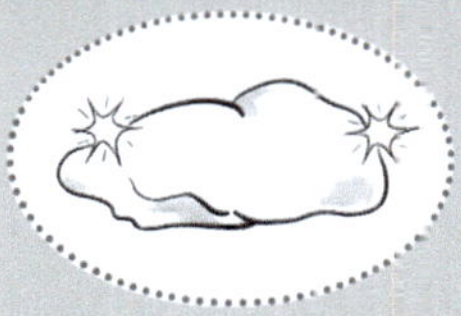

AB 13 • K

Meine Bedürfnisse

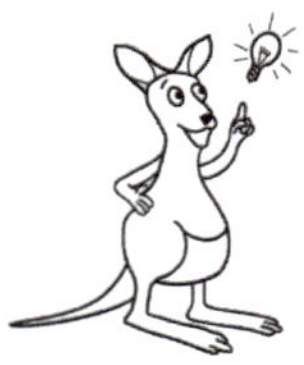

Das merk ich mir

Bedürfnisse zeigen uns, was wir brauchen, damit es uns gut geht. Sie zu kennen, ist wertvoll wie Gold.

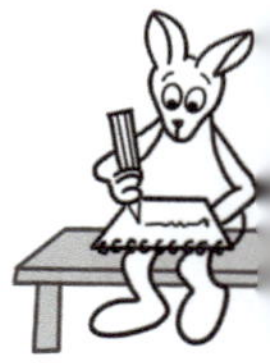

Schreibe in die Goldstücke: Damit es mir gut geht, brauche ich …

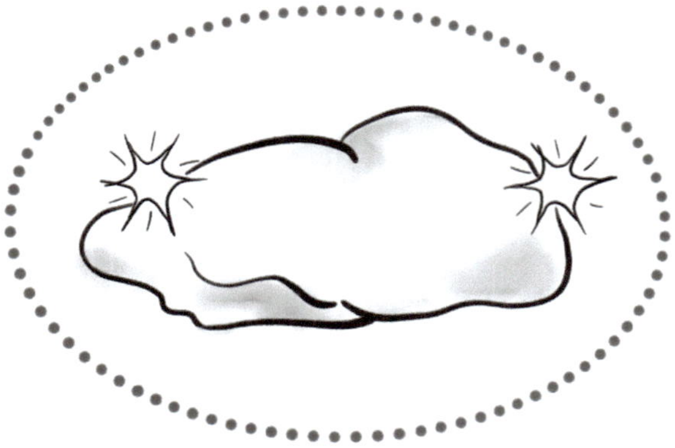

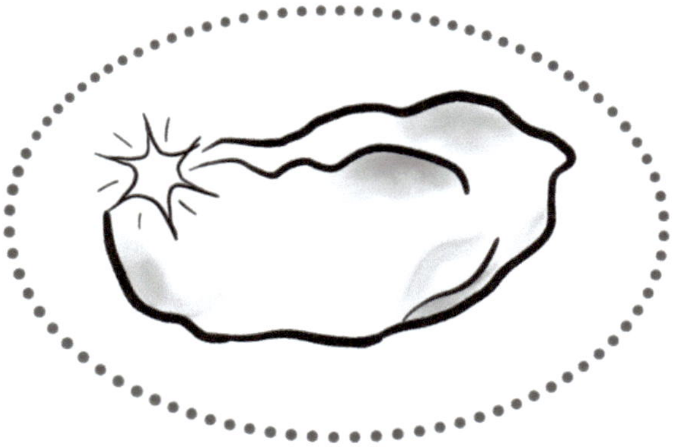

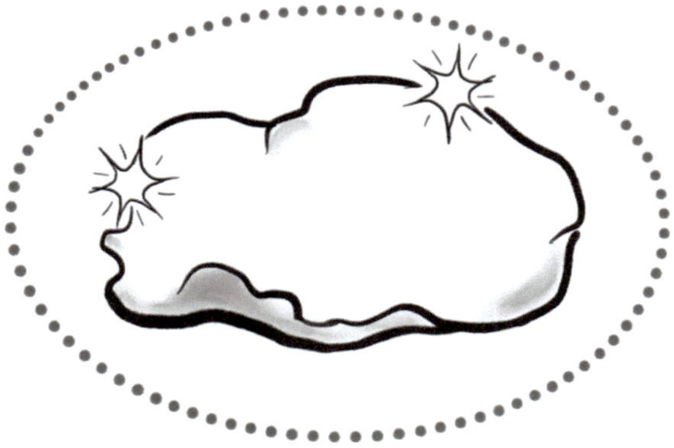

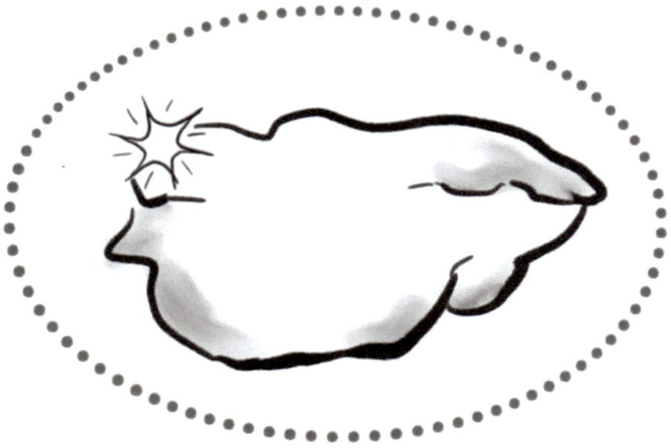

AB 14 • T

Vier-Bedürfnis-Seiten

- **Beschreibung:** Kinder beschreiben und vertiefen ihre Erkenntnisse zu ihren Bedürfnissen. Sie spielen sie vor und beschreiben auf den vier Ebenen (Gefühle, Körper, Gedanken und Verhalten), was bei Bedürfniserfüllung geschieht. Im Anschluss schreiben oder malen sie ihre Bedürfnisse auf.
- **Ziel:** Die Kinder erhalten vertieften Zugang zu ihren Bedürfnissen.
- **Dauer**: ca. 10 Minuten
- **Material**: Stifte

Die Übung erklären

»Nun haben wir schon ein wenig mehr über Bedürfnisse herausgefunden. Steht mal alle auf und stellt euch vor, wie es sich anfühlt, wenn eure Bedürfnisse nicht erfüllt sind. Wie fühlt sich euer Körper an, wie sind eure Gedanken, was würdet ihr am liebsten tun und wie fühlt ihr euch? Und stellt euch mal vor, eure Bedürfnisse sind erfüllt. Bewegt euch mal so. Und auch da die Frage: Wie fühlt sich euer Körper an, wie sind eure Gedanken, was würdet ihr am liebsten tun und wie fühlt ihr euch? Was ist alles anders?«

Alternative Ideen / Ergänzungen

- Sie können auch ein Pantomime-Raten machen. Dabei spielt ein Kind ein befriedigtes Bedürfnis vor und die anderen Kinder raten, welches es ist. Sie erarbeiten dann danach, wie sich die Bedürfnisbefriedigung auf allen Ebenen anfühlt.
- Es können auch Bedürfnisstandbilder aufgebaut werden. Jedes Kind kann eines für sich aufbauen oder drei bis vier Kinder bauen ein Bedürfnisstandbild für alle.

Vier-Bedürfnis-Seiten

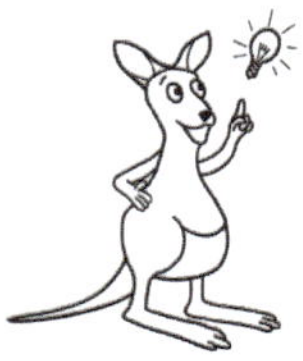

Das merk ich mir

Es fühlt sich gut an, wenn unsere Bedürfnisse im grünen Bereich sind. Das merkt man nicht nur am Gefühl, sondern auch im Körper, in den Gedanken, und daran, was man gerne machen würde.

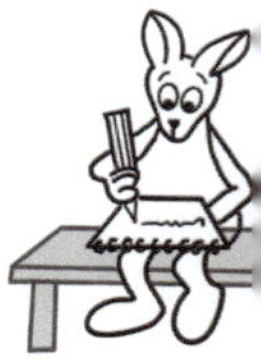

Damit es mir gut geht, brauche ich:

....

....

Hieran erkenne ich es, dass meine Bedürfnisse erfüllt sind:

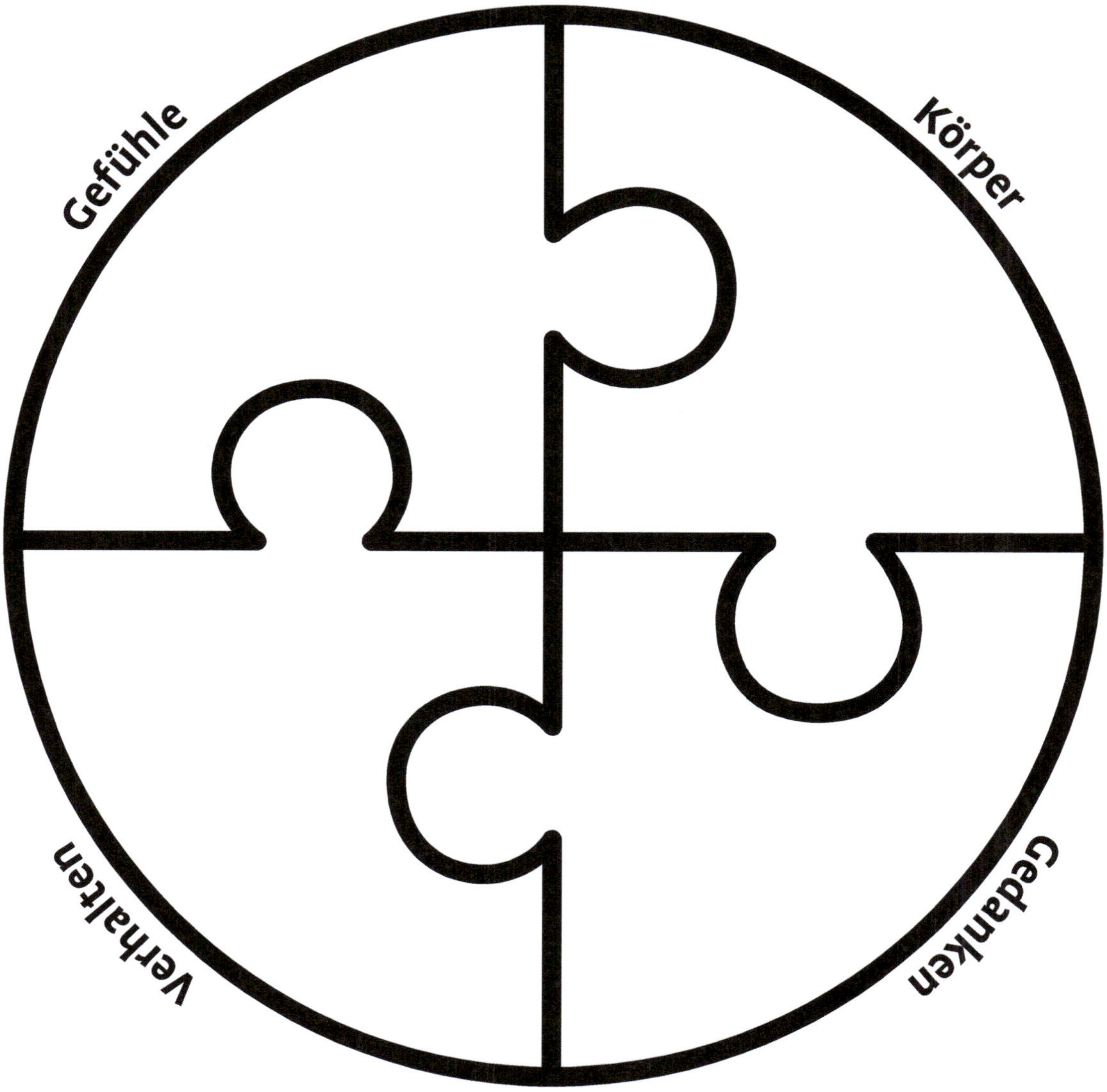

Bedürfnistaler

- **Beschreibung:** Die Kinder gestalten sich eigene Magnete, die im Rahmen der Therapie dazu dienen sollen, den Grad der Bedürfnisbefriedigung auf einer Magnettafel einzuschätzen. Sie können die Magnete nach der Therapie auch mit nach Hause nehmen und somit an die Bedürfnisse denken. In Teil 1 werden die Magnete gebastelt, in Teil 2 werden die Magnete zur Bedürfniseruierung angewendet.
- **Ziel:** Individuelle Hilfe zur Visualisierung von Bedürfnissen gestalten, mit der sich die Kinder gut identifizieren können und die den Alltagstransfer erleichtern.
- **Dauer**: Teil 1: ca. 15 Minuten, Teil 2: ca. 15 Minuten
- **Material**: Stifte, Schrumpffolie, Schere, Klebemagnete, Magnetwand, Folie, rotes, gelbes und grünes Papier

Die Übung erklären

Teil 1: »Heute basteln wir Bedürfnismagnete mit Schrumpffolie. Jeder bekommt sechs Kreise, auf die ihr euren Namen und den Namen eines Bedürfnisses schreibt. Dann malt ihr es noch an, so wie es euch gefällt. In der nächsten Woche werdet ihr staunen, was aus euren Bildern auf der Folie geworden ist.«

Teil 2: »Hier habe ich eure Bedürfnisplaketten. Sie sind jetzt geschrumpft, aber dafür ganz fest – wie Plastik. Ihr bekommt kleine Magnetaufkleber, die ihr darauf kleben könnt, und schon habt ihr sechs Bedürfnismagnete. Ihr könnt nun eine Geschichte erzählen von einem Moment, der in der letzten Woche besonders war. Hier habe ich eine Bedürfnisampel. Grün bedeutet: alles super. Da könnt ihr euren Magnet anbringen, wenn ihr mit eurem Bedürfnis zufrieden seid. Gelb und Rot gibt es jeweils zweimal. Wenn ihr das Gefühl habt, ihr hattet von einem Bedürfnis ein bisschen zu wenig, dann könnt ihr es zu dem gelben Feld mit einem Minus hängen. Wenn ihr viel zu wenig hattet, dann zu dem roten mit zwei Minus-Zeichen. Manchmal hat man auch das Gefühl, dass man von etwas zu viel hat, z. B. zu viel Selbstständigkeit. In dem Fall könnt ihr euren Magnet zu dem gelben Feld mit dem einen Plus hängen. Wenn ihr viel zu viel hattet, dann hängt ihr euren Magnet zu dem roten Feld mit zwei Plus-Zeichen.«

Alternative Ideen / Ergänzungen

- Wenn Sie keine Magnete haben, können Sie die Vorlagen auch auf Pappe ausschneiden und bemalen lassen und die Bedürfniskugeln zu den ebenfalls auf farbiger Pappe ausgeschnittenen Feldern legen.
- Alternativ können Sie auch Bedürfnis-Mobilés basteln. Die Bedürfniskugeln können dann auf Wäscheklammern geklebt und die Tafelfelder können aufgehängt werden. Die Klammern können dann je nach Einschätzung an die entsprechenden Felder gehängt werden.

Bedürfnistaler

Das Bedürfnis nach:

Von:

Das Bedürfnis nach:

Von:

Das Bedürfnis nach:

Von:

Das Bedürfnis nach:

Von:

Das Bedürfnis nach:

Von:

Das Bedürfnis nach:

Von:

Bedürfnistaler

Übung

Diese sechs Darstellungen der Bedürfnisse können Sie zur Illustration verwenden. Sie können diese laminieren, auf Plakaten demonstrieren oder als Karten nutzen.

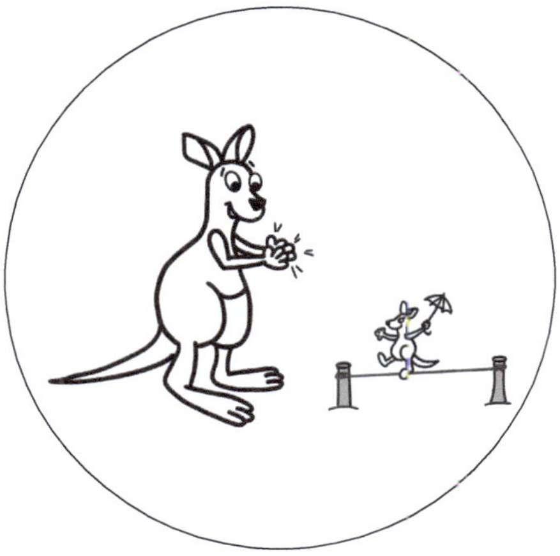
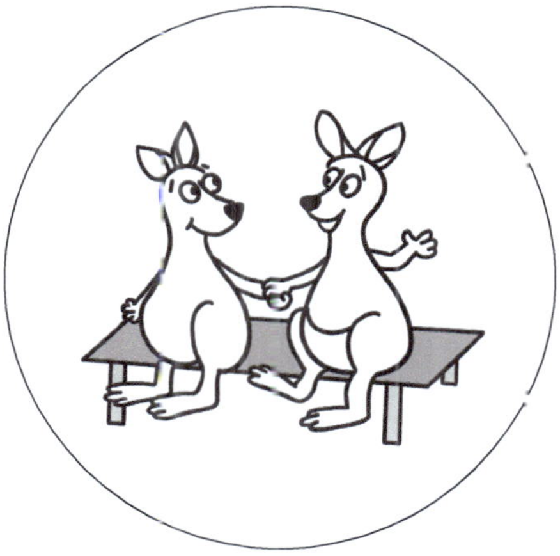
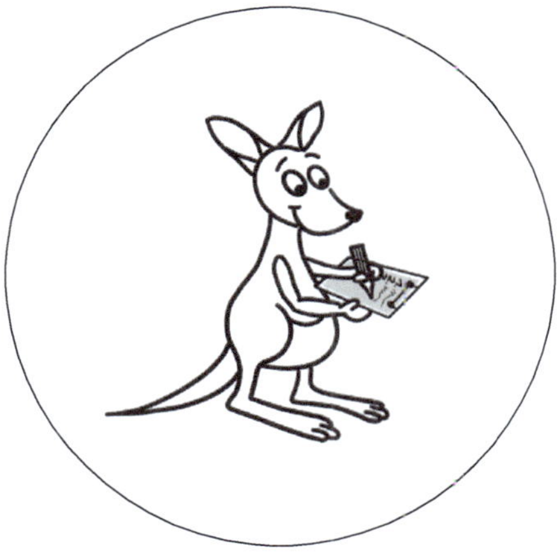
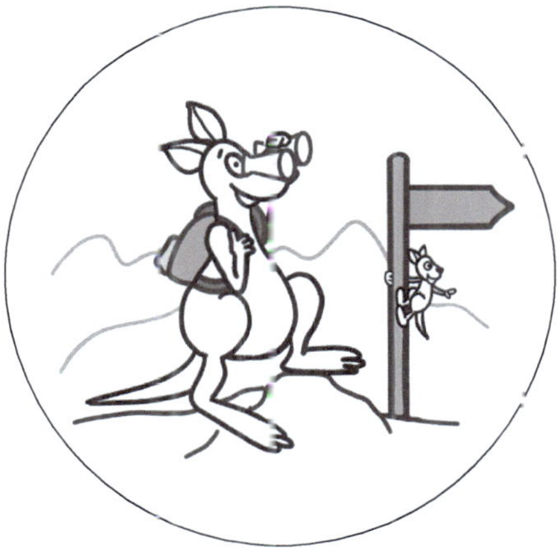
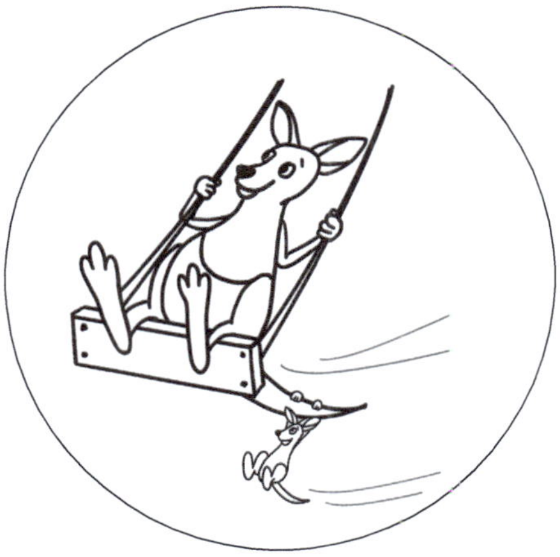
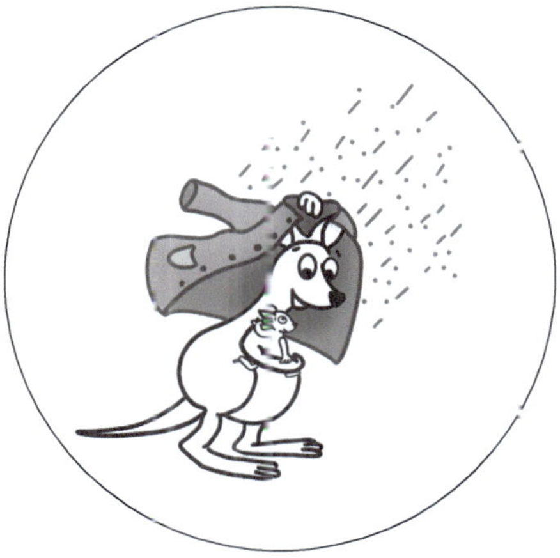

Bedürfnistaler

Rot: Viel zu wenig – –
Orange: Etwas zu wenig –
Grün: gut
Orange: Etwas zu viel +
Rot: Viel zu viel ++

Bedürfnistaler

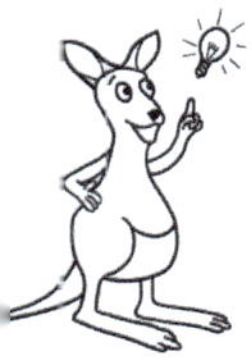

Das merk ich mir

Wenn es uns schlecht geht, bräuchten wir mehr oder weniger von bestimmten »Dingen«. Die Bedürfnisse helfen uns rauszufinden, was wir brauchen, damit es uns besser geht.

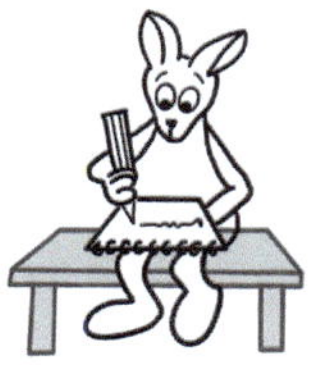

Meine Bedürfnisse sind heute, am ...., so:

Lob:	viel zu wenig	etwas wenig	perfekt	etwas viel	viel zu viel
Nähe:	viel zu wenig	etwas wenig	perfekt	etwas viel	viel zu viel
Plan:	viel zu wenig	etwas wenig	perfekt	etwas viel	viel zu viel
Selbständigkeit:	viel zu wenig	etwas wenig	perfekt	etwas viel	viel zu viel
Spaß:	viel zu wenig	etwas wenig	perfekt	etwas viel	viel zu viel
Schutz:	viel zu wenig	etwas wenig	perfekt	etwas viel	viel zu viel

AB 16 • E

Familienbedürfnisse

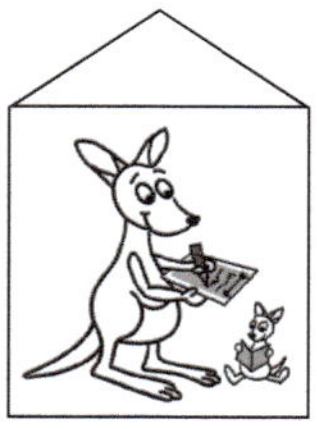

Das merk ich mir

Damit es uns gut geht, brauchen wir unterschiedliche Dinge. Es ist wertvoll, wenn wir die Bedürfnisse der Familienmitglieder kennen. Benennen Sie Bedürfnisse innerhalb Ihrer Familie. Sprechen Sie darüber und schreiben Sie zu jedem Familienmitglied aktuelle Bedürfnisse in die Goldstücke.

Bedürfnisse von ....:

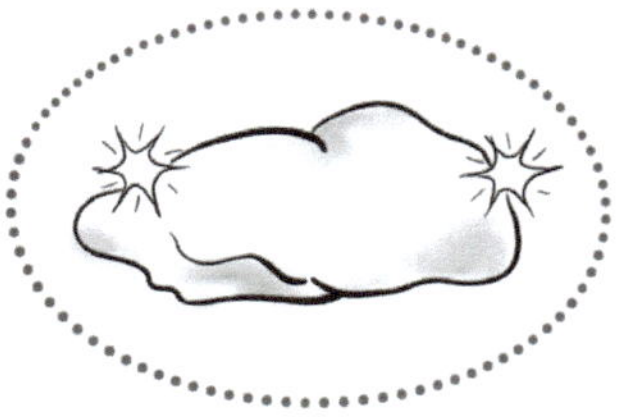 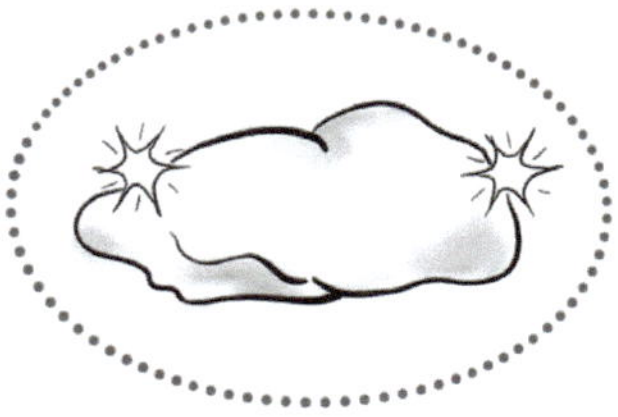 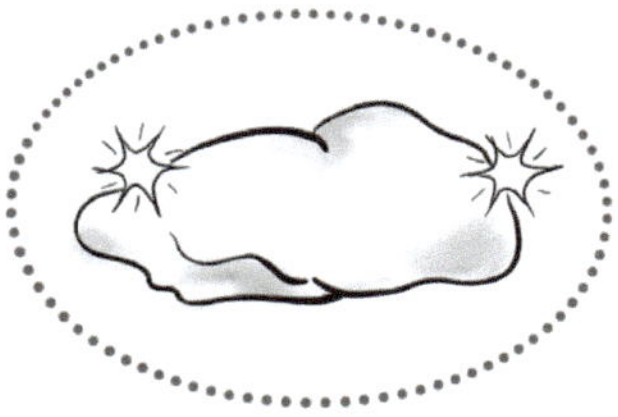

Bedürfnisse von ....:

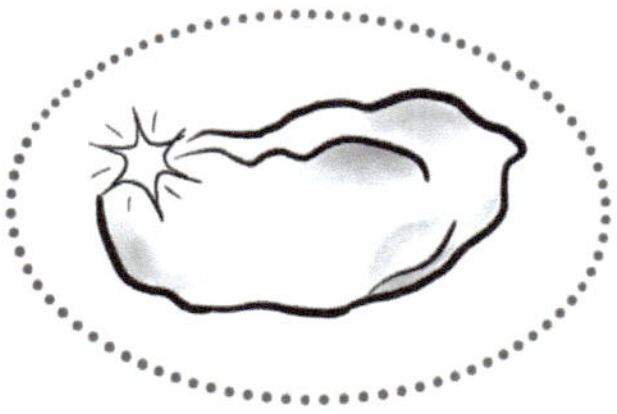 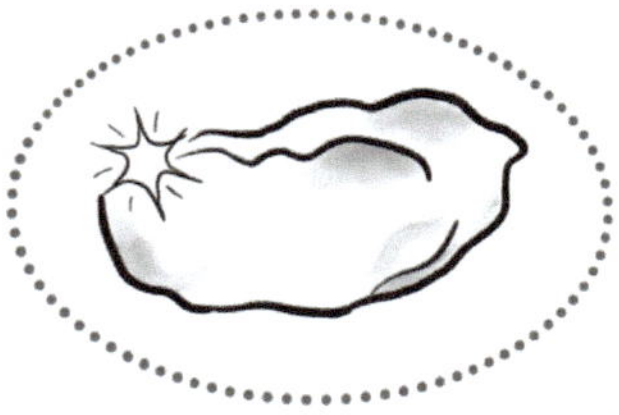 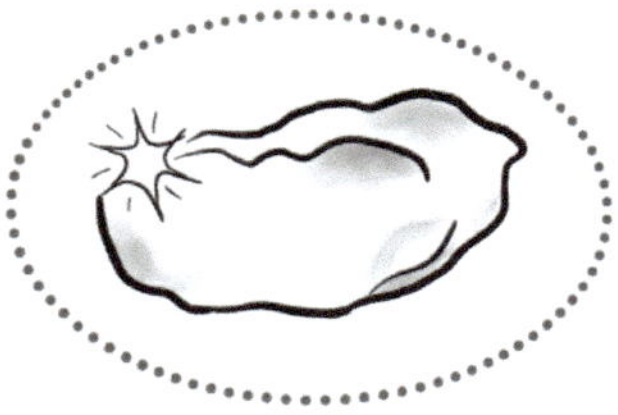

Bedürfnisse von ....:

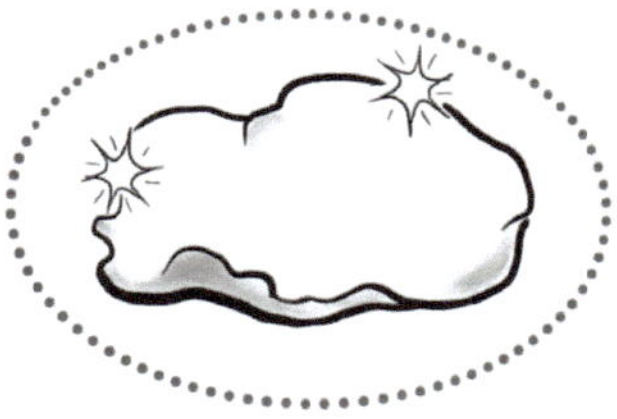 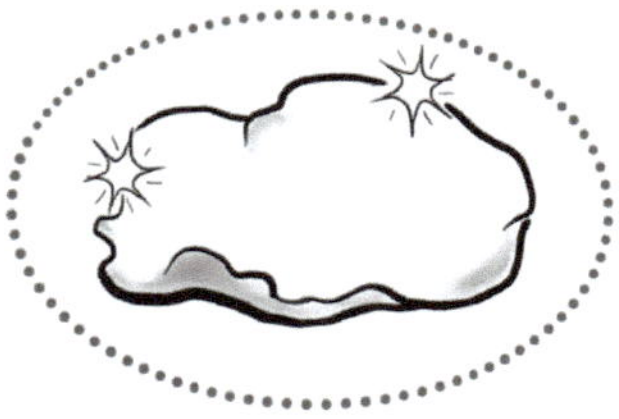 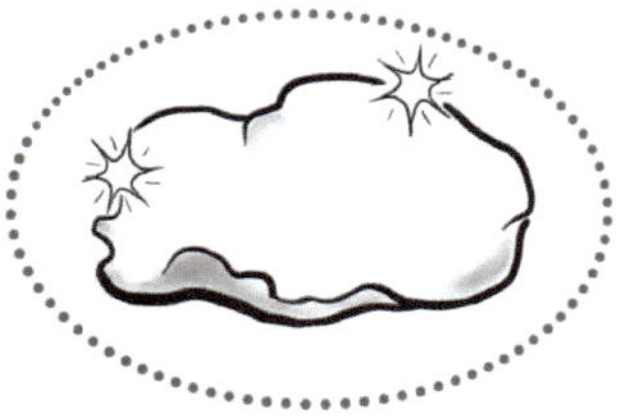

Bedürfnisse von ....:

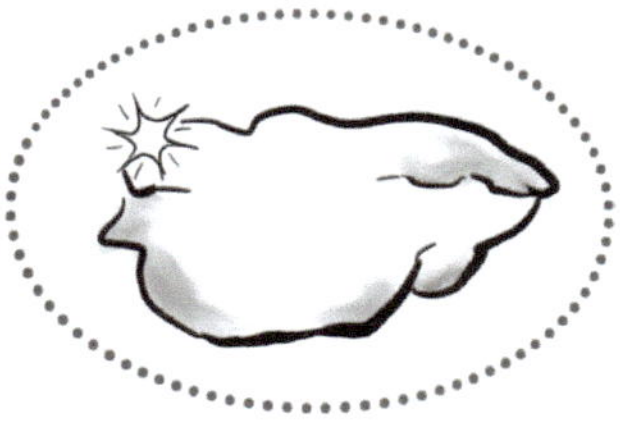 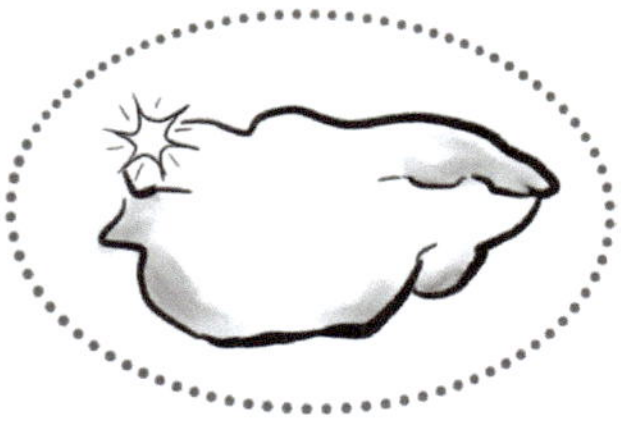 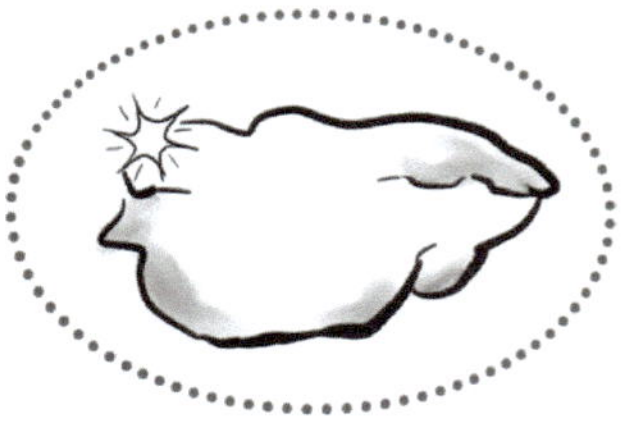

Bedürfniserfüllung in der Familie

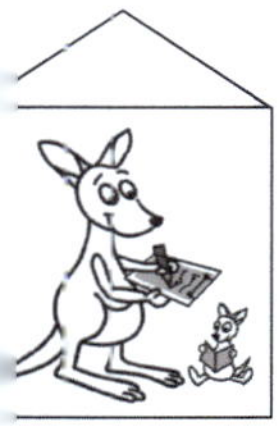

Das merk ich mir

Grundbedürfnisse sind nie alle befriedigt, damit können wir leben. Aber wenn wir in Bezug auf einzelne Bedürfnisse über einen längeren Zeitraum feststellen, dass wir zu wenig oder zu viel haben, geht es uns nicht gut. Bedürfnisse zeigen uns, wo wir Änderungen anstreben sollten.

Bedürfnisse von .... :

Wertschätzung	Autonomie
Bindung	Freude
Struktur	Sicherheit

Bedürfnisse von .... :

Wertschätzung	Autonomie
Bindung	Freude
Struktur	Sicherheit

4 Einführung in die Modusarbeit

Die Arbeit mit Modi auf Grundlage der Bedürfnisse steht in der schematherapeutischen Arbeit mit Kindern im Mittelpunkt der Therapie. Es entspringt der Erlebniswelt von Kindern, dass ihre Emotionen nicht immer stabil sind, dass sie z. B. mal im fröhlichen Modus oder mal im traurigen oder einem anderen Modus sind. Die schematherapeutische Terminologie, in der ein Modus ein Konglomerat aus Fühlen, Denken, Körperreaktionen und Handeln darstellt, kann also auch für jüngere Kinder direkt übernommen werden.

Auch bei Kindern finden sich die in der Schematherapie postulierten unterschiedlichen Gruppen von Modi:

- Im »gesunden (erwachsenen) Modus« sorgen Sie für Bedürfnisbefriedigung und lernen gemeinsam, mit schwierigen Situationen und belastenden Emotionen umzugehen. Kindgerecht nennen wir den Modus »Cleverer Modus« oder »Checker-Modus«.
- »Kindmodi«, werden durch unmittelbar spontan gezeigte Emotionen ausgedrückt. Dies kann der glückliche Modus sein, in dem im »Hier und Jetzt« alles gut ist. Das können auch verletzliche oder impulsive Modi sein, die sich zeigen, wenn Grundbedürfnisse nicht befriedigt sind. Es zeigen sich beispielsweise Traurigkeit, Scham, Angst oder auch impulsiver Ärger oder Wut.
- Bewältigungsmodi werden aktiviert, um verletzliche Modi weniger zu spüren und sich vor unangenehmen Emotionen zu schützen. Menschen überkompensieren, vermeiden oder unterwerfen sich.
- Strafende oder fordernde Modi sind durch Erfahrungen übernommene oder entwickelte strenge Umgangsformen mit sich selbst.

Vertiefte Informationen finden Sie bei Loose et al. (2013) oder z. B. in Poster-Form von Zens und Jacob (2015).

Ziele der Modusarbeit mit Kindergruppen

- Stärkung des gesunden, »cleveren« Modus durch
  - Kennenlernen von Bedürfnissen und Modi
  - Verbesserung der bedürfnisorientierten Emotionsregulation
  - Erwerb von Skills
- Verbesserung des Umgangs mit belastenden Modi durch
  - Erfüllung der Bedürfnisse durch die Gruppe
  - korrigierende Beziehungserfahrung
  - Erwerb bedürfnisorientierter alternativer Verhaltensweisen

Da Kinder ihre Emotionen oft noch ungefiltert zeigen, können die »Kindmodi« direkt behandelt werden, sodass auch der Schwerpunkt der Interventionen auf verletzliche (traurige, ängstliche) und ärgerliche / impulsive Modi gelegt wird.

Bei älteren Kindern können zunehmend auch Bewältigungs- und strafende / fordernde Modi auftauchen, sodass auch diese in der Gruppe eruiert werden sollten. Hierzu finden Sie einige Interventionen.

Die Übungen dieses Kapitels ermöglichen ein Kennenlernen des Moduskonzeptes im Allgemeinen. Eine Vertiefung von einzelnen Modi kann sich darauf aufbauend anschließen.

Arbeits- und Informationsmaterial

AB 18 Modus-Stabpuppen

Die Kinder basteln Stabpuppen, indem sie pro Modus eine Puppe mit dem bemalen, was zu dem Modus passt. Oft reicht eine Modus-Stabpuppe pro Sitzung. Im Laufe der Therapie können immer mehr Modi kennengelernt werden und somit können dann mehr Stabpuppen dazukommen. Sie können für die Anfangsmodusrunde verwendet werden oder zur Verdeutlichung aktueller oder vergangener Zustände.

AB 19 Modus-Club-Reporter

Bei dieser Übung suchen die Kinder für ihre Modi jeweils einen Stellvertreter (z. B. eine Fingerpuppe). Somit stellen sie ihren Modus-Club zusammen. Ein Reporter (z. B. eine Biegepuppe) will etwas über den Club und seine einzelnen Mitglieder herausfinden und interviewt diese (ganzheitlich). Die Kinder lernen ihr Modus-Team kennen. Auf dem dazugehörigen Arbeitsblatt schreiben die Kinder alle Clubmitglieder mit Namen auf.

AB 20 Mein Modus-Club

Auf diesem Arbeitsblatt malen die Kinder ihre Clubmitglieder in einen Modusvordruck.

AB 21 Familien-Modus-Club

In diesem Familien-Training wird die Familie aufgefordert, ihre eigenen »Modus-Clubs« in die Modus-Vordrucke zu malen oder zu schreiben.

AB 22 Modus-Check

Die gesamte Gruppe vertieft gemeinsam (ggf. mittels Imagination und Stuhldialogen) einen bestimmten Modus. Jedes Kind reflektiert für sich, welche Bedürfnisse betroffen waren, was es gebraucht hätte und was es selbst oder was andere tun könnten, wenn dieser Modus aktiv ist. Auf dem dazugehörigen Arbeitsblatt notieren die Kinder ihre Bedürfnisse und was sie und andere tun können, somit erhalten auch die Eltern Informationen, wie sie besser mit dem Modus umgehen können.

Modus-Stabpuppen

- **Beschreibung:** Kinder sollen sich an einen Modus erinnern, den sie bereits kennengelernt haben, und assoziieren, was ihnen dazu einfällt und dazu passt. Sie bemalen die Modusvorlage, schneiden diese aus und kleben sie auf den Stab. Sie können in Zukunft für die Modusrunden am Anfang von Gruppenstunden verwendet werden oder auch, wenn die Kinder von bestimmten emotionalen Momenten erzählen. Dieses Arbeitsblatt bietet Vorlagen für Stabpuppen zu den Modi »fröhlicher Modus«, »Wütender Modus«, »Trauriger Modus«, »Ungeduldiger / hibbeliger Modus«, »ängstlicher Modus« und eine Blanko-Vorlage.
- **Ziel:** Die Kinder spüren die Modi bewusst, lernen somit, sie besser zu erkennen und zu kommunizieren.
- **Dauer**: ca. 15 Minuten
- **Material**: Schere, Stifte, Modusvorlagen, Holzstäbe (Schaschlik, Eisstiele)

Die Übung erklären

»Heute fangen wir an, unsere Modus-Stabpuppen-Galerie zu basteln. Wisst ihr, was eine Galerie ist? Genau, das ist eine Ausstellung. In unserem Fall mit Stabpuppen. Manchmal sind wir ja im glücklichen Modus oder manchmal eher im wütenden oder traurigen. Wir wollen über die nächsten Wochen für die Modi, die so in uns stecken, jeweils eine Modus-Stabpuppe basteln. Heute fangen wir (z. B.) mit dem glücklichen Modus an. Erzähl mal von einem Moment, in dem du so richtig glücklich warst. Wie hat sich das angefühlt, was hast du gedacht, was ist mit deinem Körper passiert? Und nun könnt ihr alles, was euch zu diesem Modus einfällt, auf die Modusvorlage malen. Dann schneidet ihr den Modus aus und klebt ihn auf den Stab.«

Sobald sie mehrere Modi haben, können jeweils zwei Stabpuppen Rücken an Rücken geklebt werden, somit wird die Puppe auch stabiler.

Alternative Ideen / Ergänzungen

- Die Modusvorlagen können auch mit Stickern oder Zeitschriften beklebt werden.
- Wenn Sie nur mit einem Modus arbeiten, sollte als Rückseite eine Pappe geklebt werden, damit die Puppe stabiler ist.

Modus-Stabpuppen

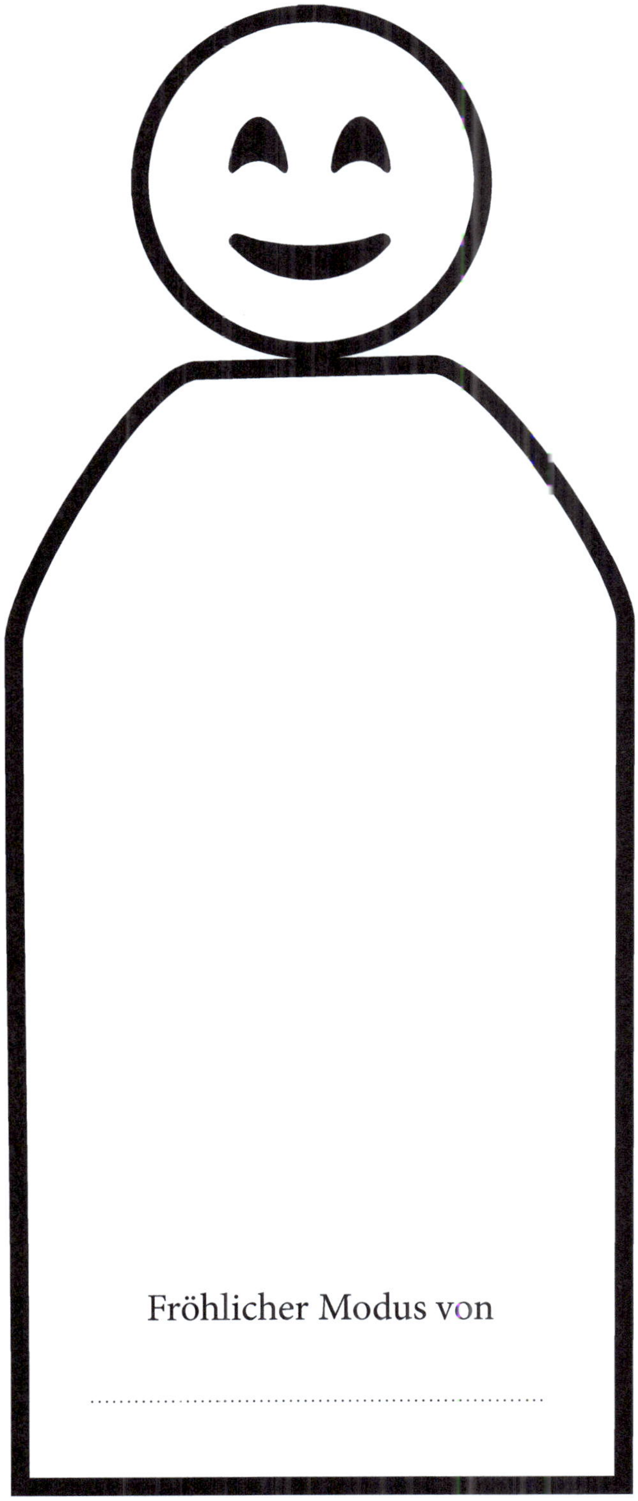

Modus-Stabpuppen

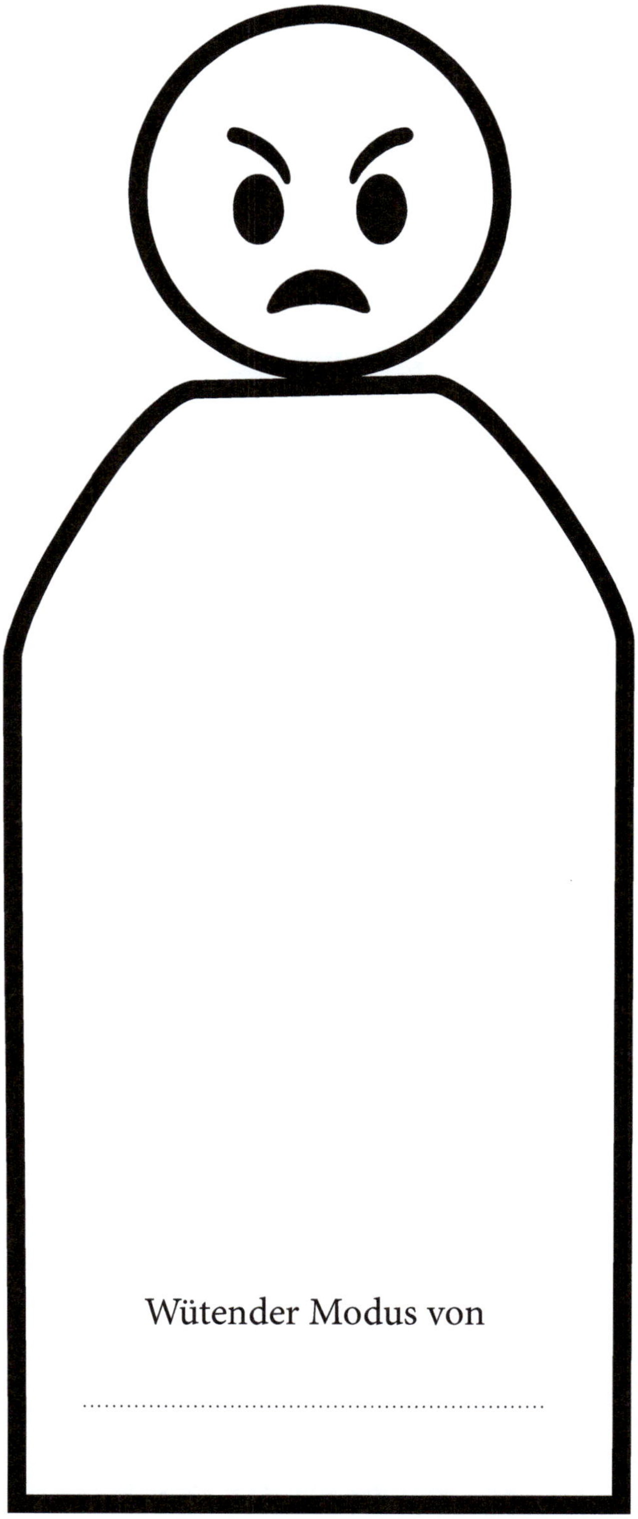

Modus-Stabpuppen

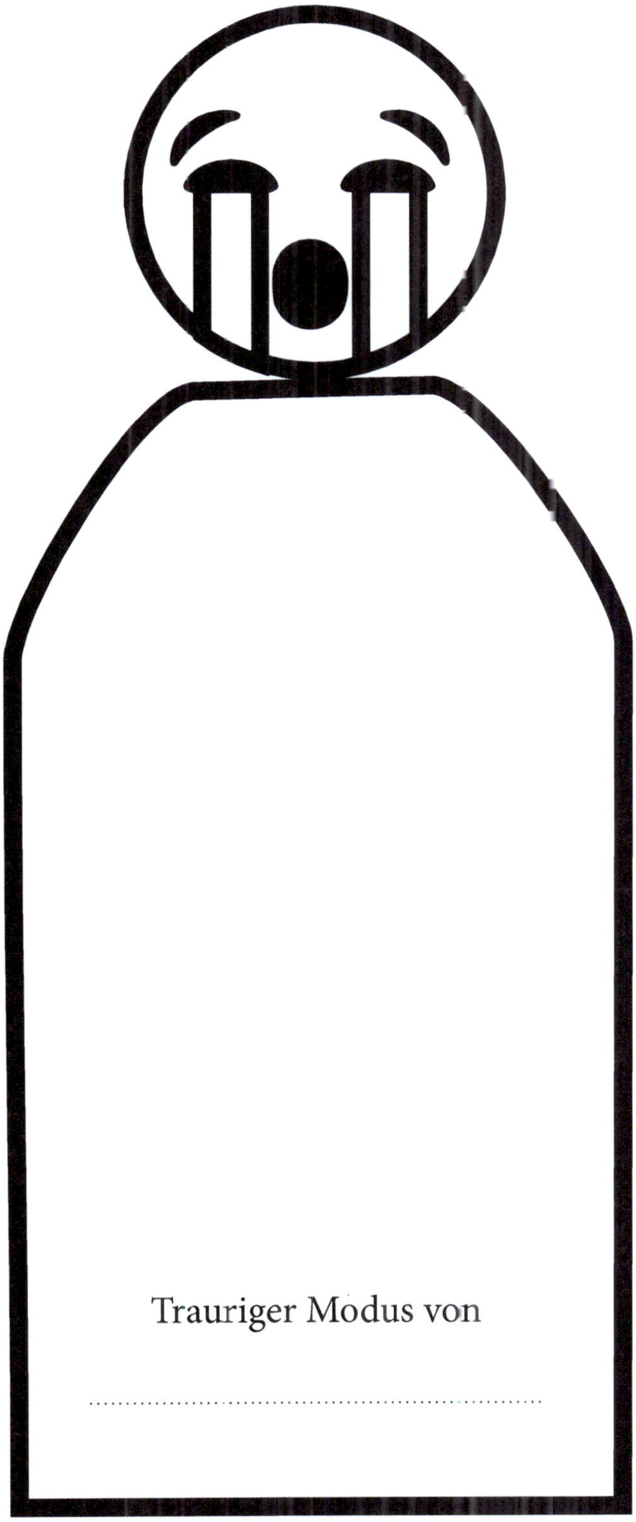

Modus-Stabpuppen

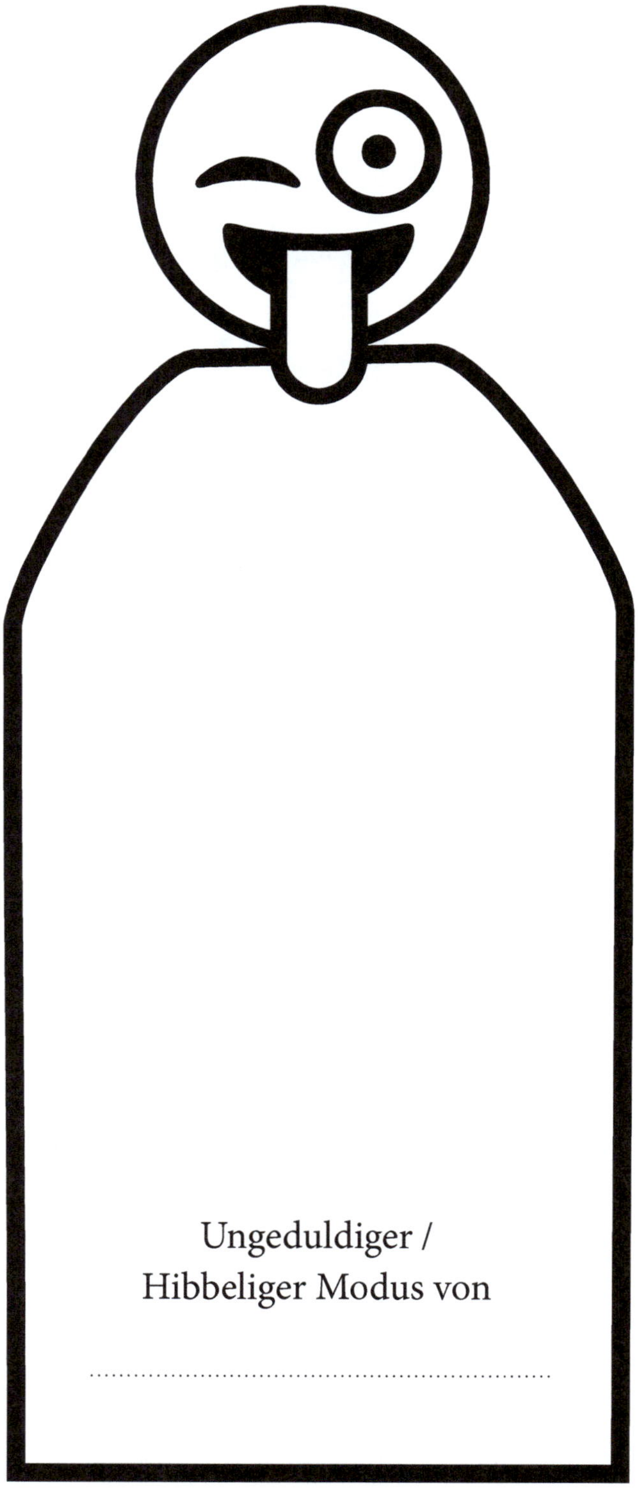

Modus-Stabpuppen

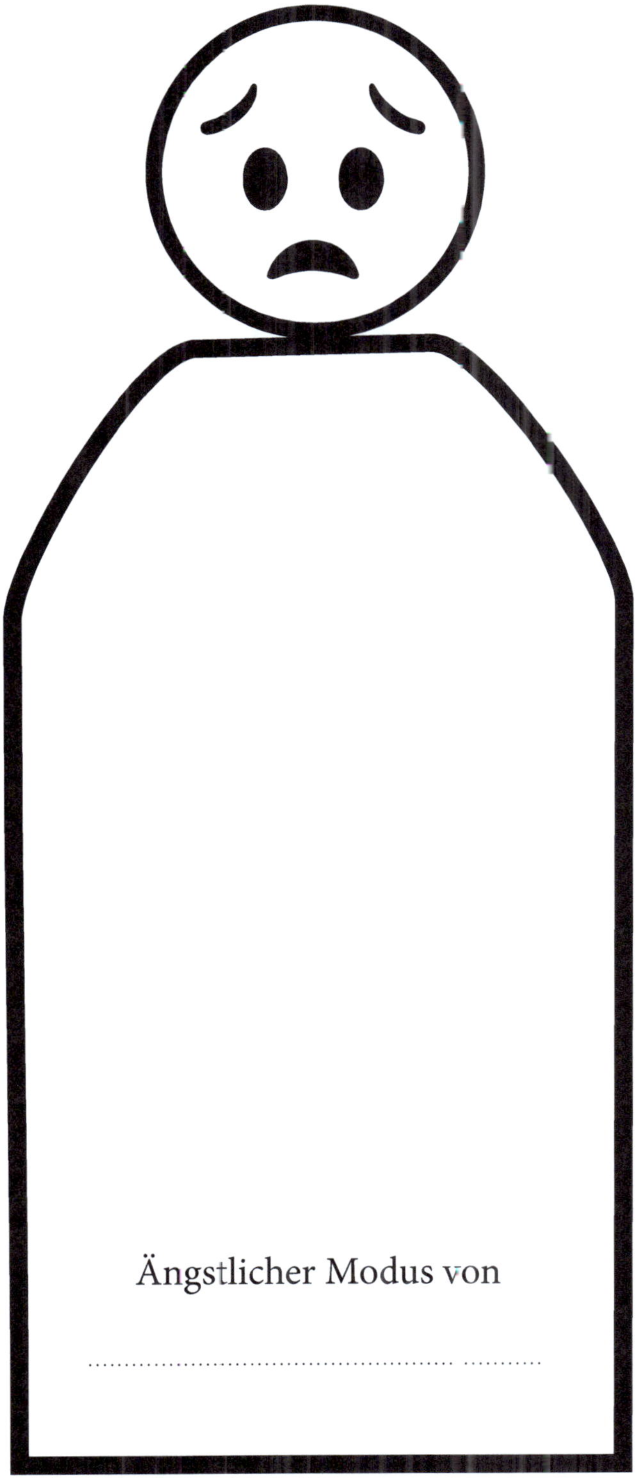

Modus-Stabpuppen

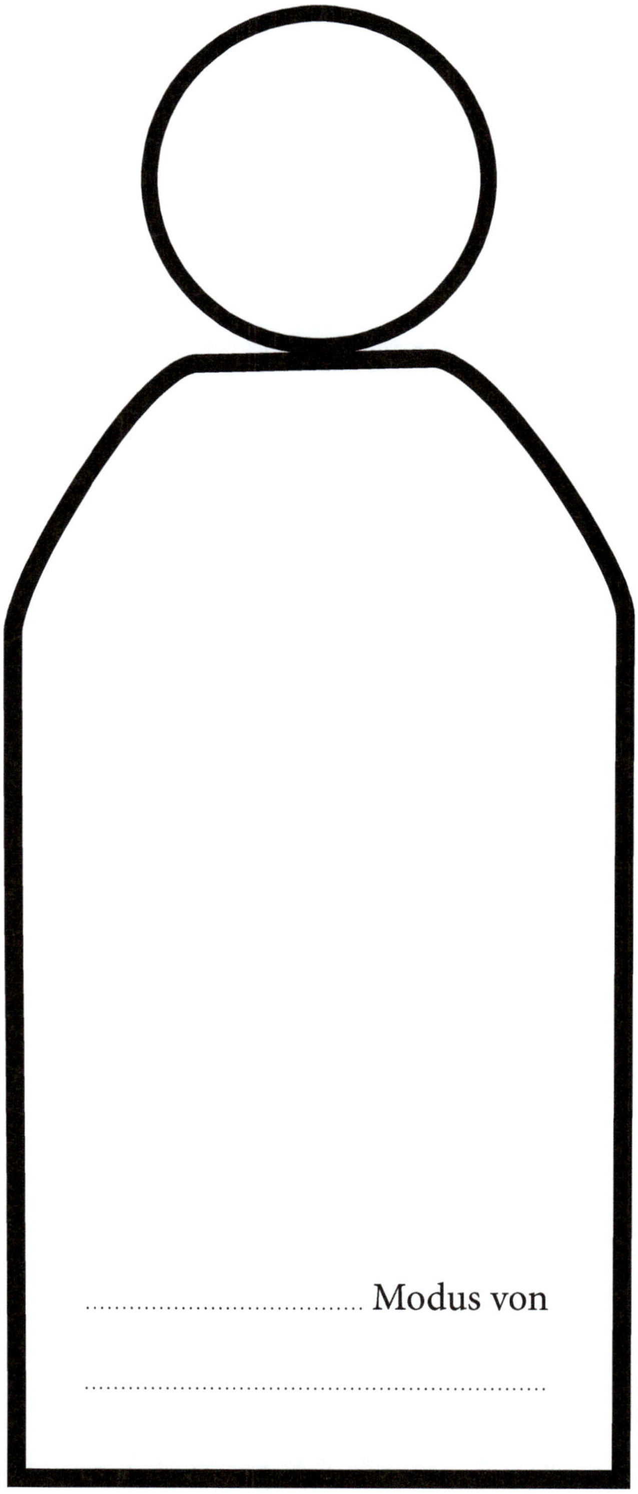

Modus-Club-Reporter

- **Beschreibung:** Die Kinder lernen das Konzept von Modi kennen. Die Gesamtheit der Modi wird hier Modus-Club genannt. Die Kinder lernen, ihre Modi zu identifizieren, diese zu beschreiben und sie zu benennen. Auf einer symbolischen »Spielebene« taucht nun ein Reporter auf, der die einzelnen »Clubmitglieder« kennenlernen will, um einen Artikel über den Club zu schreiben. Dieses erfolgt auf einer symbolischen Ebene mit unterschiedlichen Materialien wie Fingerpuppen, Tieren oder anderen Figuren. Es ist wichtig, dass der Reporter von einer anderen,»menschlicheren« Figur (z. B. einer Puppe) dargestellt wird, damit dem Kind der Unterschied zu den inneren Anteilen deutlich wird.
- **Ziel:** Die Kinder erleben ihre Modi, lernen, diese zu erkennen und ihr eigenes Verhalten besser zu verstehen. Dies bietet die Basis, die Modi zu regulieren und leichter zwischen den Modi und zum cleveren »Checker-Modus« zu wechseln.
- **Dauer**: ca. 20 Minuten
- **Material**: Fingerpuppen (oder andere Figuren) für die Modi, Biegepuppe (oder andere menschliche Figur) für den Reporter

Die Übung erklären

»In jedem von uns steckt ein Modus-Club. Denn es ist ganz normal, dass wir unterschiedlich »drauf« sind. Mal bin ich z. B. in einem fröhlichen Modus. *(Sie nehmen z. B. eine Fingerpuppe, mit der sie weitersprechen.)* Wenn ich da drin bin, fühlt sich alles leicht und schön an, dann denke ich, dass alles gut wird und würde am liebsten vor Freude rumspringen. *(Sie nehmen die Fingerpuppe wieder runter.)* In anderen Momenten bin ich vielleicht im Angst-Modus. *(Sie nehmen eine andere Fingerpuppe.)* Wenn ich da drin bin, dann sind meine Hände ganz nass und mein Bauch fühlt sich ganz hart an, dann denke ich, dass etwas Schlimmes passieren könnte, und würde am liebsten schnell abhauen oder in einem Mauseloch verschwinden, damit mich niemand findet. *(Sie nehmen die Fingerpuppe wieder weg.)* Da gibt es also die fröhliche xy und die ängstliche xy, und das sind nur zwei Mitglieder aus meinem Modus-Club, da gibt es noch mehr.

Nun dürft ihr euch überlegen, wer alles zu eurem Modus-Club gehört. Für jedes Clubmitglied sucht ihr eine Fingerpuppe / Figur. Wenn ihr so weit seid, wollen wir eure Modus-Clubs mal etwas genauer kennenlernen. Dafür kommt ein Reporter, der will etwas über die unterschiedlichen Clubs herausfinden.

Welchen Club darf er denn zuerst kennenlernen?« *(Sie beginnen mit dem Interview. Dabei können Sie sich am Modus-Club-Interviewleitfaden auf der nächsten Seite orientieren.)*

Alternative Ideen / Ergänzungen

- Sofern Sie mehrere Therapeut:innen sind, sollten Sie für die Interviews in Kleingruppen arbeiten. Optimal wäre es, wenn es zwei Kinder plus ein Reporter wären. Dadurch würden die Kinder nur bei einem weiteren »Club« zuhören.
- Wenn die Übung zu lange dauert, können Sie das Interview auch nur stellvertretend mit einem Kind machen und die anderen Kinder suchen sich ihre Teams zusammen.
- Wenn Kinder sehr fit sind, können sie ihre Modus-Clubs auch gegenseitig interviewen.

Modus-Club-Reporter

Modus-Club-Leitfaden

> **Wichtig**
>
> Sie stellen die Fragen am besten freundlich, einladend, interessiert und intuitiv. Achten Sie darauf, dass Sie den Modus in direkter Rede ansprechen und nicht in dritter Person über ihn sprechen. Dies hilft, dass das Kind den Modus besser spürt. Eruieren Sie alle Ebenen: Emotionen, Kognitionen, Körper und Verhalten. Eruieren Sie auch, wie lange der Modus schon bekannt ist, wofür er gut ist oder was er vielleicht auch verhindert.

- »Hi, du bist auch Mitglied aus dem Modus-Club von xy … Sehr spannend, darf ich dich ein bisschen was fragen? Mich interessiert euer Club sehr!
- Wer bist du?
- Seit wann bist du denn Mitglied im Club?
- Und was ist das Besondere an dir?
- Wann bist du besonders aktiv?
- Was macht dich besonders aus? Was sind typische Gedanken von dir?
- Was ist typisch für deinen Körper?
- Was machst du am liebsten?
- Was für Gefühle passen zu dir?
- Was ist deine Funktion?
- Wobei hilfst du?
- Was verhinderst du aber auch?
- Gibt es Momente, in denen es besser wäre, wenn du nicht da bist?
- Woran erkennen Fremde, dass du da bist?
- Wie willst du dich in Zukunft weiterentwickeln?
- Und was hast du sonst noch zu sagen?
- Herzlichen Dank, nun weiß ich wieder ein bisschen mehr über euren Club, wer ist denn sonst noch da?«

Modus-Club-Reporter

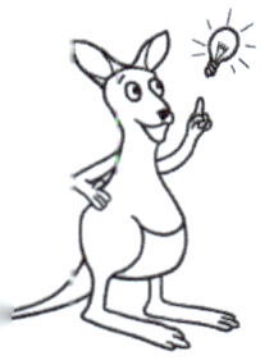

Das merk ich mir

Meine Gefühle sind unterschiedlich. Mal bin ich zum Beispiel im lustigen Modus und mal im traurigen Modus. Wir haben so etwas wie einen »Modus-Club« in uns, also ganz verschiedene innere Zustände.

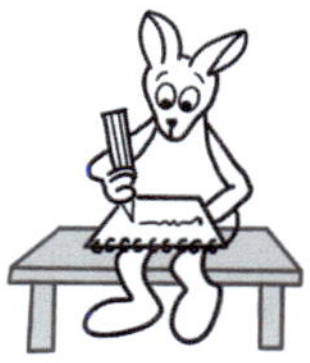

In meinem Modus-Club gibt es z. B. …

- die / den ……………………………………………………………………………………………………
- die / den ……………………………………………………………………………………………………
- die / den ……………………………………………………………………………………………………
- die / den ……………………………………………………………………………………………………
- die / den ……………………………………………………………………………………………………

AB 20 • K

Mein Modus-Club

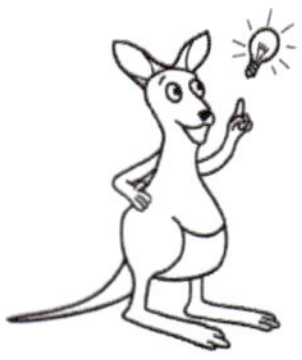

Das merk ich mir

In mir stecken viele Modi. Ich lerne sie immer besser kennen. Jeder Modus kann mir helfen, aber manchmal ist er auch nicht so hilfreich. Deswegen ist es gut, wenn ich meinen Modus-Club gut kenne.

Hier kannst du alle Mitglieder deines Modus-Clubs aufmalen:

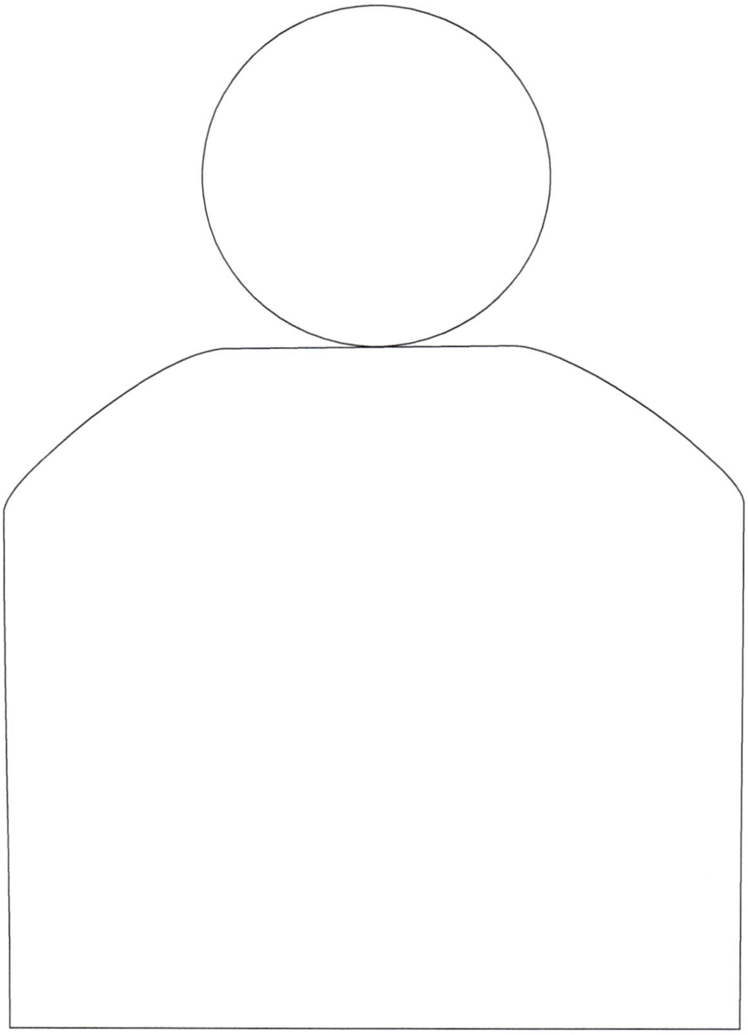

AB 21 • E

Familien-Modus-Club

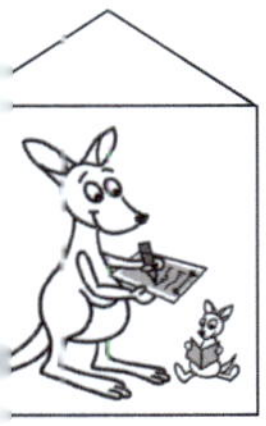

Das merk ich mir

Wir sind nicht immer im gleichen Modus. Modi nennen wir verschiedene Anteile in uns. Das sind innere Zustände, die den verschiedenen Situationen und Kontexten angepasst sind (z. B. trauriger Tom, glücklicher Tom, cleverer Tom). Malen Sie Ihren Modus-Club auf. Welche Seiten von sich kennen Sie?

Hier können Sie alle Mitglieder Ihres Modus-Clubs und die Ihres Kindes aufmalen:

Modus-Club von

....

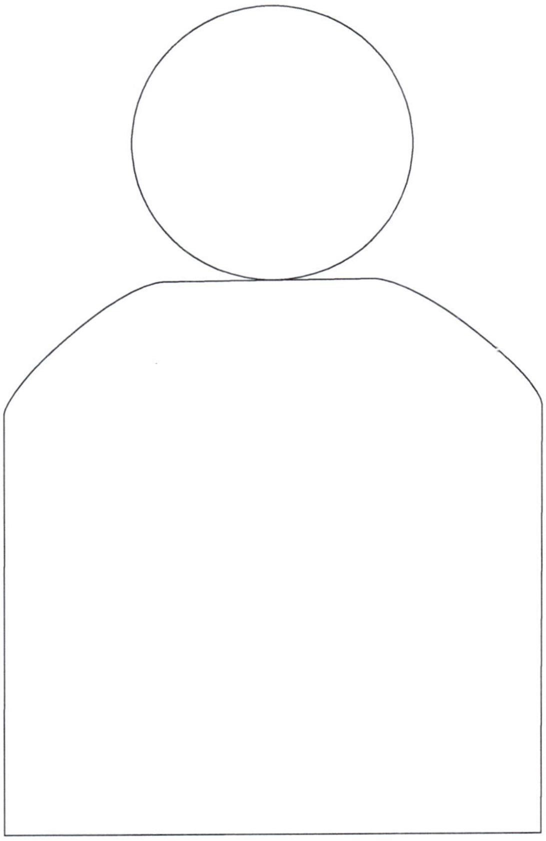

Modus-Club von

....

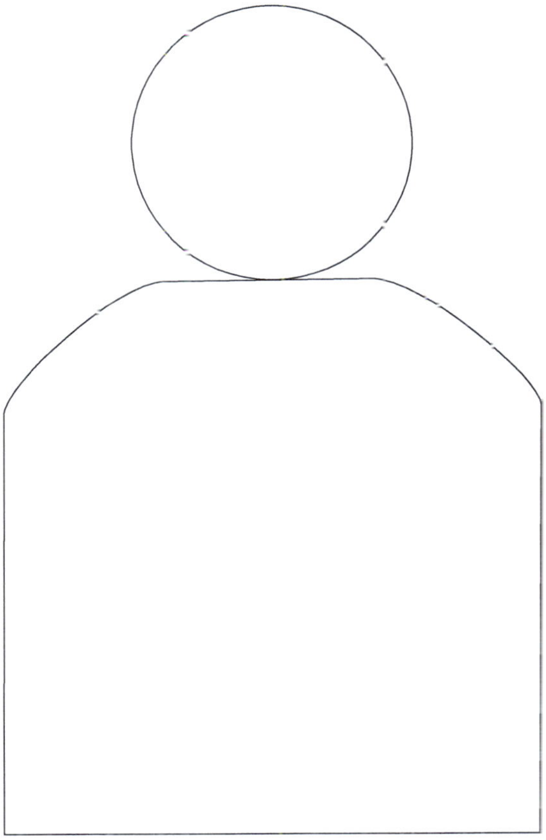

Modus-Check

- **Beschreibung:** Hier eruieren die Kinder einen bestimmten Modus tiefer – wenn möglich durch eine Stuhlimagination. Sie erinnern, erleben und beschreiben die dazugehörigen Reaktionen auf allen Ebenen (Emotionen, Kognitionen, Körper und Verhalten) und beschreiben, welche Bedürfnisse verletzt wurden und was sie selbst und andere tun können, wenn der entsprechende Modus aktiviert ist. Die Übung ist so konzipiert, dass alle Kinder gemeinsam jeweils ihre eigenen Empfindungen für sich eruieren. Eine individuelle Vertiefung kann durch die Interventionen zu Modus- und Schemaheilung erfolgen.
- **Ziel:** Die Kinder lernen, ihre Modi besser zu verstehen und zu erklären. Sie erhalten Zugang zu den zugrunde liegenden Bedürfnissen und können Bedürfniserfüllung anstreben.
- **Dauer**: ca. 15 Minuten
- **Material**: Stühle

Die Übung erklären

»Heute wollen wir den Modus xy noch besser kennenlernen. Steht euch alle mal auf. Stellt euch vor, die Stühle verwandeln sich alle in Checker-Stühle … Setzt euch mal auf einen neuen Stuhl und stellt euch vor, ihr seid jetzt im Modus xy! Wann wart ihr das letzte Mal in diesem Modus?

(Es erfolgt eine – wenn möglich imaginative – Moduserkundung.)

- Setz dich mal so hin, wie es zu dem Modus passt. Was passiert bei dir, wenn du in diesem Modus bist? Du brauchst erstmal gar nichts sagen. Vielleicht machst du sogar deine Augen zu. Was für einen Moment erinnerst du? Was für Gefühle kommen auf? Wie fühlt sich dein Körper an? Was für Gedanken kommen dir? Was würdest du am liebsten machen?
- Nun kannst du die Augen wieder aufmachen, aufstehen, dich einmal ausschütteln und dich wieder auf deinen richtigen Platz setzen.
- Nun bin ich gespannt, welche Bedürfnisse nicht gut erfüllt waren. Ihr kennt ja die sechs Grundbedürfnisse *(ggf. Bedürfnistaler nutzen oder die Bedürfniskarten zeigen / bzw., falls nicht bekannt, vorstellen)* Was war mit euren Bedürfnissen los?
- Was hättet ihr eigentlich gebraucht?
- Wie können andere euch helfen in einer solchen Situation?
- Was könnt ihr selbst tun, damit es euch besser geht?

Anderen hilft es, wenn sie wissen, was ihr in solchen Situationen braucht. Schreibt es auf euer Arbeitsblatt, damit eure Eltern besser Bescheid wissen.«

Alternative Ideen / Ergänzungen

- Anstelle der Stühle kann auch ein anderer Platz im Raum eingenommen werden.
- Die Kinder können sich auch eine Fingerpuppe aussuchen, die zu dem entsprechenden Modus passt.
- Wenn Sie imaginieren lassen, können Sie auch eine Entspannungsmusik dazu einsetzen.

Modus-Check

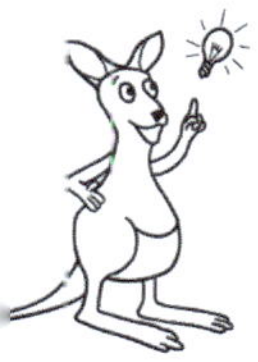

Das merk ich mir

Meine Modi haben immer einen Grund. Wenn ich an meine Bedürfnisse denke, verstehe ich besser, was ich gebraucht hätte und was ich und andere tun können, damit es mir besser geht.

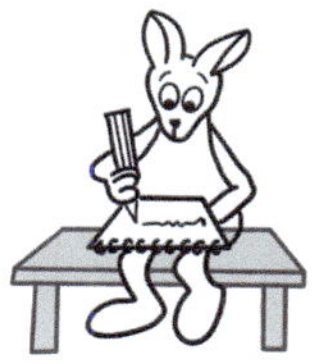

Wenn mein .... Modus aktiv ist, sehen meine Bedürfnisse so aus:

Aufgabe: Male den Modus mit der Farbe an, die passt:

- ▶ Grün = alles ist super
- ▶ Gelb = etwas zu wenig oder zu viel
- ▶ Rot = viel zu wenig oder zu viel

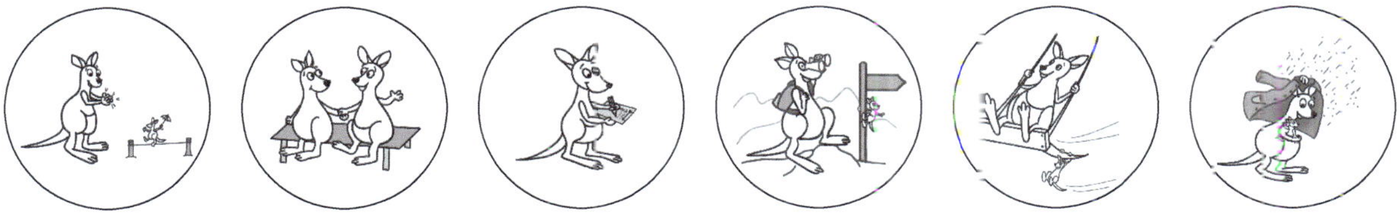

Eigentlich brauche ich:

....

Das kann ich selbst machen, damit es mir besser geht:

....

Das können andere machen, damit es mir besser geht:

....

5 Glückliche und clevere Modi

In unserem defizitorientierten Gesundheitssystem sind Therapeut:innen angehalten, Probleme und Defizite differenziert zu erfassen und diese auf fachlich angemessene Art und Weise möglichst optimal zu kurieren. Diesen Auftrag können Therapeut:innen umso besser erfüllen, wenn sie die kompetenten Anteile der Kinder ebenfalls in den Fokus nehmen und fördern.

Im Rahmen der Erwachsenentherapie spricht man vom gesunden Erwachsenenmodus, der gestärkt wird. Dieser Begriff muss für Kinder selbstverständlich angepasst werden. Oft wird von einem cleveren oder kompetenten Modus gesprochen. Im vorliegenden Werk wird auch von einem Checker-Modus gesprochen, der im Gruppentherapiekonzept *Checker-Club* von einer Känguru-Handpuppe symbolisiert wird. Welcher Begriff für den kompetenten Modus verwendet wird, ist nicht entscheidend. Es kann auch ein Begriff gesucht und gefunden werden, den die Kinder sich selbst geben. Wichtig ist, dass die Kinder das Konzept des gesunden Modus verstehen.

Merkmale des gesunden Modus bei Kindern

- eigene Bedürfnisse erkennen, ausdrücken, zeitweilig zurückstellen und für Erfüllung sorgen
- im Spiel führen und folgen können
- Emotionen erleben und sozial angemessen ausdrücken
- Skills entwickeln, die zu gesunder Emotionsregulation und Bedürfniserfüllung führen
- …

Es ist wichtig, den Kindern zu vermitteln, dass ein gesunder, kompetenter Anteil in ihnen bereits vorhanden ist, und dieser weiterentwickelt werden kann.

Tipp • Achtung: Begriff nicht kognitiv verstehen

Die möglichen Begriffe: »Clever-Modus, Kompetenter Modus oder Checker-Modus« bringen alle die Gefahr mit sich, dass dieser Modus besonders klug oder vernünftig ist. Darum geht es nicht. Es ist wichtig, den Kindern deutlich zu machen, dass es um einen besonders guten Umgang mit Gefühlen geht und das Kind in diesem Modus weiß, was es machen kann, damit es ihm gut geht.

Alle Materialien dieses Buches dienen dazu, den cleveren Modus der Kinder zu stärken, weswegen an dieser Stelle nur wenige gesonderte Übungen dazu erscheinen.

Ferner ist es in allen Phasen der Therapie wichtig, den glücklichen Modus zu aktivieren. Wenn es auch immer wieder Momente gibt, in denen Kinder und ganze Familien unbeschwert fröhlich sein können, fällt es deutlich leichter, schwere Phasen zu überwinden. Mit dem Wissen, dass man Erlebens- und Verhaltensweisen verstärken kann, wenn man den Fokus darauf richtet, ist es umso wichtiger, Kinder und Familien zu unterstützen, glückliche Momente zu vermehren.

Hierbei ist es wichtig, den Familien zu vermitteln, dass es nicht darum geht, besonders teure Aktivitäten zu initiieren, sondern kleine gemeinsame Aktivitäten, die allen Freude machen. Besonders auch Momente, in denen Freude weitergeben wird, stärken das eigene Glückserleben.

Wichtig

Der clevere Modus wird durch fast alle Interventionen gestärkt, die das Ziel haben, einen gesunden Umgang mit verletzenden Situationen herzustellen. Dieser gesunde Umgang zeichnet sich auch dadurch aus, dass er bedürfnisorientiert ist, also die Kinder in neuen Reaktionsweisen auf Bedürfniserfüllung achten.

Arbeits- und Informationsmaterial

Glücklicher Modus

AB 23 Glücksballon

Bei dieser Aktion sammeln die Kinder, was sie glücklich macht. Sie schreiben oder malen »Glücksmacher« auf kleine Zettel und stecken diese in einen Luftballon, den sie aufblasen. Sie eruieren damit das Erleben des glücklichen Modus. Auf dem zugehörigen Arbeitsblatt notieren sie ihre Glücksmacher.

AB 24 Glückstanz

Beim Glückstanz tanzen die Kinder mit Ballons oder Tüchern, die sie in die Luft werfen, zur Musik. Wenn diese aufhört, suchen sie in der ersten Runde ihren Ballon und erzählen, was sie glücklich macht. In der zweiten Runde fangen sie einen fremden Ballon und versuchen zu erinnern, was dieses Kind glücklich macht. In der dritten Runde wünschen sich die Kinder gegenseitig etwas, was sie glücklich macht.

AB 25 Glück-Macher-Worte

Bei dieser Übung schreiben sich die Teilnehmer:innen der Gruppe jeweils beglückende Worte und geben sich somit gegenseitig eine positive Rückmeldung.

AB 26 Familien-Glück-Macher

Um den glücklichen Modus zu trainieren, sollen die einzelnen Familienmitglieder auf diesem Arbeitsblatt notieren, was ihnen Freude bringt und sie einzeln glücklich macht.

AB 27 Familien-Glücksmoment

Auf diesem Arbeitsblatt sollen die Familienmitglieder reflektieren und sich austauschen, welche gemeinsamen Aktivitäten ihnen in der Vergangenheit Spaß gebracht hat. Anschließend sollen sie eine gemeinsame Aktivität planen.

Cleverer Modus

AB 28 Mein Checker-Modus

Bei dieser Übung lernen Kinder die Merkmale des cleveren Modus kennen, in dem sie gut mit sich und ihren Bedürfnissen umgehen. Sie erraten, was zum cleveren Modus gehört und was nicht. Hier erkennen sie, dass es um einen guten Umgang mit sich selbst geht und nicht um besonders hohe Intelligenz oder Vernunft. Sie als Therapeut:in können die Kreise auch ausschneiden und die Kinder raten lassen, welche Eigenschaften zum cleveren Modus passen.

AB 29 Checker-Lupe

In dieser Übung werden vergangene Momente »unter die Lupe genommen«, in denen die Kinder im Checker-Modus waren. Sie merken, dass der clevere Modus in ihnen steckt und wie sie ihn spüren und erleben können.

AB 30 Checker-Urkunde

Diese Urkunde erhalten die Kinder, wenn sie z. B. den Checker-Club beendet haben oder sonst auf die eine oder andere Art und Weise ihren cleveren Modus trainiert haben.

Glücksballon

- **Beschreibung:** In dieser Aktion sammeln die Kinder Momente, die sie glücklich machen. Sie schreiben diese auf kleine Zettel und falten sie so klein, dass sie in einen Luftballon passen. Sie pusten diesen auf und schreiben ihren Namen darauf. Anschließend stellen sie sich diese Momente vor, werfen die Ballons in die Luft und eruieren, wie sie den glücklichen Modus erleben.
- **Ziel:** Die Kinder spüren den glücklichen Modus und merken, dass er sich induzieren lässt.
- **Dauer**: ca. 10 Minuten
- **Material**: kleine Zettel, Luftballons, Kugelschreiber

Die Übung erklären

»Heute basteln wir Glücksballons. Vieles macht uns richtig glücklich und fröhlich. Mich würde mal interessieren, was euch glücklich macht. Was sind eure Glücklich-Macher? Nun habe ich hier kleine Zettelchen. Ihr könnt euch mehrere nehmen und auf jeden etwas schreiben oder malen, was euch glücklich macht. Dann könnt ihr sie klein falten oder zerknüllen und sie in einen Luftballon stecken. Pustet den Luftballon nun auf und knotet ihn zu. Nun habt ihr schon euren Glücksballon. Nehmt ihn mal in den Arm und stellt euch einen richtig schönen Glücksmoment vor. Erzählt mal davon. Nun dürft ihr aufstehen und euch so bewegen, wie es zu eurem glücklichen Modus passt. Wenn ihr mögt, dürft ihr die Ballons auch in die Luft werfen. Wie spürt ihr den glücklichen Modus, wie fühlt sich euer Körper an? Welche Gedanken sind da? Nun setzt euch wieder auf euren Platz. Wie habt ihr den glücklichen Modus erlebt?«

Alternative Ideen / Ergänzungen

- Wenn die Kinder noch klein sind und die Ballons nicht selber aufpusten können, sollten Sie diese vorher aufgepustet haben. Dann können die Kinder ihre Bilder selbst lochen und mit einem Band an die Luftballons knoten.
- Die Glücklich-Macher können auch direkt außen auf den aufgeblasenen Ballon geschrieben oder gemalt werden.

Glücksballon

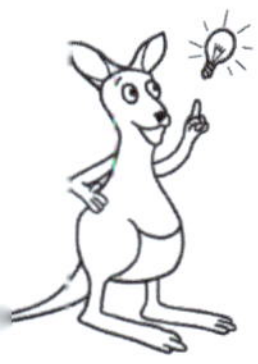

Das merk ich mir

Viele Dinge machen mich glücklich. Wenn ich davon mehr mache, dann werde ich immer fröhlicher und mein glücklicher Modus wird trainiert.

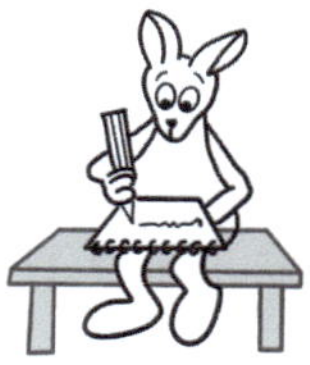

Das sind meine »Glücklich-Macher«:

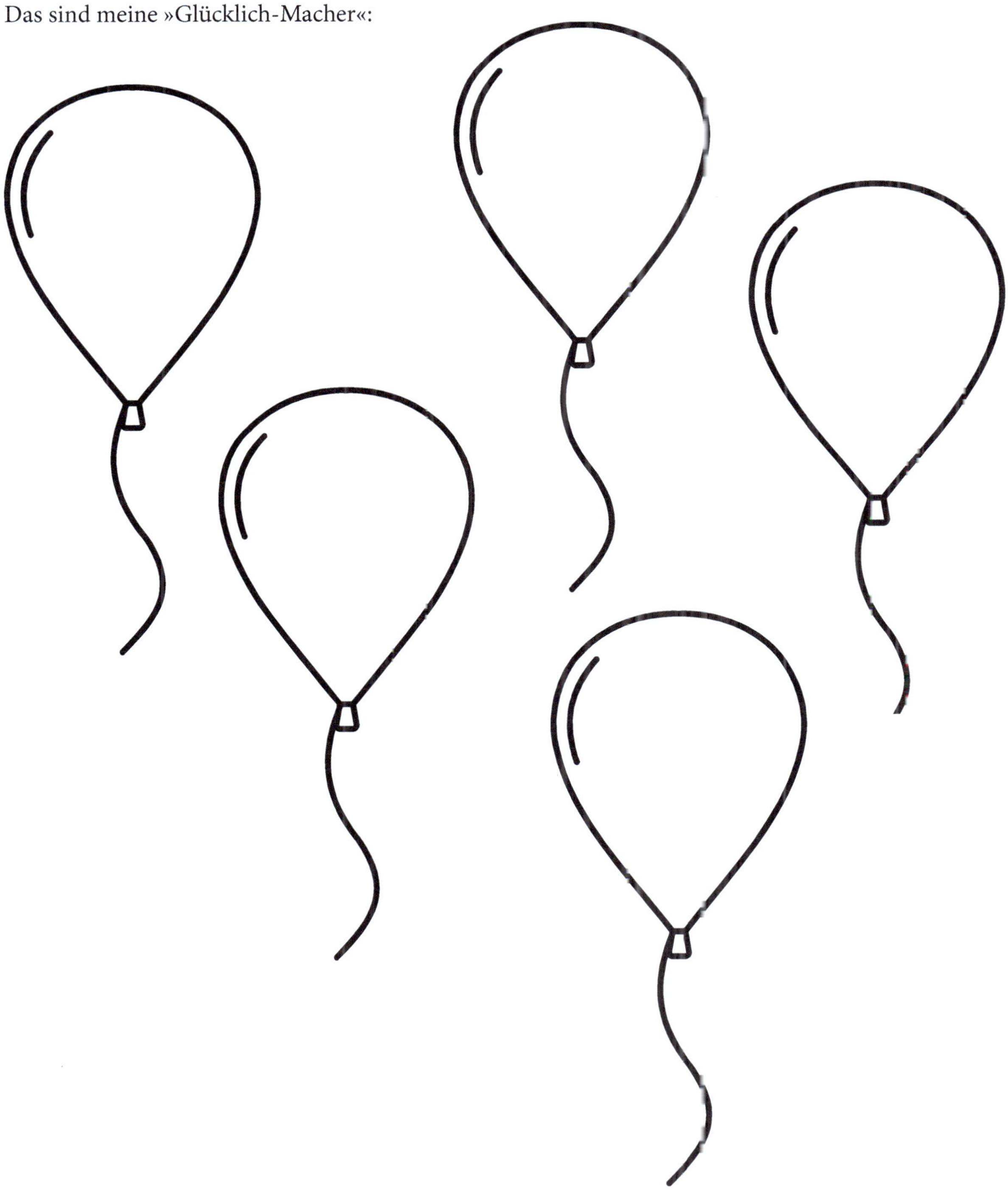

AB 24 • T

Glückstanz

- **Beschreibung:** Beim Glückstanz tanzen die Kinder zur Musik. Jedes Kind hat entweder einen Luftballon oder ein Tuch mit Namen, das bei der Musik in die Luft geworfen wird. Wenn die Musik aufhört, fängt sich jedes Kind einen Ballon (oder Tuch). Es gibt drei Durchgänge, in denen in den Musikpausen unterschiedliches geschieht:
  - 1. Durchgang: Jedes Kind sucht sich seinen eigenen Ballon und erzählt, was es glücklich macht.
  - 2. Durchgang: Jedes Kind fängt einen fremden Ballon und erinnert, was das Kind, dessen Ballon es in der Hand hat, glücklich macht. Pro Runde erzählt ein Kind (zur Auswahl des Kindes, s. Anmerkungen), das dann mit dem Ballon Pause macht. Die Musik geht wieder an und in der nächsten Musikpause erzählt ein anderes Kind. Dies wiederholen Sie so oft, bis alle Kinder dran waren.
  - 3. Durchgang: Analog zu dem 2. Durchgang fangen die Kinder den Ballon eines anderen Kindes. Sie sagen dem Kind etwas Nettes, was es glücklich machen soll.
- **Ziel:** Die Kinder spüren den glücklichen Modus, erhalten weitere Ideen, was sie glücklich macht und hören nette Dinge.
- **Dauer**: ca. 15 Minuten
- **Material**: Musik, Luftballons oder bunte (Jonglier-)Tücher

Die Übung erklären

»Heute machen wir einen Glückstanz. Dafür bekommt jedes Kind ein buntes Tuch / einen Luftballon, auf das / den ihr euren Namen schreibt. Wenn die Musik angeht, tanzen wir alle und werfen die Ballons in die Luft. Sie dürfen nicht lange in der Hand oder am Boden sein. Wenn die Musik ausgeht, fangen wir einen Ballon. Wir spielen insgesamt drei Durchgänge: Im 1. Durchgang fangt ihr euren eigenen Ballon, wenn die Musik ausgeht. Jeweils ein Kind darf erzählen, was es glücklich macht. Macht das Kind eine Pause, fängt die Musik wieder an. In der nächsten Musikpause ist das nächste Kind dran. Das machen wir so lange, bis alle Kinder dran waren und kein Kind mehr auf der Tanzfläche ist. Im 2. Durchgang fangt ihr den Ballon eines anderen Kindes. Ein Kind erzählt, was das Kind, dessen Ballon es in der Hand hat, glücklich macht. Das Kind macht dann auch Pause und es geht wieder weiter, bis alle Kinder dran waren. Im 3. Durchgang fangt ihr wieder die Ballons eines anderen Kindes. Ihr sagt dem Kind dann etwas Nettes, was das Kind glücklich machen soll. Auch das wiederholen wir so lange, bis alle Kinder dran waren.«

Alternative Ideen / Ergänzungen

- Sie können entscheiden, ob das Spiel einen Wettkampfcharakter haben soll. Wenn ja, können Sie die Runden so gestalten, dass immer das Kind »erzählt und dann rausgeht«, das den Ballon als letztes gefangen hat. Dann gibt es pro Durchgang einen Gewinner.
- Wenn Sie keinen Wettkampfcharakter haben wollen, nennen Sie immer ein Kind, welches erzählen und dann pausieren darf. In dem Fall könnte auch auf die Pausen verzichtet werden, dann ist es jedoch schwieriger, den Überblick zu behalten, wer schon dran war.
- Wenn Sie weniger Zeit haben, können Sie die Durchgänge auch so gestalten, dass es jeweils nur einen Durchgang gibt und alle Kinder nacheinander die Frage beantworten. Dann entsteht auch kein Wettkampfcharakter.

AB 25 • T

Glück-Macher-Worte

- **Beschreibung:** Bei der Übung schreiben oder sagen sich die Kinder gegenseitig beglückende Worte. Diese schreiben sie jeweils auf kleine Zettel. Je nachdem, wie Sie die Gruppe einschätzen, können Sie die Zettel durchsehen, ob alle Kinder etwas Freundliches geschrieben haben. Am Ende bekommt jedes Kind seine Zettel.
- **Ziel:** Die Kinder erhalten positives Feedback von den anderen Mitgliedern der Gruppe, sodass das Bedürfnis nach Wertschätzung und positiver Beziehung befriedigt wird. Sie merken gleichzeitig, dass sie selbst andere Menschen glücklich machen können, was sinnstiftend ist.
- **Dauer**: ca. 15 Minuten
- **Material**: kleine Zettel (oder Modusstabpuppe des glücklichen Modus), Stifte

Die Übung erklären

»Heute schenken wir uns gegenseitig nette Worte, die uns glücklich machen. Lasst uns mal zusammen überlegen, was für nette Worte uns glücklich machen. Was können andere Menschen zu euch sagen, dass ihr euch so richtig freut?

Nun bekommt ihr jeder x *(Anzahl der Gruppenteilnehmer:innen minus 1)* Zettel . Auf jeden Zettel schreibt ihr oben euren Namen drauf. Anschließend verteilt ihr die Zettel, sodass jedes Kind von jedem anderen Kind einen Zettel hat. Auch ich mache mit.

Nun schreibt ihr jeweils dem Kind, das auf dem Zettel steht, einen netten Satz oder nette Worte. Unten schreibt ihr dann euren Namen drauf, sodass ihr hinterher wisst, wer welche netten Sachen geschrieben hat.

Wenn ihr fertig seid, gebt ihr mir die Zettel. Am Ende unserer Stunde bekommt ihr dann die Zettel mit eurem Namen.«

Alternative Ideen / Ergänzungen

- Etwas schneller geht es, wenn die Kinder die Stabpuppe des glücklichen Modus mit ihrem Namen versehen und die Stabpuppen dann herumgereicht werden und jeder einen Satz schreibt. Nachteil ist, dass das Geschriebene von allen gesehen und evtl. abgeschrieben werden kann. Sie haben außerdem nicht die Kontrolle darüber, ob die Kinder nette Dinge schreiben. Wenn Sie die Zettel kontrollieren, können Sie einzelne herausnehmen oder nochmal schreiben lassen.
- Alternativ können Sie auch einen DIN-A4-Bogen nehmen, auf dem die Kinder unten ihren Namen schreiben. Auch der würde herumgegeben werden. Die Sätze würden oben aufgeschrieben und jeweils umgeklappt werden, sodass die Kinder nicht sehen, was die Kinder vor ihnen geschrieben haben.
- Es ist immer wichtig, dass die Kinder ihren Namen dazuschreiben.
- Sie können überlegen, ob Sie ebenfalls mitmachen. Die Kinder freuen sich über Ihre Rückmeldung und es ist auch gut, wenn die Kinder die Gelegenheit haben, Ihnen Positives zurückzumelden. Das wird sowohl den Kindern als auch Ihnen guttun.

AB 26 • E

Familien-Glück-Macher

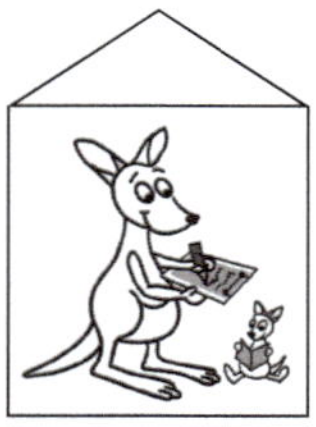

Das merk ich mir

Der glückliche Modus kann trainiert werden. Wenn wir möglichst viele Dinge wissen, die uns glücklich machen, können wir mehr davon erleben.

Glück-Macher von: ....

Das macht mich glücklich: ....

....

Glück-Macher von: ....

Das macht mich glücklich: ....

....

Glück-Macher von: ....

Das macht mich glücklich: ....

....

AB 27 • E

Familien-Glücksmoment

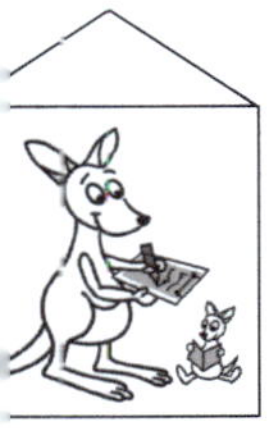

Das merk ich mir

Gemeinsame Glücksmomente in der Familie können sich vermehren und geübt werden. Planen Sie einen Familien-Glücksmoment.

(1) Setzen Sie sich mit allen Familienmitgliedern zusammen. Schaffen Sie dafür einen Rahmen, der angenehm ist (z. B. mit Kuchen).

(2) Tauschen Sie sich aus, welche gemeinsamen Aktivitäten die Familienmitglieder in der Vergangenheit glücklich gemacht haben. Lassen Sie jeden zu Wort kommen. Kommentieren Sie die einzelnen Aussagen nicht.

(3) Planen Sie eine gemeinsame Aktivität, die die meisten glücklich machen könnte. Es soll nicht viel Geld kosten.

(4) Wenn Sie nichts finden, was alle gerne machen, planen Sie zwei Aktivitäten, sodass jede Person auf ihre Kosten kommt.

Diese gemeinsame Aktion hat .... glücklich gemacht:

....

Diese gemeinsame Aktion hat .... glücklich gemacht:

....

Diese gemeinsame Aktion hat .... glücklich gemacht:

....

Diese gemeinsame Aktion hat .... glücklich gemacht:

....

Viel Spaß!

Familien-Glücksmoment

Was waren die Erfahrungen?

....

....

Was ist die nächste Aktion, die Sie planen?

....

....

Dies sind unsere neuen Pläne:

Aktion 1:

....

Was brauchen wir dafür?

....

Wer bereitet was vor?

....

....

Mein Checker-Modus

- **Beschreibung:** Sie führen die Funktion des cleveren Modus ein (guter Umgang mit eigenen Bedürfnissen und Gefühlen) und grenzen ab, dass es nicht darum geht besonders intelligent zu sein. Die Gruppe bekommt kleine runde Zettel mit potenziellen Eigenschaften des cleveren Modus, der hier »Checker-Modus« genannt wird. Die Gruppe entscheidet, welche Eigenschaften dem Checker-Modus zugeordnet werden können und welche nicht passen. Alle Gruppenmitglieder erhalten im Anschluss ein Arbeitsblatt mit zwei Zetteln. Zunächst schneiden sie die passenden Eigenschaften aus (ggf. auf buntem Papier ausdrucken) und dann kleben sie diese auf ihr Arbeitsblatt.
- **Ziel:** Die Kinder lernen die Merkmale des cleveren Modus kennen.
- **Dauer:** ca. 15 Minuten
- **Material:** ausgeschnittene Kreise ggf. laminieren, ggf. buntes DIN A4-Papier, Scheren, Kleber

Die Übung erklären

» Heute geht's um den Checker-Modus. Der steckt in uns allen. Wenn wir im Checker-Modus sind, checken wir viel über unsere Gefühle und wissen, was wir machen können, damit es uns besser geht, oder auch, wie andere uns helfen können. Manchmal wird der Checker-Modus mit einem ›Besserwisser‹ verwechselt, der besonders klug ist. Darum geht es beim Checker-Modus nicht. Ich habe hier ein paar Kreise. Wir lesen sie vor und ihr dürft entscheiden, ob sie zum Checker-Modus passen oder nicht. Nun bekommt ihr dieses Blatt hier, dürft die richtigen Kreise ausschneiden und auf euer Blatt kleben.

Alternative Ideen / Ergänzungen

- Sie können die Blätter auch auf Papier mit einer Klebeseite drucken. Das macht den Kindern Spaß, ist allerdings etwas teurer und nicht so nachhaltig.
- Die Kinder können die Merkmale auch in die Kreise malen.

Mein Checker-Modus

Anmerkung an Sie als Therapeut:in: Schneiden Sie die Kreise aus und lassen Sie die Kinder raten, welche Eigenschaften zum cleveren Modus passen. Sie können sie auch laminieren, wenn Sie sie häufiger benutzen.

kennt Bedürfnisse

kann um Hilfe bitten

ist besonders klug

ist besonders schnell

ist sehr intelligent

kennt sich gut
mit Gefühlen aus

weiß, was es braucht,
wenn es einem
schlecht geht.

geht gut mit sich
und anderen um

ist besser als andere

weiß alles

Mein Checker-Modus

Übung

Hier gibt's was zum Ausschneiden: Schneide alle Kreise aus, die zum Checker-Modus passen. Die kannst du dann auf das nächste Blatt kleben.

kennt Bedürfnisse

kann um Hilfe bitten

ist besonders klug

ist besonders schnell

ist sehr intelligent

kennt sich gut mit Gefühlen aus

weiß, was es braucht, wenn es einem schlecht geht.

geht gut mit sich und anderen um

ist besser als andere

weiß alles

Mein Checker-Modus

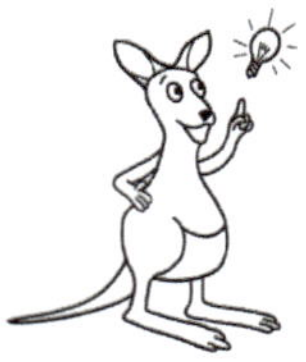

Das merk ich mir

Hieran erkenne, dass ich in meinem Checker-Modus bin: Ich klebe die richtigen Kreise in den Modus.

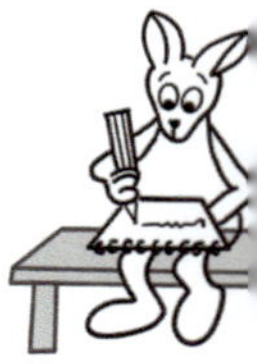

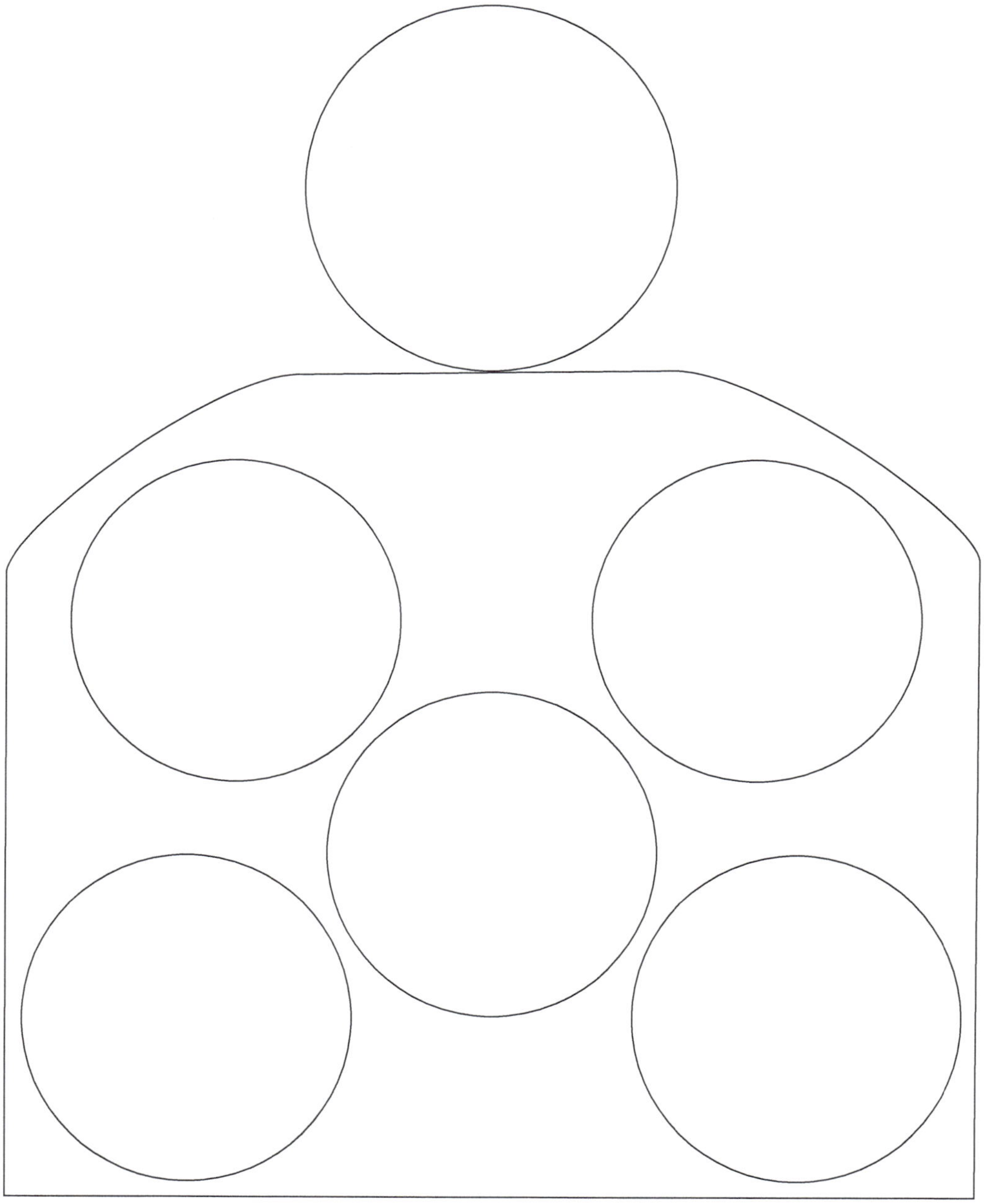

Checker-Lupe

- **Beschreibung:** Sie machen die Kinder darauf aufmerksam, dass ein cleverer Checker-Modus in ihnen steckt, der sehr gut mit Gefühlen umgehen kann. Je besser die Kinder diesen kennen, erleben und spüren, desto besser können sie ihn aktivieren. Sie lassen die Kinder etwas unter einer Lupe beschreiben, was man erstmal gar nicht sieht und sammeln dann, in welchen Momenten ihr Checker-Modus aktiv war: Momente, die sie vielleicht erstmal vergessen hatten. Die Kinder beschreiben dann auf allen Ebenen, wie sie den cleveren Modus in sich spüren.
- **Ziel:** Die Kinder kommen in Kontakt mit ihrem cleveren Modus, erleben diesen ganzheitlich, sodass sie ihn immer besser aktivieren können.
- **Dauer**: ca. 10 Minuten
- **Material**: Lupe, Stifte

Die Übung erklären

» Schaut mal, was ich mitgebracht habe … eine Lupe! Wofür braucht man die? Genau, sie hilft uns, Dinge zu sehen, die wir erstmal gar nicht sehen.

So ist das auch mit uns. In uns steckt viel Gutes, was wir erstmal gar nicht sehen. Sachen, die wir können zum Beispiel, oder auch die Fähigkeit, gut mit uns selbst umzugehen und für das zu sorgen, was wir brauchen, damit es uns gut geht. In solchen Momenten sind wir im cleveren Modus oder Checker-Modus, weil wir es gut checken, was wir brauchen, damit es uns und anderen gut geht.

Ich erzähle euch mal so einen Lupen-Moment. Ich kannte mal einen Jungen, der war immer super genervt, wenn er Mathe-Hausaufgaben machen musste. Wenn dann sein Bruder um die Ecke kam, hat er ihn oft angemeckert – einfach nur, weil er eigentlich von Mathe genervt war. Irgendwann hat er vom Checker-Modus erfahren und sagt seiner Mutter nun manchmal: ›Mama ich brauche eine Pause, Mathe nervt mich so doll.‹ Er darf dann eine Pause machen und muss seinen Bruder gar nicht mehr so viel nerven. Es geht ihm selbst und seinem Bruder und der Mutter besser. Das schafft der Checker-Modus.

Welche Lupen-Momente kennt ihr? Wann wart ihr mal im Checker-Modus?«

Alternative Ideen / Ergänzungen

Sie können auch mit Seilen Lebenslinien legen und die Kinder legen ihre Erinnerungen an Momente daran, in denen sie sich in der Vergangenheit im Checker-Modus befunden haben.

Checker-Lupe

Übung

Im Checker-Modus kannst du gut mit deinen Bedürfnissen umgehen und das ist auch für die anderen gut. Male oder schreibe deinen Moment vorne in das Glas der Lupe hinein.

AB 30 • K

Checker-Urkunde

Urkunde für

....

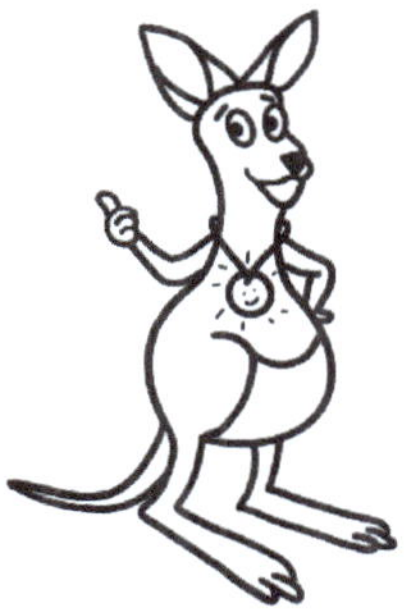

Du hast deinen Checker-Modus super trainiert und dadurch checkst du mehr über deine Gefühle!

Herzlichen Glückwunsch!

6 Kindmodi

Unter Kindmodi werden in der Schematherapie Modi verstanden, die ganz unmittelbar und direkt erlebt werden, wenn Bedürfnisse stark oder wiederholt nicht befriedigt werden. Sie werden unter anderem deswegen Kindmodi genannt, weil es genau die Eigenschaft ist, die wir als Erwachsene von Kindern lernen können. Besonders junge Kinder können ihre Gefühle noch direkt und ungefiltert ausdrücken und ausleben – eine Fähigkeit, die wir als Erwachsene oft bewusst nicht ausleben oder unbewusst vermeiden. Oft können oder wollen wir nicht, dass andere unsere Gefühle sehen. Schnell stellen sich daher bei Erwachsenen in solchen Momenten Bewältigungsmodi ein. Bei Kindern ist es daher wichtig, schon früh die Kindmodi zu bearbeiten, damit möglichst im Erwachsenenalter keine Bewältigungsmodi auftreten werden. Zu den Kindmodi gehören der undisziplinierte Modus, der ärgerliche / impulsive Modus und der traurige Modus.

Ein Hauptziel der Schematherapie ist es, die Bedürfnisse zu befriedigen, die zur Aktivierung der Kindmodi geführt haben. Dies kann geschehen, indem Kinder durch Aktivierung des cleveren Modus selbst für Bedürfnisbefriedigung sorgen oder die Eltern befähigt werden, die Bedürfnisse zu erfüllen, oder Sie als Therapeut:in bzw. die anderen Kinder in der Gruppe zur Bedürfnisbefriedigung beitragen.

Wichtig ist, dass die Kinder bei verletzlichen Gefühlen Trost und Nähe erfahren, weil oft die Bedürfnisse nach Sicherheit und Beziehung frustriert sind. Im Fall von Ärger und Wut ist es wichtig, den Kindern zu zeigen, dass sie gesehen und verstanden werden. Gleichzeitig brauchen sie oft Orientierung und Wertschätzung sowie Skills, ihre Emotionen sozialverträglich zu regulieren. Wenn Kinder impulsives und undiszipliniertes Verhalten zeigen, liegt es oft daran, dass entweder das Bedürfnis nach Spaß / Lustgewinn nicht gestillt ist oder ihnen Kontrolle, Struktur oder Orientierung fehlt.

Während es in der Therapie von Erwachsenen und auch von älteren Jugendlichen oft nicht leicht ist, überhaupt wieder den Zugang zu den Kindmodi zu schaffen, da zum Schutz vor unangenehmen Gefühlen die Bewältigungsmodi aktiviert sind, sind Kindmodi bei Kindern zum Glück oft noch sehr direkt zu erkunden und zu bearbeiten. Dies ist der Grund, warum das Basis Gruppentraining *Checker-Club* seinen Schwerpunkt zunächst auf die Thematisierung von Kindmodi legt.

> **Wir lernen von Kindern**
>
> Kinder haben noch einen sehr direkten Zugang zu ihren Gefühlen und zeigen diese ungefiltert. Welch wunderbare Eigenschaft, die wir als Erwachsene lernen können!

Arbeitsmaterial

Undisziplinierter Modus

AB 31 Meine Spaß-Killer und Spaß-Macher

Bei dieser Übung erleben die Kinder durch eine wenig spaßige / langweilige Aufgabe die Aktivierung des undisziplinierten Modus, der erkundet und bedürfnisorientiert verstanden wird. Anschließend dürfen sie verschiedene Spaß-Macher (z. B. Fidget Toys) ausprobieren und die Veränderung erleben und beschreiben.

AB 32 Spaß-Macher-Knete

In der Aktion kneten die Kinder Spaß-Macher-Figuren, präsentieren diese in einer Ausstellung und eruieren, wie eine Tätigkeit mit den Händen hilft, langweilige Momente zu überstehen. Auf dem zugehörigen Kinder-Arbeitsblatt malen sie die Spaß-Macher-Figur und beschreiben, wie die Tätigkeit hilft.

AB 33 Familien-Spaß-Macher
Dieses Arbeitsblatt richtet sich vor allem an Eltern, die reflektieren sollen, was sie langweilt und was ihnen dagegen hilft. Das soll den Eltern dabei helfen, ihre Kinder zu verstehen und Ratschläge geben zu können.

AB 34 Checker-Plan
Durch diese Übung lernen die Kinder strukturierende Selbstverbalisationen kennen und anwenden. Diese sollen ihnen helfen, aus dem undisziplinierten Modus auszutreten und eine innere Struktur aufzubauen.

AB 35 Familien-Plan
Wenn der undisziplinierte Modus aktiviert ist und dadurch keine Struktur vorhanden ist, lernen die Familien in dieser Übung Selbstinstruktionskarten und -sätze anzuwenden, damit die Kinder lernen, sich in Hausaufgaben- oder anderen Situationen besser selbst zu steuern.

Ärgerlicher / impulsiver Modus

AB 36 Ärger-Löscher
Nach einer kurzen Reaktivierung des Ärgers erprobt die Gruppe mehrere Interventionen dagegen. Dazu zählen Interventionen wie Ärgerbälle, ins Kissen boxen, fünfmal langsam ein- und ausatmen in Kombination mit dem Löschsatz. Für jede erfüllte Löschaufgabe bekommt das Kind einen Löschpunkt. Auf die Arbeitsblätter kleben die Kinder Lösch-Punkte und schreiben ihren Lösch-Satz auf.

AB 37 Ärger-Lösch-Bild
Auf diesem Arbeitsblatt drücken die Kinder ihren inneren Zustand aus, den sie spüren, wenn der Ärger gelöscht ist. Sie nutzen dafür Fingerfarben oder Tusche.

AB 38 Familien-Ärger
Hier beschreiben die einzelnen Familienmitglieder, welche Reaktionen und eigenen Handlungen sie benötigen, um sich bei Ärger zu beruhigen.

AB 39 Familien-Ärger-Löscher
Familien erarbeiten auf diesem Arbeitsblatt, was sie tun wollen, um mit Ärger umzugehen, dass nichts zu Schaden kommt. Die Ideen für sogenannte »Ärger-Löscher« schreiben sie in illustrative Feuerlöscher.

Trauriger Modus

AB 40 Tränen-Memo
In dieser Aktion beschreiben und eruieren die Kinder traurige Momente und was sie bei Traurigkeit oder Verletzungen brauchen. Sie basteln ein Memospiel dazu und spielen es gemeinsam. Auf dem zugehörigen Kinder-Arbeitsblatt malen / schreiben sie die Auslöser (auf) und markieren oder beschreiben die dazugehörigen Bedürfnisse.

AB 41 Lieblings-Tröster-Ausstellung
Diese Aktion zieht sich über zwei Sitzungen. Die Kinder bringen Lieblings-Tröster von zuhause mit, stellen sich diese gegenseitig vor und präsentieren sie in einer Ausstellung.

AB 42 Trostnest
Bei dieser ganzheitlichen Imagination bauen sich die Kinder aus Decken etc. ein Trostnest und werden angeleitet, diesen Trostort möglichst angenehm zu gestalten und zu erleben. Auf dem zugehörigen Kinder-Arbeitsblatt malen sie zur Erinnerung diesen Ort auf.

AB 43 Trostfell

Bei dieser Entspannungsübung erhalten die Kinder ein kleines Stück weichen Stoff oder Fell. Sie leiten die Kinder an, das Fell über verschiedene Körperteile zu streichen und die Körperstellen zu identifizieren, an denen die Berührung am angenehmsten ist. Sie führen tröstende Selbstverbalisationen ein. Auf dem zugehörigen Kinder-Arbeitsblatt markieren sie zur Erinnerung die angenehmen Stellen und schreiben die tröstenden Selbstverbalisationen auf.

AB 44 Familien-Tränen

Auf diesem Arbeitsblatt eruieren die Familienmitglieder, welche Situationen sie traurig machen und was sie in solchen Momenten brauchen. Dadurch soll die Familie lernen, sich gegenseitig besser in traurigen Momenten zu unterstützen.

AB 45 Familien-Trost-Ecke

Jede und jeder aus der Familie benennt die eigenen Lieblingströster. Die Familie gestaltet sich eine Ecke, in der die Tröster aller Familienmitglieder vorhanden sind.

Meine Spaß-Killer und Spaß-Macher

▶ **Beschreibung:** Die Kinder erkennen Situationen, in denen ihr undisziplinierter Modus aktiviert wird. Oft sind mindestens die Bedürfnisse nach Struktur und Freude nicht ausreichend befriedigt. Im Zentrum dieser Übung stehen »clevere« Strategien im Umgang mit Momenten, in denen Langeweile und Unlust vorherrschen. Zunächst werden »didaktisch langweilige« Spaß-Killer-Momente auf einer Liste gesammelt und durch eine langweilige Methode auch das Gefühl dazu aktiviert und beschrieben. Im Anschluss werden Spaß-Macher (Fidget-Toys) und die Wirkung beobachtet und beschrieben. Am Ende sammeln Sie verschiedene Möglichkeiten, die die Kinder in unterschiedlichen Auslöser-Situationen nutzen können (was für die Hände, Ausmalbilder, Knobelaufgaben …) und notieren diese auf dem Arbeitsblatt.

▶ **Ziel:** Die Kinder spüren den undisziplinierten Modus bewusst und erkennen dessen Auslöser. Sie erlernen Umgangsformen mit langweiligen Momenten.

▶ **Dauer**: ca. 15 Minuten

▶ **Material**: Edding®, Plakat, Spaß-Macher (diverse Fidget-Toys wie Fidget-Spinner, Knete, Zauberstäbe, Ausmalbilder …)

Die Übung erklären

»Wir alle kennen so furchtbar langweilige Situationen, die gar keinen Spaß machen, z. B. einige Schulfächer. Ich nenne das mal Spaß-Killer-Momente. Ich habe hier eine Liste mit 15 Linien. Wir wollen mal 15 Spaß-Killer-Momente sammeln. Wem fallen solche Momente ein? *(Sie lassen sammeln.)*

Vielleicht war die Aufgabe auch ein bisschen langweilig. Steht mal auf. Wie fühlt es sich an, wenn ihr gelangweilt seid und nichts Spaß macht? Wie fühlt sich euer Körper an, was für Gedanken kommen? Was würdet ihr am liebsten machen, welche Gefühle spürt ihr genau?

Nun habe ich hier einen Sack mit ganz vielen bunten Spaß-Machern. Ihr dürft sie mal ausprobieren. Was ändert sich dadurch bei euch? Was fühlt ihr, was ändert sich in eurem Körper, welche Gedanken sind jetzt da? Was würdet ihr jetzt am liebsten tun?

Und nun wollen wir verschiedene Ideen sammeln, was ihr in langweiligen Momenten machen könnt, was trotzdem angemessen für die Situation, z. B. Unterrichtsstunde, ist. Die Ideen, von denen ihr denkt, dass sie euch am besten helfen, schreibt ihr auf das Arbeitsblatt.«

Alternative Ideen / Ergänzungen

▶ Die 15 Spaß-Killer-Momente können auch auf einem Flipchart oder kleinen Zetteln gesammelt werden.

▶ Die 15 Spaß-Killer-Momente können die Kinder auch in »Stillarbeit« auf das Arbeitsblatt schreiben. Das erhöht den »langweiligen« Charakter und somit die Aktivierung des undisziplinierten Modus.

Meine Spaß-Killer und Spaß-Macher

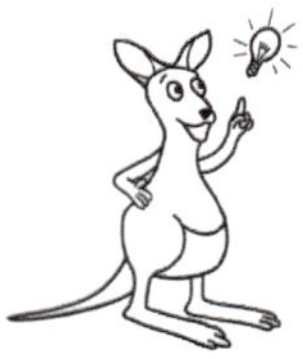

Das merk ich mir

Manche Momente sind zu langweilig, das sind Spaß-Killer-Momente. Ich bin dann abgelenkt, mache Quatsch oder ärgere andere. Das Problem ist nur, dass andere dann sauer werden. Ich kann Spaß-Macher nutzen, damit ich andere nicht störe.

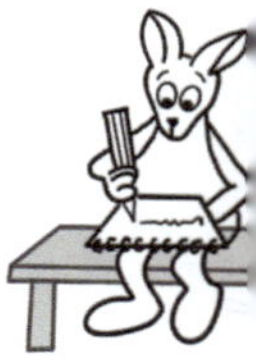

Dies sind typische Spaß-Killer-Momente:

(1) ....

(2) ....

(3) ....

(4) ....

(5) ....

(6) ....

(7) ....

(8) ....

(9) ....

(10) ....

(11) ....

(12) ....

(13) ....

(14) ....

(15) ....

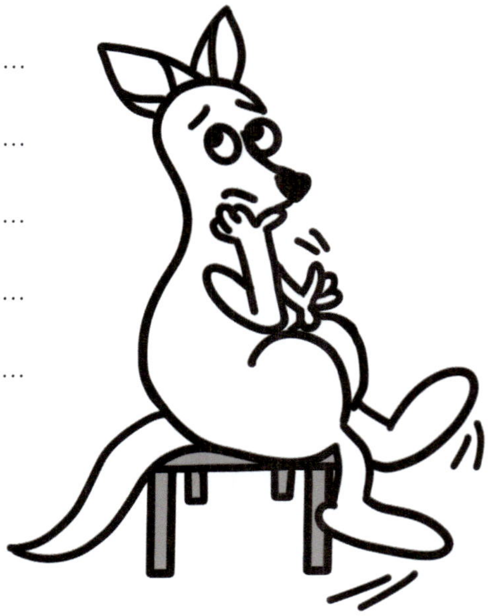

Meine Spaß-Killer und Spaß-Macher

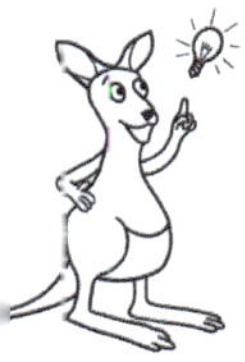

Das merk ich mir

Diese Spaß-Macher kann ich nutzen, wenn es langweilig ist, nämlich in Spaß-Killer-Momenten. Ich komme dadurch besser mit Langeweile klar, ohne andere zu stören.

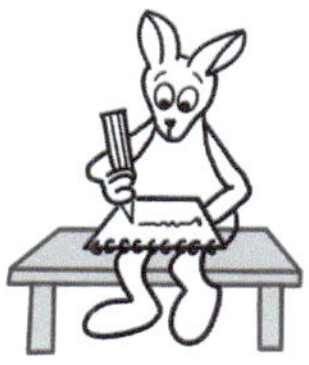

Das sind meine größten Spaß-Killer:

(1) ....

(2) ....

(3) ....

Das sind meine Spaß-Macher:

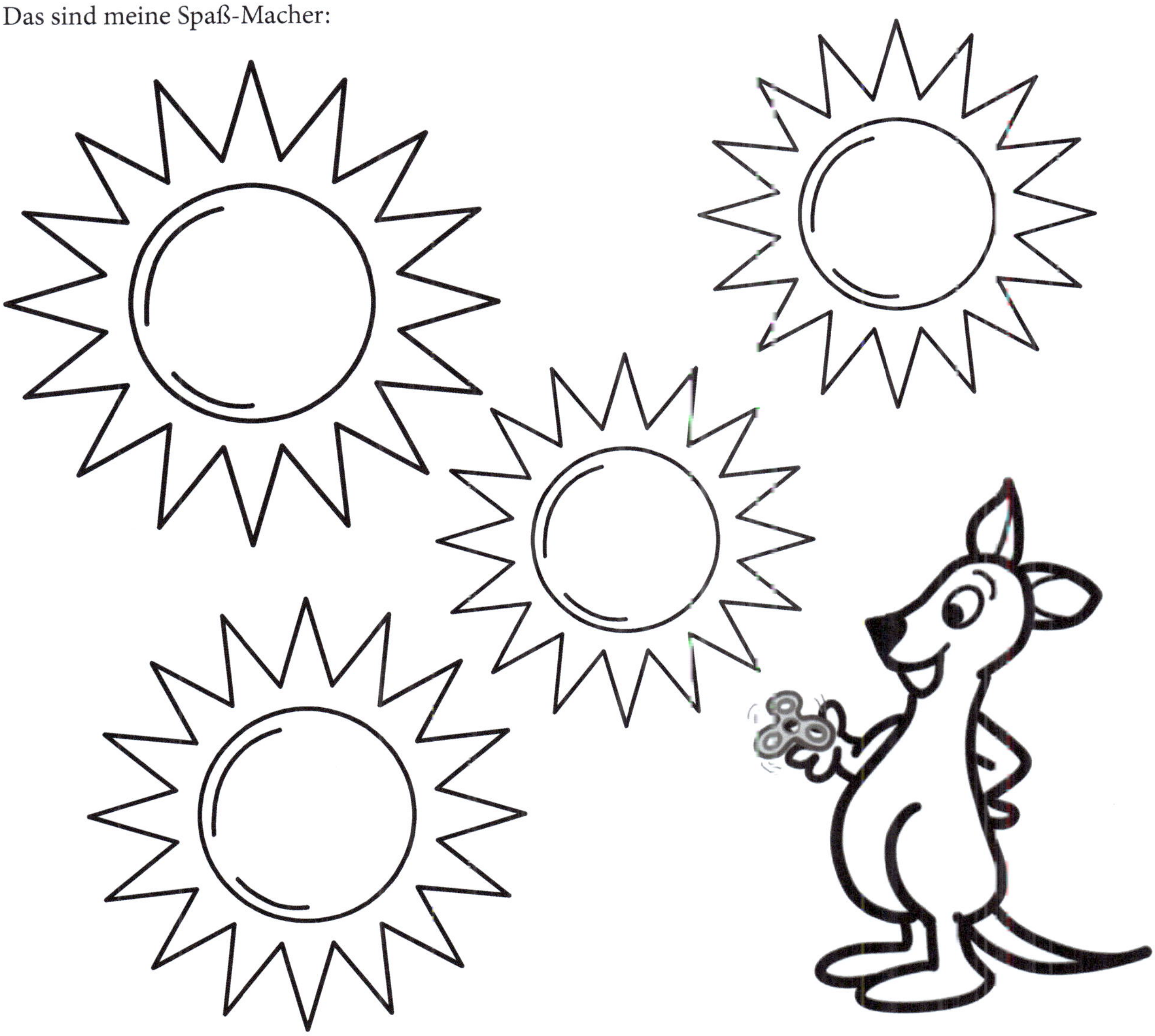

Spaß-Macher-Knete

- **Beschreibung:** In unteraktivierten »langweiligen« Momenten, in denen der undisziplinierte Modus aktiviert wird, hilft oft eine manuelle Tätigkeit mit den Händen, die aktiviert und auch das Bedürfnis nach Spaß und Lustgewinn etwas mehr erfüllt. Die Kinder bekommen Knete, die sie zu einer Spaß-Macher-Figur kneten sollen. Sie können dann eine Ausstellung mit den Figuren machen und diese fotografieren. Die Kinder können sich von den anderen Figuren inspirieren lassen und ihre Figur nochmal neu kneten. Sie eruieren mit den Kindern, wie es sich auf allen Ebenen »anfühlt«, wenn sie nicht mehr »gelangweilt« sind.
  Auf das Kinder-Arbeitsblatt malen sie ihre Spaß-Macher-Figur.
- **Ziel:** Die Kinder spüren, wie das Kneten ihren undisziplinierten Modus verändert und wie es ihnen helfen kann, etwas »für die Hände« zu haben.
- **Dauer**: ca. 15 Minuten
- **Material:** Knete

Die Übung erklären

»Wenn wir so richtig gelangweilt sind und nicht wissen, was wir machen sollen, gibt es Kinder, die dann am liebsten Quatsch machen. Das stört aber andere oder lenkt diese ab. Deswegen ist es super, wenn wir etwas anderes finden, was wir machen können, damit wir keinen Quatsch machen müssen, aber die Langeweile trotzdem weggeht. Vielen Kindern hilft es, wenn sie etwas Lustiges oder Interessantes in der Hand haben. Ich habe euch heute Spaß-Macher-Knete mitgebracht. Mit der sollt ihr mal eine lustige Figur kneten, die euch gefällt. *(Sie teilen die Knete aus, die Kinder kneten.)* Super, wie fühlt es sich an, wenn ihr die Spaß-Macher-Knete knetet? Welche Gedanken kommen euch dabei? Wie fühlt sich euer Körper an?

Nun machen wir aus euren Figuren eine Ausstellung und schauen uns an, was uns an den Figuren der anderen besonders gefällt.

Am Ende malt ihr eure Lieblingsfigur auf euer Arbeitsblatt und schreibt, wie es sich anfühlt, wenn ihr einen Spaß-Macher in der Hand habt.«

Alternative Ideen / Ergänzungen

Alternativ können sie auch andere Spielzeuge basteln, mit denen die Hände beschäftigt sind (z. B. Sandsäckchen, Knobelspiele).

Spaß-Macher-Knete

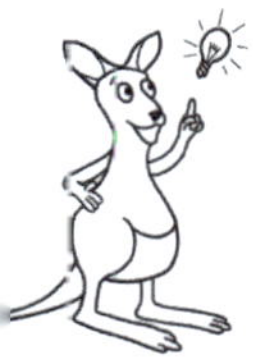

Das merk ich mir

Spaß-Macher helfen mir, langweilige Momente auszuhalten. Eine Möglichkeit ist meine Spaß-Macher-Figur, die ich mit Spaß-Macher-Knete hergestellt habe.

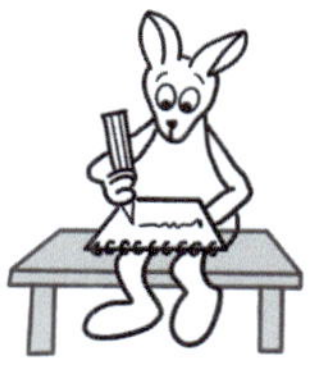

Dies sind typische Spaß-Killer-Momente:

So sieht meine Spaß-Macher-Figur aus:

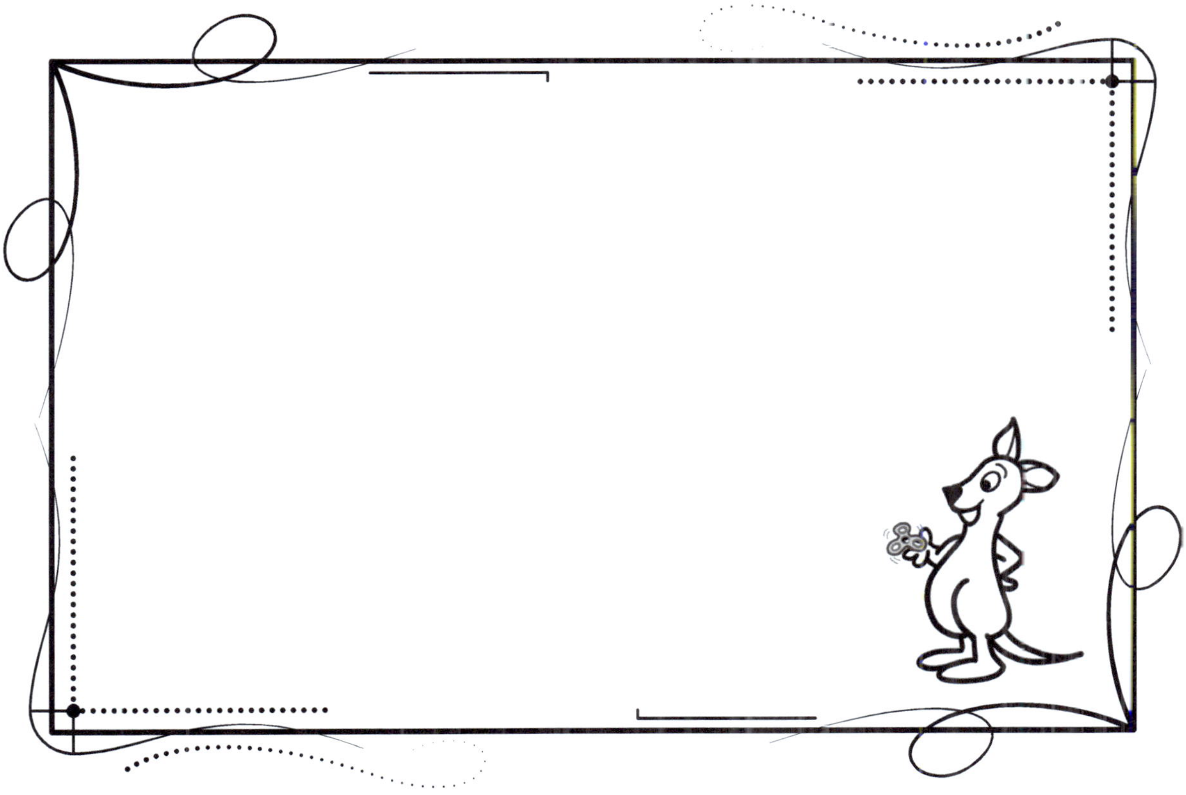

AB 33 • E

Familien-Spaß-Macher

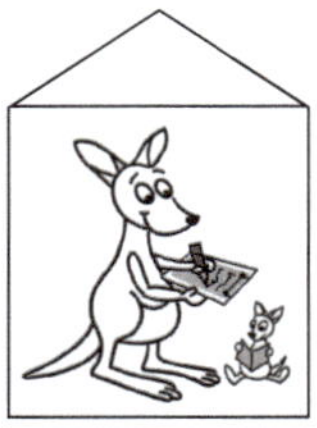

Das merk ich mir

Eintönige langweilige (Spaß-Killer-)Momente sind herausfordernd. Schreiben Sie in die Sterne, was Ihnen hilft, sich in diesen Momenten gut zu beschäftigen oder abzulenken. Erzählen Sie Ihren Kindern, dass Sie solche Momente auch kennen.

Spaß-Killer von .... :

....

Spaß-Killer von .... :

....

Spaß-Macher von .... :

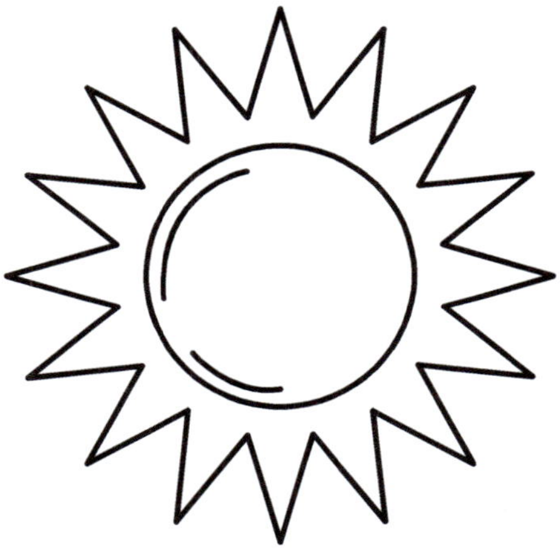

Spaß-Macher von .... :

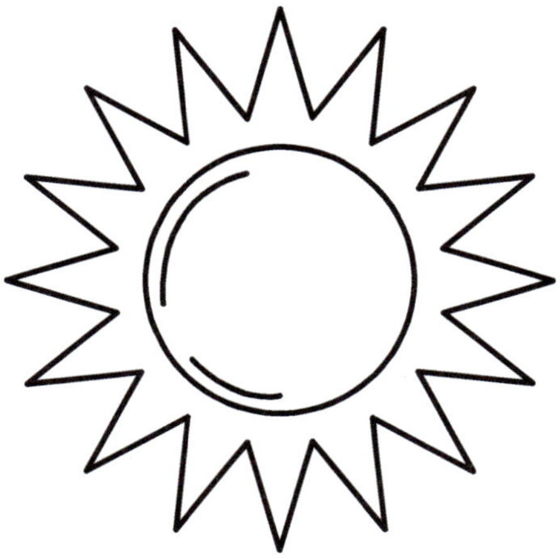

Checker-Plan

- **Beschreibung:** Oft wird der undisziplinierte Modus aktiviert, wenn das Bedürfnis nach Struktur fehlt und die Kinder das Gefühl haben, dass sie keinen Plan haben, wie sie eine Aufgabe angehen sollen. Sie reagieren dann undiszipliniert. In der Übung lernen sie Checker-Plan-Sprüche (Selbstinstruktionen) kennen, die ihnen helfen, eine innere Struktur aufzubauen und ihr Verhalten daran zu orientieren. Die Selbstinstruktionen werden zunächst geordnet. Kinder ziehen dann Aufgabenkärtchen und erledigen die Aufgaben mithilfe der Checker-Plan-Fragen. Sie lernen auch, dass sie sich am Ende selbst loben können und sollen.
- **Ziel:** Die Kinder lernen, sich eine innere Struktur zu geben und merken, dass sie selbstbestimmt Aufgaben lösen können. Sie sollen die Selbstinstruktionen am Ende selbst auswendig wissen und anwenden.
- **Dauer**: ca. 15 Minuten
- **Material**: Checker-Plan-Sprüche, Aufgabenkärtchen

Die Übung erklären

»Manchmal, wenn man blöde Aufgaben erledigen muss, hat man gar keinen Plan, wie man anfangen soll und wie das alles geht. Kennt ihr das? Bei welchen Aufgaben geht euch das so? Wie fühlt sich das an?

Hier habe ich Checker-Plan-Sprüche, die in solchen Fällen helfen. Hier sind sie in der falschen Reihenfolge. Bringt sie mal in die richtige Reihenfolge: *(1) Ich habe einen Plan: Was ist meine Aufgabe? (2) Ich habe einen Plan: Was ist der erste Schritt? (3) Ich habe einen Plan: Ich prüfe, ob ich alles richtig gemacht habe! (4) Ich lobe mich: Das habe ich super gemacht!).*

So funktioniert es: Ein Kind zieht eine Checker-Plan-Aufgabe. Ein anderes Kind liest die Checker-Plan-Fragen nacheinander vor. Ihr beantwortet die Fragen und löst die Aufgabe. Ihr geht den Plan Schritt für Schritt durch, beantwortet jede Frage und löst dadurch die Aufgabe. Ihr macht nie alles auf einmal, sondern immer nur das, was der Checker-Plan vorgibt. Und auch der letzte Schritt ist sehr wichtig. Lobt euch selbst! Hier steht z. B.: »Super, das habe ich toll gemacht!« Ihr könnt auch andere Worte wählen. Was fällt euch ein? Wie könnt ihr euch am besten loben? Nutzt gerne euren besten Lob-Satz!

Nun geht's los. Wer will die erste Checker-Plan-Aufgabe lösen? Und wer stellt die ersten Fragen? Vielleicht kennt ihr die Fragen ja sogar schon auswendig. Dann könnt ihr sie gleich selbst sagen. Dann braucht das Kind, das die Fragen vorliest, sie gar nicht stellen. Wer weiß die Fragen schon auswendig? Wie war die erste?

Super nun geht es los.

(Die Kinder ziehen nacheinander eine Aufgabe. Sie fragen, ob es die Fragen schon alleine auswendig weiß oder jemand die Fragen stellen soll.)

Das habt ihr toll gemacht! Hier auf dem Blatt stehen nun nur die Kästchen. Ihr sollt die Checker-Plan-Fragen auswendig drauf schreiben und dann natürlich euren Lob-Satz.«

Alternative Ideen / Ergänzungen

- Sie können die Gruppe auch in Zweiergruppen aufteilen und die Selbstinstruktionen üben lassen.
- Achten Sie darauf, dass die Selbstinstruktionen Schritt für Schritt auch laut gesagt werden.

Checker-Plan

Zum Ausschneiden und ggf. Laminieren.

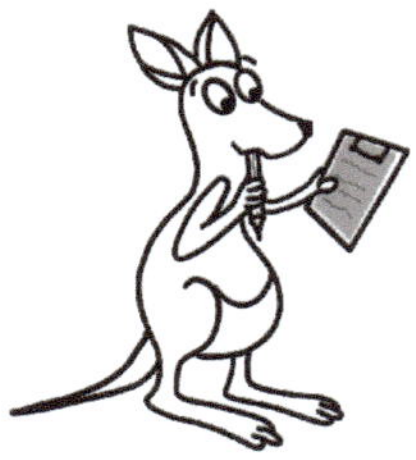

Was ist meine Aufgabe?
Ich lese die Aufgabe zu Ende!

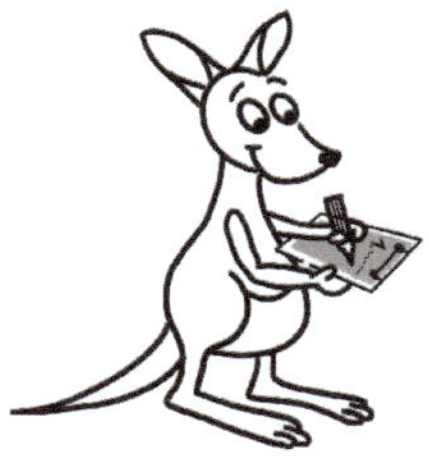

Was ist mein erster Schritt?
Ich fange an!

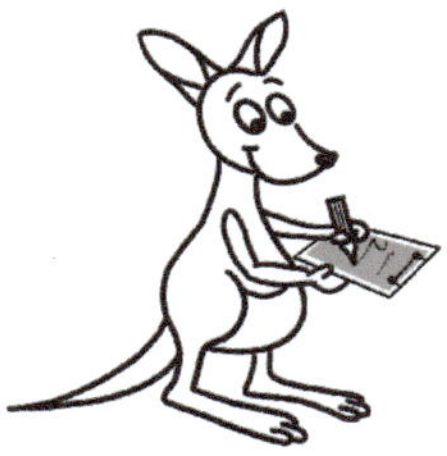

Was ist mein nächster Schritt?
Ich fange an!

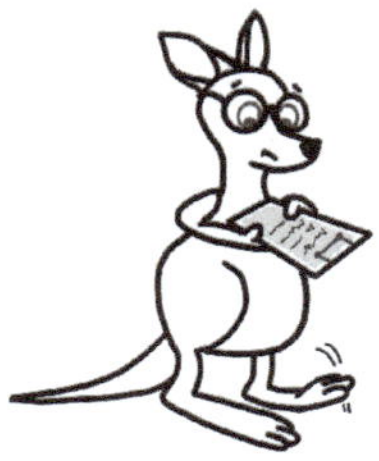

Ist alles vollständig und richtig?
Ich kontrolliere und verbessere!

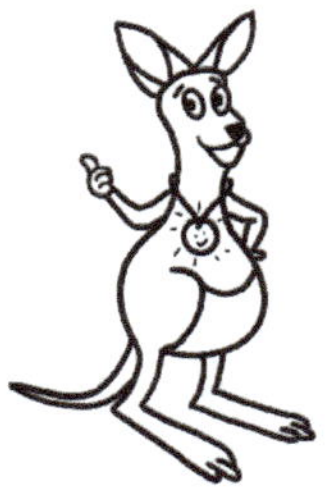

Ich lobe mich! Mein Lob-Satz lautet: ....

....

Checker-Plan

Checker-Plan-Aufgabe:

Zähle alle silbernen Gegenstände und dann die grünen Gegenstände, die hier im Raum sind. Schreibe die Zahl auf.

Checker-Plan-Aufgabe:

Schreibe das Alphabet auf und sage die Buchstaben von hinten nach vorne auf.

Checker-Plan-Aufgabe:

Male erst ein Haus, dann einen Baum und dann eine Blume!

Checker-Plan-Aufgabe:

Gehe rückwärts von einer Raumecke in die andere. Klatsche dann zweimal in die Hand und setze dich dann wieder hin.

Checker-Plan-Aufgabe:

Zähle alle Stuhlbeine im Raum und schreibe die Zahl auf einen Zettel.

Checker-Plan-Aufgabe:

Nenne fünf Dinge, die du siehst, wenn du aus dem Fenster schaust und danach fünf Dinge, die du in der nächsten Woche noch machen willst.

Checker-Plan-Aufgabe:

Zähle alle Schranktüren und dann alle Schubladen. Wovon gibt es mehr?

Checker-Plan-Aufgabe:

Zum Selbst-Ausdenken.

Checker-Plan

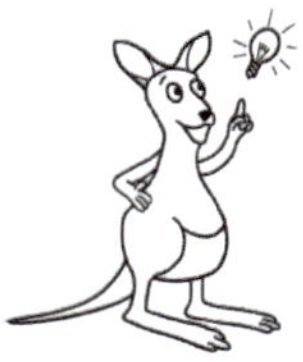

Das merk ich mir

Wenn ich nicht weiß, wie ich eine Aufgabe lösen soll, mache ich mir einen Checker-Plan. Dafür helfen mir die Checker-Plan-Fragen. Am Ende habe ich Lob verdient. Ich sage meinen Lob-Satz.

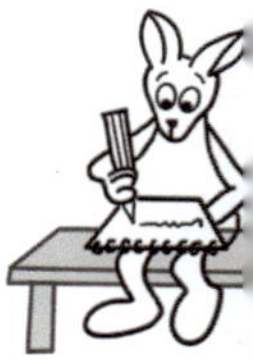

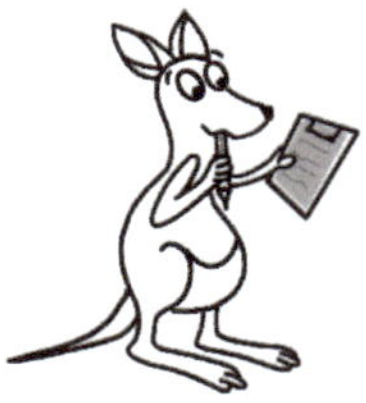

Checker-Plan Frage 1:

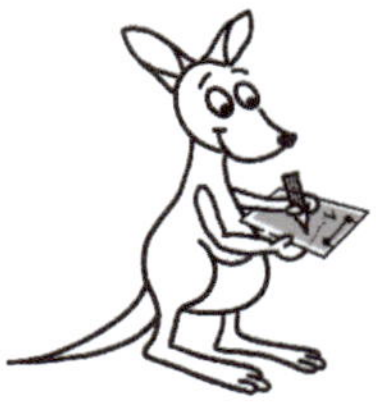

Checker-Plan Frage 2:

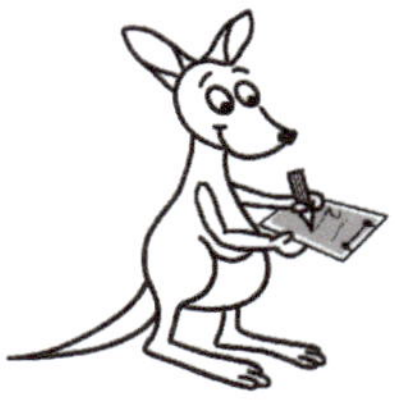

Checker-Plan Frage 3:

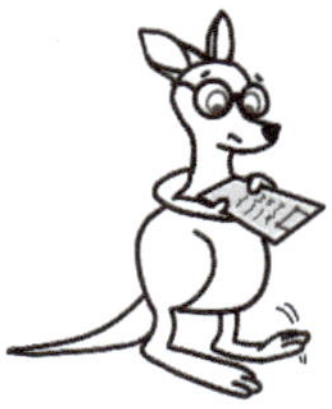

Checker-Plan Frage 4:

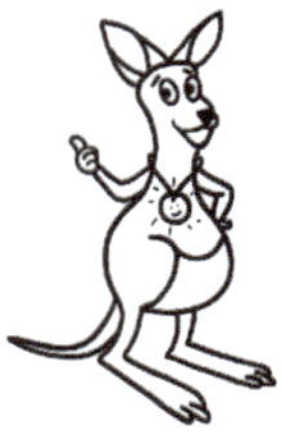

Mein Lob-Satz:

Familien-Plan

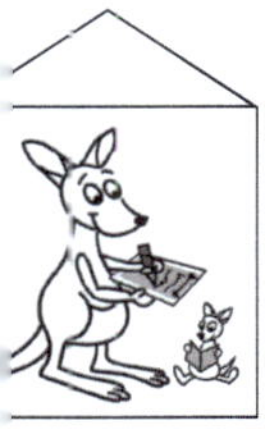

Das merk ich mir

Bei schwierigen und langweiligen Aufgaben brauchen wir einen Plan! Checker-Plan-Fragen helfen dabei. Wenn wir die Aufgaben geschafft haben, sollten wir uns selbst loben.

Denken Sie sich Ihre eigenen Lob-Sätze aus. Schneiden Sie die Checker-Plan-Fragen aus und legen Sie diese bereit. Jedes Familienmitglied kann sie nutzen. Notieren Sie, was Sie damit gemacht haben.

Die Checker-Plan-Fragen lauten:
(1) Was ist meine Aufgabe?
(2) Was ist mein erster (oder danach nächster) Schritt?
(3) Habe ich alles gemacht?

Danach kommt der Lob-Satz:

Lob-Satz von ....:

....

Lob-Satz von ....:

....

☐ Wir haben unsere Lob-Sätze gefunden!
☐ Wir haben die Checker-Plan-Fragen ausgeschnitten!
☐ Wir haben den Checker-Plan genutzt und zwar in folgenden Momenten:

....

....

....

Familien-Plan

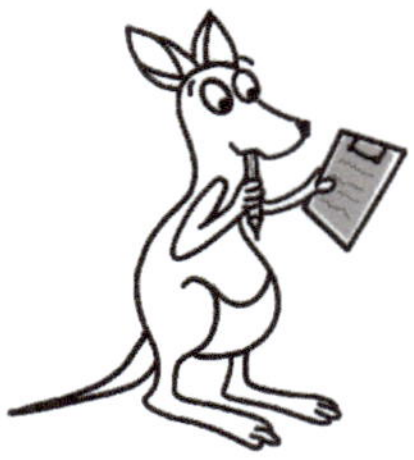

Was ist meine Aufgabe?
Ich lese die Aufgabe zu Ende!

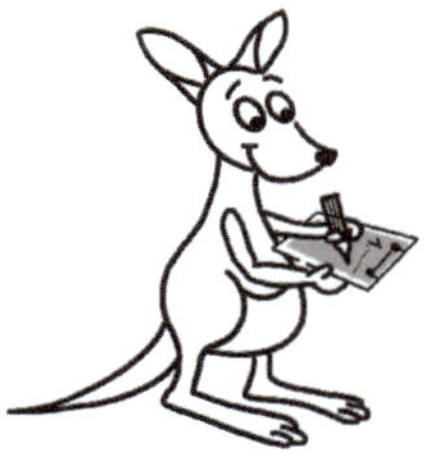

Was ist mein erster Schritt?
Ich fange an!

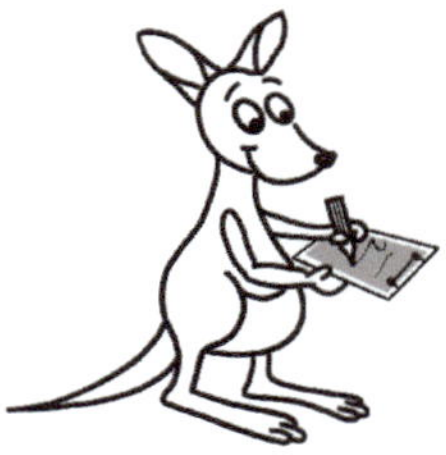

Was ist mein nächster Schritt?
Ich fange an!

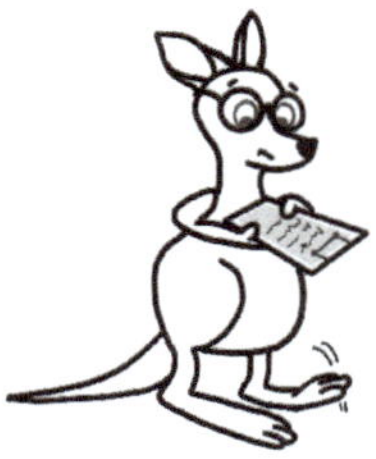

Ist alles vollständig und richtig?
Ich kontrolliere und verbessere!

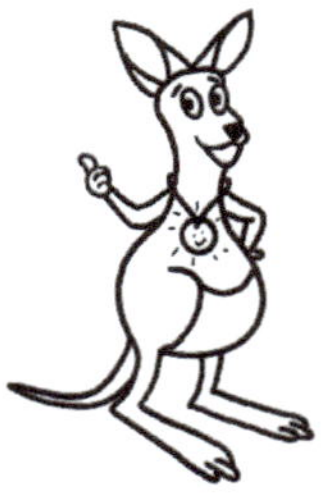

Ich lobe mich! Mein Lob-Satz lautet: ....

....

AB 36 • T

Ärger-Löscher

- **Beschreibung:** Bei der Übung erlernen und erproben die Kinder »clevere« Strategien zum Umgang mit dem ärgerlichen Modus, sodass sie ihren Ärger ausdrücken können, ohne dass etwas Schaden nimmt. Sie machen eine Art Rallye, bei der jedes Kind vier Strategien ausprobiert. Für jede erfolgreich probierte Strategie erhält das Kind einen Löschpunkt, welchen es am Ende auf sein Arbeitsblatt klebt.
- **Ziel:** Die Kinder sollen lernen, dass sie ihrem Ärger Ausdruck verleihen können, ohne dass etwas kaputt geht, weder bei ihnen selbst noch bei anderen Gegenständen.
- **Dauer**: ca. 20 Minuten
- **Material**: Kissen, Schere, Kleber, Knautschbälle

Die Übung erklären

»Wenn wir ärgerlich oder auch wütend sind, hat das immer einen Grund. Irgendetwas ist doof gelaufen. Einige sagen, es fühlt sich wie inneres Feuer an. Manchmal ist der Ärger so groß, dass etwas zu Schaden kommt, entweder ein Gegenstand oder du tust dir weh oder jemand anderes. Das ist Mist, weil wir dadurch hinterher nur noch mehr Ärger bekommen. Heute spielen wir ein Ärger-Lösch-Spiel, bei dem ihr Lösch-Punkte sammeln könnt. Ihr bekommt einen Punkt für jeden Ärger-Löscher, der hilft, Ärger zu zeigen, ohne dass etwas zu Schaden kommt. Erinnert euch nochmal an einen Moment, an dem ihr sehr ärgerlich wart. Wie fühlt sich das an? Nun probieren wir die Ärger-Löscher aus: Seid ihr bereit? Der erste Ärger-Löscher geht so:

(1) Ihr haut so lange in ein Kissen, bis ihr aus der Puste seid.
(Jedes Kind macht es nacheinander und Sie fragen, wie es sich hinterher fühlt. Dann erhält es den entsprechenden Lösch-Punkt.)

(2) Ihr atmet fünfmal tief aus.
(Jedes Kind macht es nacheinander und Sie fragen, wie es sich hinterher fühlt. Dann erhält es den entsprechenden Lösch-Punkt.)

(3) Jede:r denkt sich einen Lösch-Satz aus. Einen Satz, der euch ruhiger macht. Dann zählt ihr von 10 rückwärts und sagt nach jeder Zahl den Satz. Z.B., ›10 – Alles wird gut, 9 – Alles wird gut …‹
(Jedes Kind macht es nacheinander und Sie fragen, wie es sich hinterher fühlt. Dann erhält es den entsprechenden Lösch-Punkt.)

(4) Ihr drückt den Ball so lange mit einer Hand, bis die Hand zu müde wird.
(Jedes Kind macht es nacheinander und Sie fragen, wie es sich hinterher anfühlt. Dann erhält es den entsprechenden Löschpunkt.)

Wenn ihr eure Löschpunkte habt, bekommt ihr zwei Arbeitsblätter, auf die ihr die Punkte klebt und den Lösch-Satz schreibt, den ihr zuhause mal ausprobieren wollt.«

Alternative Ideen / Ergänzungen

- Wenn Sie Platz haben, können Sie die Übung als Rallye mit verschiedenen Stationen machen.
- Die Übung kann auch draußen mit verschiedenen Stationen durchgeführt werden.

Ärger-Löscher

Schneiden Sie für jedes Kind die vier Feuerlöscher aus:

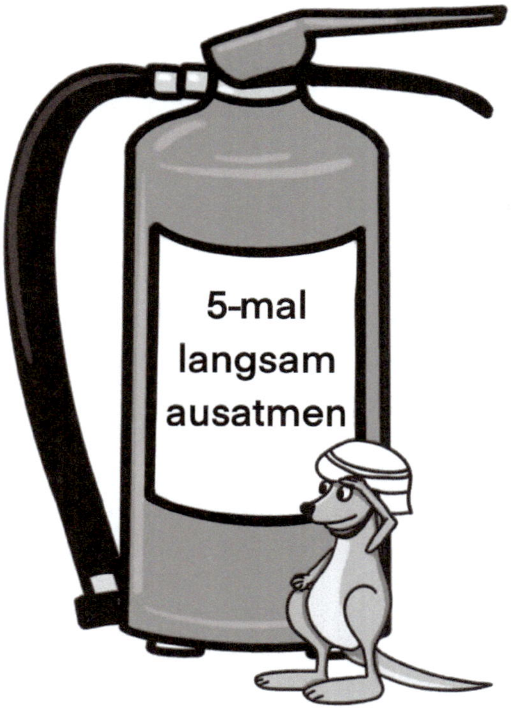

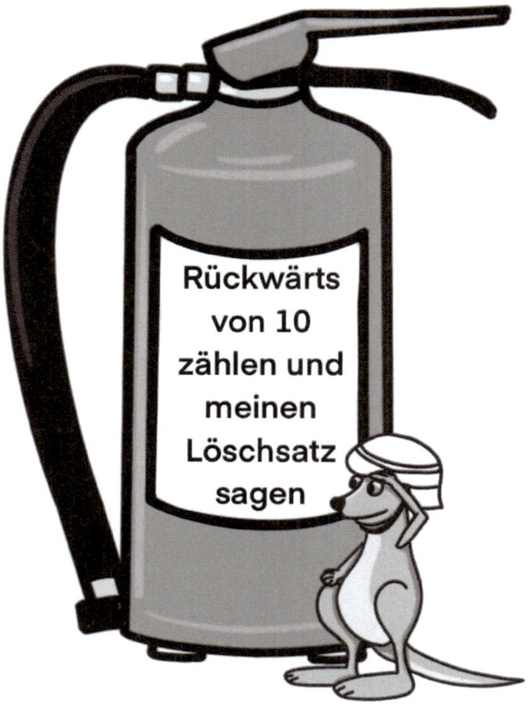

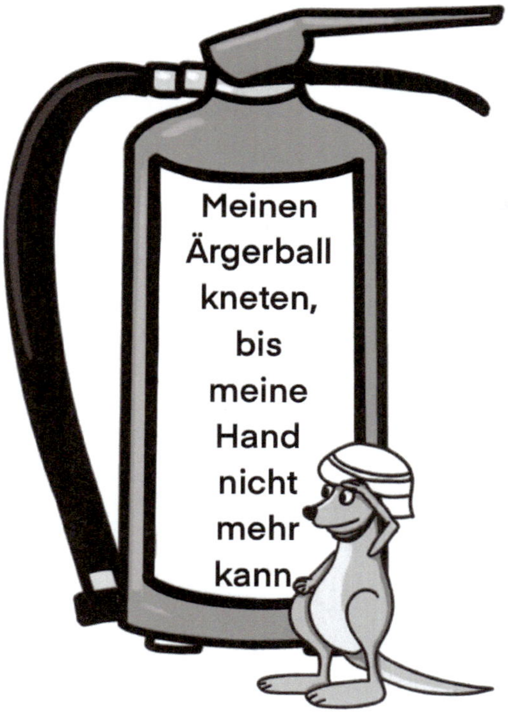

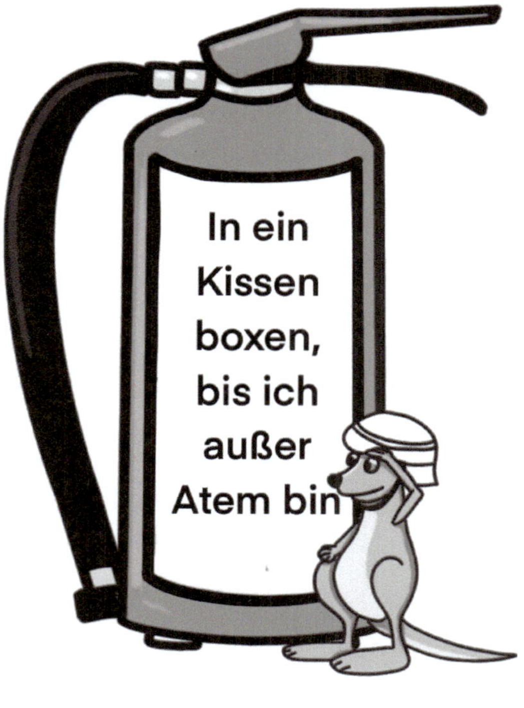

Ärger-Löscher

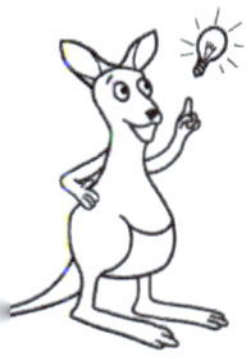

Das merk ich mir

Ärger darf sein und hat einen Grund. Es fühlt sich manchmal wie Feuer in uns an. Es ist gut, den Ärger so zu zeigen, dass nichts kaputt geht: weder Sachen noch andere oder ich. Hier einige Tipps, wie Ärger gut gelöscht werden kann.

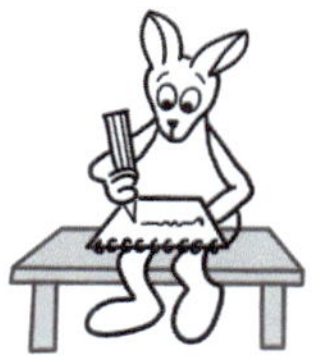

Klebe deine Ärger-Löscher hier auf:

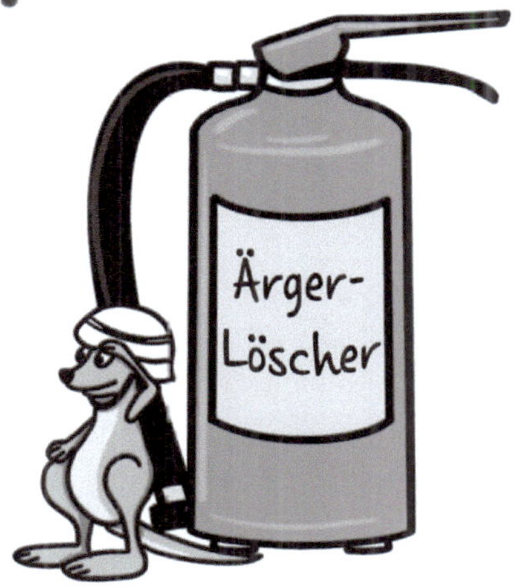

Ärger-Löscher

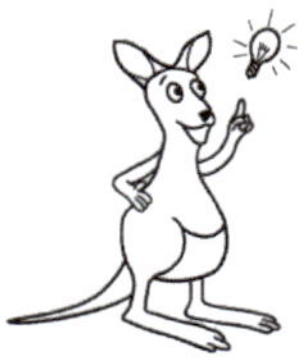

Das merk ich mir

Löschsätze können wir uns selbst sagen. Sie helfen uns, uns zu beruhigen, wenn wir ganz ärgerlich sind.

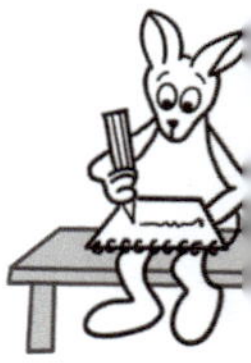

Klebe deine Löschpunkte hier auf:

Das sind meine besten Lösch-Sätze bei Ärger:

....

....

....

....

....

....

....

Ärger-Lösch-Bild

- **Beschreibung:** Bei dieser Kreativaktion erleben die Kinder, wie es sich anfühlt, wenn Ärger nachlässt, also gelöscht ist. Sie beschreiben, wie es sich anfühlt und gestalten mit Fingerfarben oder Tusche ein Löschbild.
- **Ziel:** Die Kinder spüren die Reaktionen, die aufkommen, wenn Ärger nachlässt. Dieses Erleben wird durch das künstlerische Gestalten noch verstärkt.
- **Dauer**: ca. 15 Minuten
- **Material**: Fingerfarben / Tusche

Die Übung erklären

»Wir haben erlebt, wie gut es tut, wenn Ärger nachlässt – am besten ohne, dass etwas kaputt gegangen ist. Beschreibt mal, wie ihr euch gefühlt habt, als der Ärger gelöscht war.

Heute habe ich Farbe mitgebracht.

Und hier habe ich ein Blatt mit einem Feuerlöscher. Für uns ist das natürlich ein Ärger-Löscher!

Jede / Jeder von euch darf ein Bild gestalten, das zu gelöschtem Ärger passt.«

Alternative Ideen / Ergänzungen

- Sie können ergänzend im ersten Schritt auch ein Ärger-Bild malen lassen. Wichtig ist es aber, dass das Ärger-Lösch-Bild am Ende mit viel Zeit gestaltet wird, da die dazugehörenden Reaktionen gestaltet werden sollen.
- Alternativ kann aus Ton auch ein Lösch-Kunstwerk gestaltet werden.

Ärger-Lösch-Bild

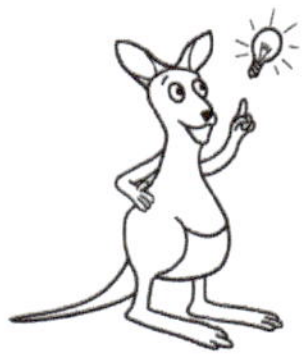

Das merk ich mir

Es tut gut, wenn ich meinen Ärger zeigen konnte – ohne, dass etwas kaputt gegangen ist. Das Bild zeigt, wie gut es sich anfühlt, wenn das Ärger-Gefühl dann gelöscht ist.

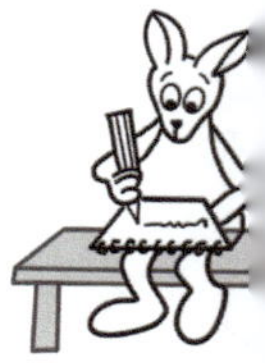

So fühlt es sich an, wenn mein Ärger gelöscht wurde:

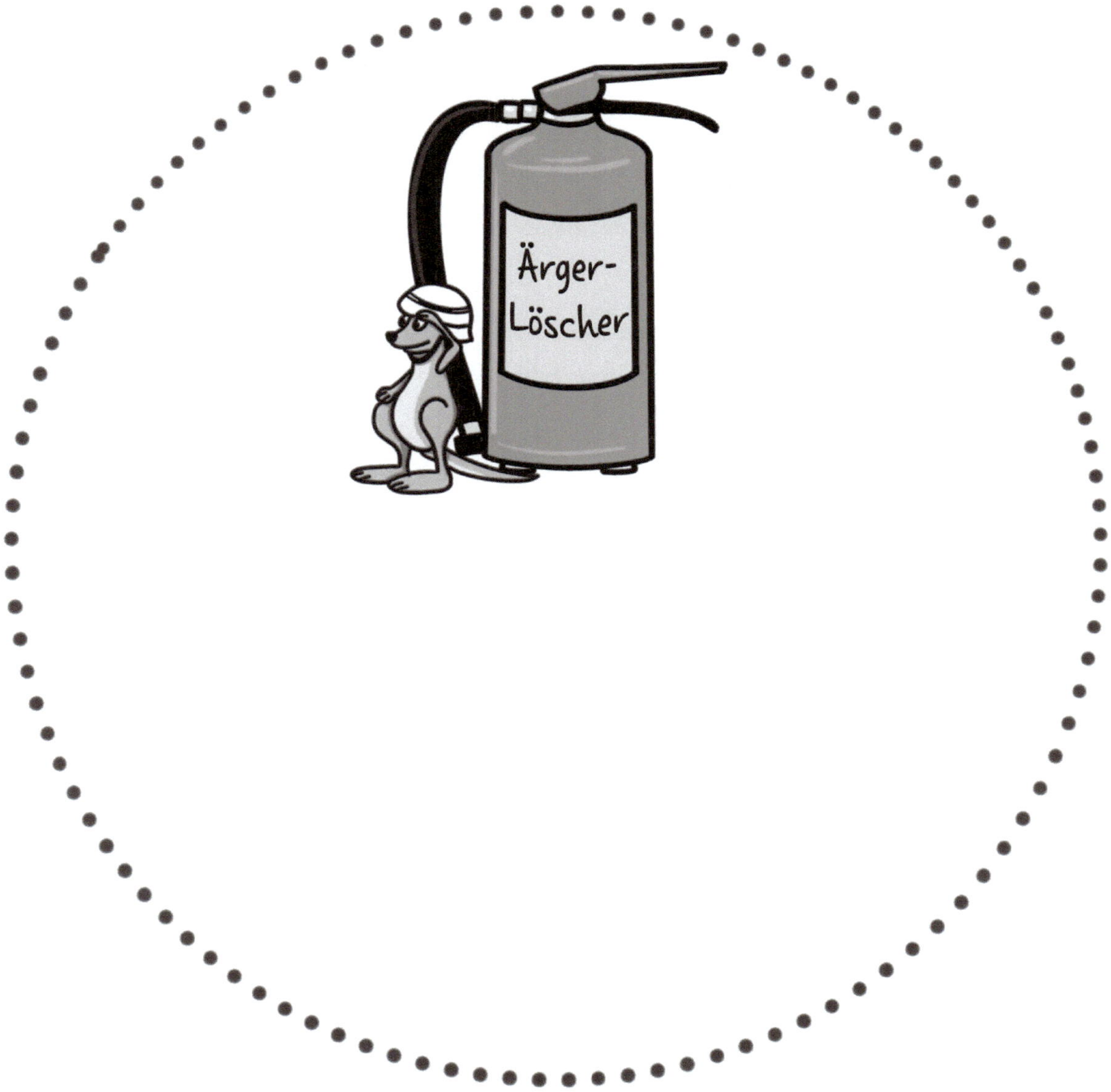

Familien-Ärger

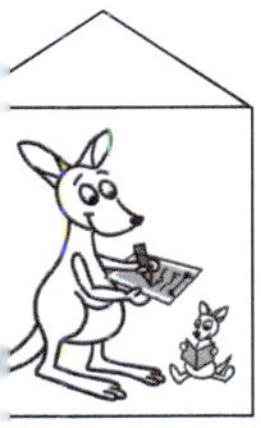

Das merk ich mir

Ärger kommt in den besten Familien vor. Jede Person reagiert anders und braucht somit auch unterschiedliche Reaktionen, damit es ihm oder ihr besser geht.

Ärger Modus von ……………………………………………………… :

Wenn mein »Ärger Modus« aktiv ist, können oder sollten andere:

………………………………………………………………………

Das kann ich selbst tun, damit es mir besser geht:

………………………………………………………………………

Ärger Modus von ……………………………………………………… :

Wenn mein »Ärger Modus« aktiv ist, können oder sollten andere:

………………………………………………………………………

Das kann ich selbst tun, damit es mir besser geht:

………………………………………………………………………

Ärger Modus von ……………………………………………………… :

Wenn mein »Ärger Modus« aktiv ist, können oder sollten andere:

………………………………………………………………………

Das kann ich selbst tun, damit es mir besser geht:

………………………………………………………………………

Familien-Ärger-Löscher

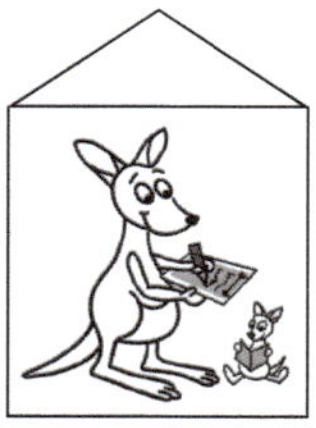

Das merk ich mir

Ärger hat immer einen Grund, daher ist es gut, Ärger zu zeigen. Wir können lernen, ihn so zu zeigen, dass nicht noch mehr Ärger entsteht. Also so, dass nichts zu Schaden kommt und er gelöscht wird. Was hilft Ihnen und euch bei Ärger?

Ärger-Löscher von: ....

Folgende Ärger-Löscher will ich ausprobieren:

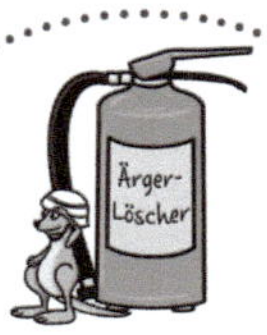

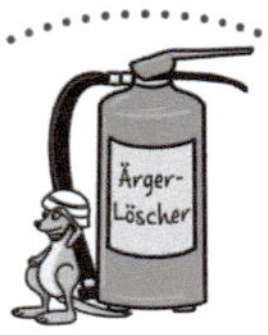

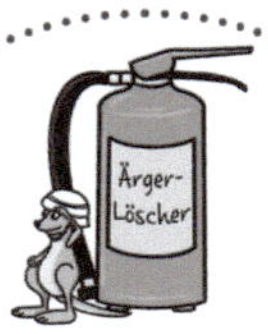

Ärger-Löscher von: ....

Folgende Ärger-Löscher will ich ausprobieren:

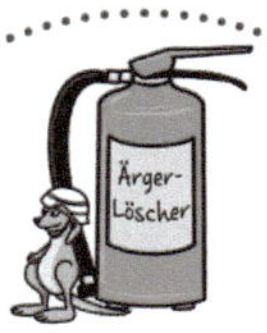

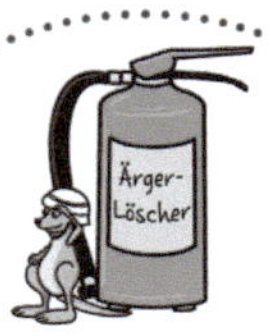

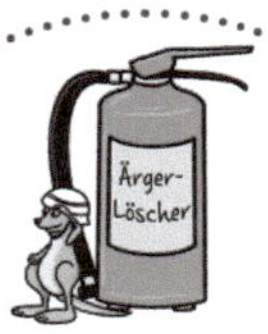

Tränen-Memo

- **Beschreibung:** Bei der Aktion Tränen-Memo eruieren die Kinder traurige Momente. Sie schreiben oder malen diese auf ausgeschnittene Tränen. Die Kinder stellen sich diese gegenseitig vor und Sie eruieren ganzheitlich, wie die Kinder Traurigkeit körperlich, emotional, kognitiv und auf der Verhaltensebene erleben. Sie erarbeiten bedürfnisorientiert, was die Kinder in den Momenten gebraucht hätten. Jedes Kind malt oder schreibt pro Traurigkeitsträne eine Partnerträne mit dem, was das Kind gebraucht hätte. Die Tränen können umgedreht gemischt auf den Boden gelegt werden und die Kinder können diese nacheinander aufdecken und versuchen, die Partnerträne zu finden. Sofern dies gelungen ist, darf das Kind das Paar sammeln und bekommt einen Punkt. Sofern nicht die richtige Partnerträne gefunden wurde, werden beide wieder umgedreht und an den Platz zurückgelegt. In jedem Fall deckt das nächste Kind wieder zwei Tränen auf und versucht, Partnertränen zu finden.
- **Ziel:** Die Kinder lernen das Gefühl von Traurigkeit in Kombination mit den nicht befriedigten Bedürfnissen spielerisch kennen. Durch das gemeinsame Erarbeiten lernen sie auch, was andere bräuchten, sodass diese Übung die Selbst- und Fremdwahrnehmung fördert.
- **Dauer**: ca. 20 Minuten
- **Material**: Schere / ausgeschnittene Tränen, Stifte

Die Übung erklären

»Heute basteln wir uns ein Spiel. Das nennen wir Tränen-Memo. Als erstes darf sich jedes Kind eine oder mehrere Tränen nehmen. Schreibe oder male Momente auf, in denen du traurig warst oder bist. Lege deine Träne(n) in die Mitte und erzähle uns von dem Moment. Nun kennen wir die Momente von allen – erinnert euch nochmal an euren Tränenmoment und steht mal auf und stellt euch so hin, wie es zu dem Moment passt. Schaut ihr nach unten oder oben? Steht ihr gerade? Wie spürt ihr Traurigkeit in eurem Körper, welche Gefühle kommen hoch, welche Gedanken, was würdet ihr gerne machen? Jeder Mensch braucht, wenn er oder sie traurig ist, etwas anderes. Was brauchst du? Du kannst an unsere Bedürfnisse denken oder auch an etwas anderes. Lasst uns mal zusammen überlegen … Du bekommst nun pro Trauerträne eine ›Partnerträne‹ und malst oder schreibst, was du in diesem traurigen Moment brauchst. Jetzt, wo alle Tränen gemalt sind, machen wir daraus ein Spiel. Ihr legt alle Tränen umgekehrt in die Mitte und wir mischen sie gut durch. Dann dürft ihr nacheinander immer zwei Tränen aufdecken. Wenn ihr ein richtiges Paar gefunden habt, dürft ihr es erstmal behalten und bekommt einen Punkt. Dann ist das nächste Kind dran. Das geht so lange, bis wir fertig sind.«

Alternative Ideen / Ergänzungen

- Bei kleinen Gruppengrößen ist es für das Memospiel gut, wenn jedes Kind oder Sie stellvertretend mehrere Tränen-Paare stellen. Mindestens zehn »Paare« wären gut, damit das Spiel spannend wird.
- Es können auch »nur« Symbole auf die jeweiligen Tränen gemalt werden.

Tränen-Memo

Schneiden Sie die Tränen aus oder lassen Sie diese von den Kindern ausschneiden.

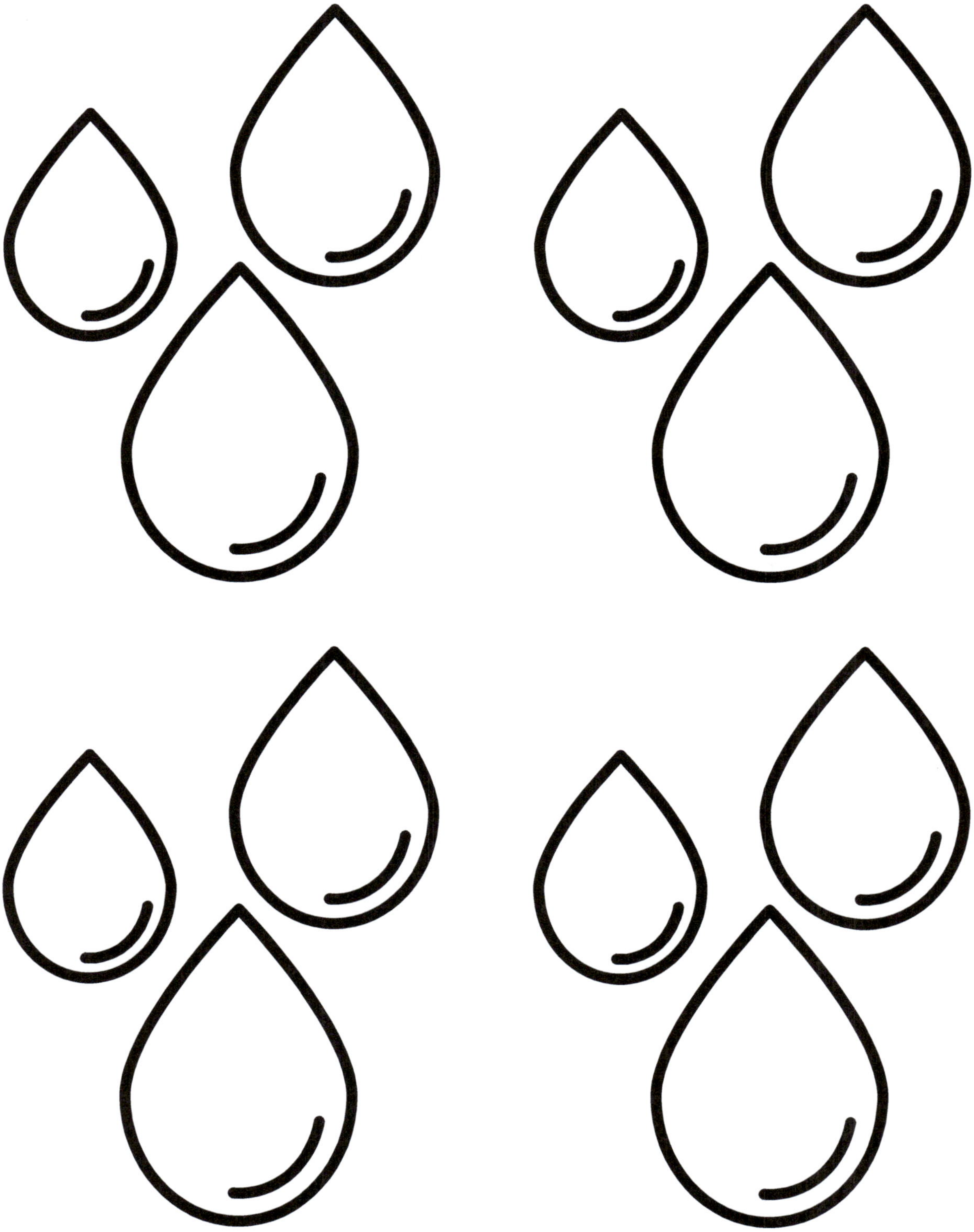

Tränen-Memo

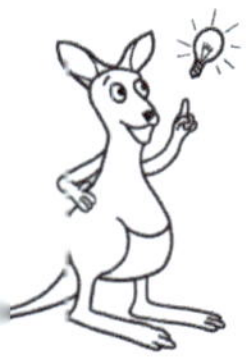

Das merk ich mir

Manchmal bin ich traurig. Das ist normal und kennt jeder Mensch. Wenn ich weiß, was ich in solchen Momenten brauche, kann ich mir selbst helfen oder andere können mir helfen. Dann merke ich irgendwann, dass es mir wieder besser geht.

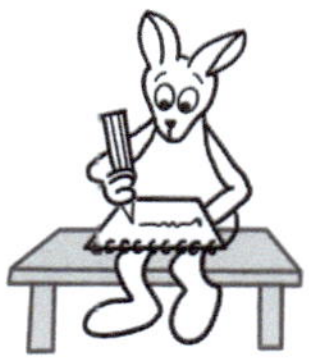

Dies macht mich traurig:

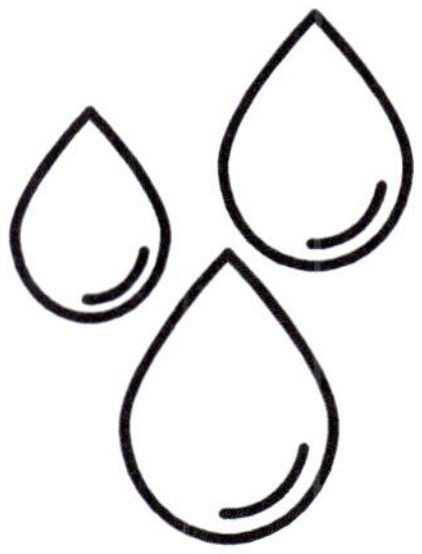

Wenn ich traurig bin, brauche ich:

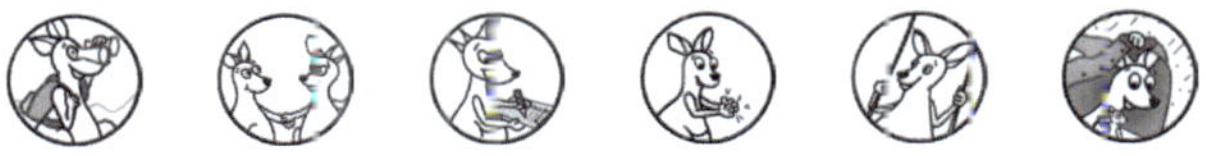

Und / Oder ich brauche das:

....

....

Dies macht mich traurig:

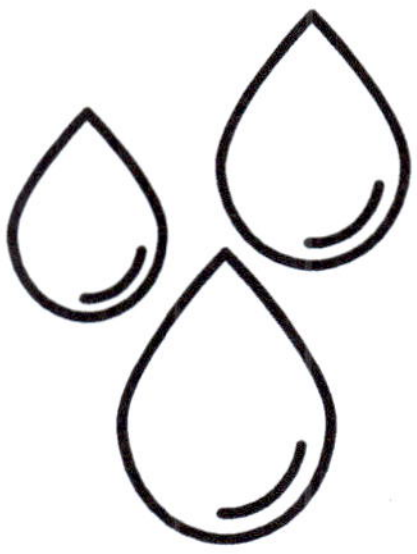

Wenn ich traurig bin, brauche ich:

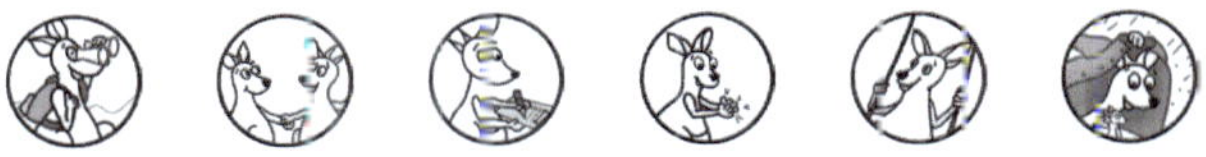

Und / Oder ich brauche das:

....

....

Lieblings-Tröster-Ausstellung

- **Beschreibung:** Die Aktion *Lieblings-Tröster* zieht sich über zwei Sitzungen. In der ersten Sitzung werden die Kinder gebeten, Gegenstände mitzubringen, die sie trösten oder sie an Trost erinnern. Dies kann alles sein, was dem Kind einfällt: ein Kuscheltier, Kleidung der Eltern, Fotos, Kissen … Die Kinder erzählen sich gegenseitig von tröstenden Momenten und erinnern sich, wie sich Trost anfühlt. Sie überlegen sich, was sie in einer Ausstellung zu den »Lieblings-Tröstern« zeigen könnten.
- **Ziel:** Die Kinder eruieren das Gefühl von Trost und erhalten durch die anderen Kinder neue Ideen, was sie noch trösten könnte.
- **Dauer**: 1. Sitzung: ca. 5 Minuten Ankündigung; 2. Sitzung: ca. 15 Minuten Durchführung
- **Material**: Stifte

Die Übung erklären

Sitzung 1: »Wir alle kennen Momente, in denen wir richtig traurig sind. Und alle haben unterschiedliches, was uns dann tröstet. Nächste Woche wollen wir eine Lieblings-Tröster-Ausstellung machen. Daher wäre es toll, wenn ihr mindestens einen Gegenstand mitbringt, der euch tröstet, oder euch an Trost erinnert. Was fällt euch spontan ein? … Ja genau, es können Kuscheltiere, Kleidung von euren Eltern, ein Foto von eurem Haustier oder ähnliches sein.

Sitzung 2: Nun wollen wir uns eure Lieblings-Tröster anschauen. Toll, dass ihr sie mitgebracht habt. Nacheinander könnt ihr nun erzählen, wie euer Lieblings-Tröster funktioniert und wie / wobei er euch schon geholfen hat.

Wie fühlt es sich an, getröstet zu werden? Was passiert in eurem Körper? Welche Gedanken und Gefühle sind da? Was tut ihr am liebsten? Hier können wir unsere Lieblings-Tröster ausstellen.

Nun könnt ihr überlegen, was ihr zu euren persönlichen Tröstern noch hinzufügen wollt.«

Alternative Ideen / Ergänzungen

- Sie könnten von den Lieblings-Tröstern auch ein Werbevideo machen, in dem die Kinder die einzelnen Tröster beschreiben.
- Es können auch Kurztexte über die Tröster geschrieben werden.

Lieblings-Tröster-Ausstellung

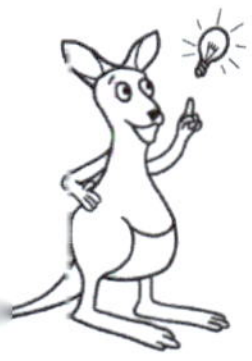

Das merk ich mir

Wenn ich traurig bin, brauche ich Trost. In unterschiedlichen Momenten habe ich unterschiedliche Tröster.

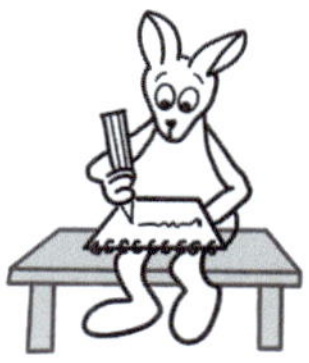

Name meines Lieblings-Trösters:

....

Er hilft immer, wenn …

....

....

....

Name meines Lieblings-Trösters:

....

Er hilft immer, wenn …

....

....

....

Name meines Lieblings-Trösters:

....

Er hilft immer, wenn …

....

....

....

Trostnest

- **Beschreibung:** Bei dieser ganzheitlichen Imagination baut sich jedes Kind eine gemütliche Ecke, ein Trostnest, in das es sich hineinkuschelt. Es darf sich Decken und Kissen nehmen, bis es sich möglichst wohl und geborgen fühlt. Sie machen ggf. leise ruhige Musik an und leiten das Kind durch die Trostnest-Imagination. Sie können dem Kind zur Verbesserung des Alltagstransfers noch ein Trostfell geben (**AB 41** »Trostfell«).
- **Ziel:** Das Empfinden von Trost und Geborgenheit wird vertieft erlebt und anschließend reflektiert. Durch das Erleben in der Gruppe wird auch das Zugehörigkeitsgefühl verstärkt.
- **Dauer**: ca. 15 Minuten
- **Material**: Decken, Kissen, Felle, ggf. Matratzen, ruhige Musik

Die Übung erklären

»Manchmal, wenn wir traurig sind, wollen wir uns in eine gemütliche, sichere Ecke verkriechen. So wie ein gemütliches sicheres Nest von kleinen Entenküken. Eine solche Ecke dürft ihr euch jetzt bauen. Jedes Kind kann sich eine Ecke suchen und sich einige der Decken und Kissen nehmen. Dort könnt ihr euch so richtig gemütlich einkuscheln. Legt alles so zurecht, dass ihr euch kuschelig und wohl fühlt. Jetzt gebe ich euch noch ein Trostfell. Mit dem könnt ihr auch kuscheln. Dann mache ich eine Musik an. Hört mal, was euch dazu einfällt. Dann erzähle ich euch eine Trostnest-Geschichte.

(Sie leiten durch die Imagination.)

Wie ist es euch ergangen? Wie hat es sich im Trostnest angefühlt? Hier habt ihr ein Blatt, auf das ihr entweder eure Trosterinnerung malen könnt oder etwas, was zu dem Trostnest passt.«

Alternative Ideen / Ergänzungen

Sie können die Übung auch im Kreis auf Stühlen oder Matten machen, wenn Sie nicht genügend Decken und Kissen haben.

Trostnest

Übung • Trostnest-Imagination

Ein noch kleines, graues, flauschiges Entenküken schwamm auf einem See und spielte am Ufer mit seinen Geschwisterentchen, die alle gelb waren. Irgendwann begannen sie, das kleine graue Entchen zu ärgern: »Du bist gar nicht so hübsch wie wir, mit dir wollen wir nicht spielen.« Traurig schwamm das graue Entchen zurück zu seinem Nest. Da saß schon seine Mama und es kuschelte sich unter ihre Flügel. Es spürte, wie es sich warm und weich anfühlte, es schmiegte sich immer näher an. »Es ist alles gut – ich habe dich lieb«, flüsterte die Mama und streichelte mit ihren weichen Flügeln über den Rücken des grauen Entleins. Es konnte sich immer mehr entspannen und war irgendwann ganz ruhig, zufrieden und glücklich.

Auch du hast gerade angefangen, dir ein Nest zu bauen. Stell dir vor, du trägst dein Nest jetzt an deinen Lieblingsort, einen Ort, an dem du dich ganz wohl und zufrieden fühlst. Genau da baust du dein Nest weiter. Ruckle und kuschle dich so zurecht, dass es ganz gemütlich ist. Du kannst alles verändern, was das Nest gemütlicher macht. Wie warm soll das Nest sein? Verändere die Wärme so, dass es angenehm warm ist. Woraus ist das Nest? Aus warmen, weichen Federn? Oder aus Wolle, Stoff oder etwas anderes? Verändere das Nest so, dass es ganz gemütlich ist. Ruckle und kuschle dich so zurecht, dass es ganz gemütlich ist. Was riechst du in dem Nest? Vielleicht riecht es nach einer lieben Person? Oder einem guten Duft? Verändere den Duft so, dass er angenehm ist.

Was hörst du in dem Nest? Verändere die Geräusche so, dass sie angenehm sind. Und wer darf mit dir im Nest sein? Du bestimmst, wer mit dir in das Nest kommen darf. Alle anderen bleiben draußen. Und welche tröstenden Worte hörst du? Verändere alles noch so, dass es ganz angenehm ist und genieße dein Trostnest. Spüre, welcher Teil des Körpers sich besonders wohlfühlt. Welche angenehmen Gefühle spürst du? Welche schönen Gedanken sind da?

Mit deinem Trostfell kannst du jetzt nochmal über deine Beine streicheln, über deinen Bauch, über deine Arme und über dein Gesicht. Es kann dich in Zukunft immer an dein Trostnest erinnern. Du packst es in deine Hosentasche, bewegst deine Arme und Beine, atmest einmal tief ein und aus, machst die Augen auf und bist wieder ganz hier in unserem Raum. Lasst uns alle aufstehen und uns bewegen und dreimal Hampelmann machen. Dann können wir uns wieder setzen.

Trostnest

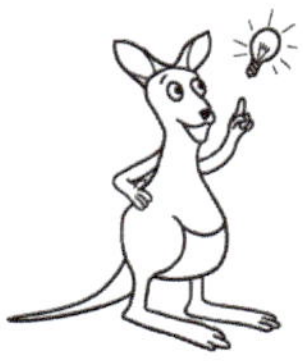

Das merk ich mir

Wenn ich traurig bin, kann ich mich an mein Trostnest erinnern oder mir ein Trostnest bauen.

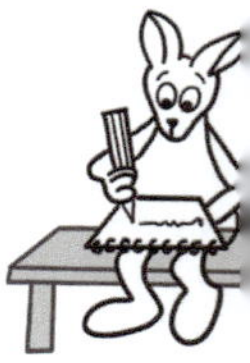

Dieses Bild erinnert mich an mein Trostnest:

An welchem Ort könntest du dir ein Trostnest bauen?

....

Was könntest du alles in dein Trostnest einbauen?

....

....

....

Trostfell

- **Beschreibung:** Bei dieser Intervention bekommen die Kinder ein kleines Stückchen weiches Fell oder weichen Stoff. In einem kleinen Rollenspiel können sie damit ein kleines Kuscheltier oder eine Puppe trösten. Anschließend können sie ausprobieren, wie sie sich selbst damit trösten können. In einer kurzen Entspannungseinheit können sie ausprobieren, an welchen Körperstellen ihnen das weiche Fell am angenehmsten ist. Selbstverbalisation, Körperempfinden, Verhalten und Emotionen werden gleichzeitig aktiviert.
- **Ziel:** Die Kinder erleben, wie sie andere (stellvertretend das Kuscheltier) trösten können und anschließend, wie sie sich selbst trösten können. Sie empfinden Trost ganzheitlich und verbessern ihre Selbstregulation.
- **Dauer**: ca. 15 Minuten
- **Material**: kleine Stoffstücke, Fleece, Nickistoff, Schere, Pappe

Die Übung erklären

»Wenn wir traurig sind, brauchen wir jemanden, der uns tröstet. Wie dieser kleine Hase, er schaut ganz traurig *(Sie spielen vor):* ›Komm mal her kleiner Hase, du siehst ja ganz traurig aus, oder täusche ich mich? Möchtest du ein bisschen auf meinen Arm kommen? Ein bisschen kuscheln? *(Sie nehmen ihn auf den Arm und streicheln ihn.)* Du bist nicht allein! Ich bin ja bei dir! Schau mal, ich habe ein kleines Fell, möchtest du damit ein bisschen kuscheln?‹ Nun habe ich hier viele traurige Tierchen, die von euch getröstet werden wollen. Und auch viele Trostfelle. Jedes Kind kann nun das eigene Tierchen trösten. *(Kinder trösten.)*

Ihr habt echt super getröstet, den Tierchen geht es nun bestimmt viel besser! Wie war das für euch? Wie hat es sich angefühlt zu trösten? Nun dürft ihr die Trostfellchen für euch selbst ausprobieren. Sucht euch mal einen Platz im Raum, an dem ihr euch wohl fühlt. Ihr könnt euch hinsetzen oder hinlegen, so wie es sich für euch gut anfühlt.

(Sie leiten die Kinder durch die Imagination.)

Wie ist es euch ergangen? Wie hat es sich angefühlt? An welchen Stellen war das Trostfellchen für euch am angenehmsten? Welche lieben Sätze habt ihr in euer Trostfellchen eingerollt? Wir schreiben sie auf kleine Zettel und rollen sie ein. Alternativ dürft ihr die Sätze auch auf eine kleine Pappe schreiben und das Fellchen draufkleben.«

Alternative Ideen / Ergänzungen

- Wenn die Gruppe sehr unruhig ist, kann die Entspannung zunächst weggelassen werden und nur Sätze gesammelt werden.
- Wenn Sie bei einer unruhigen Gruppe zwei Therapeut:innen sind, können Sie die Gruppe teilen und nur mit denen, die Trostfelle gemütlich und ruhig ausprobieren wollen, dies auch tun, während die anderen den Raum für eine Zeit verlassen.

Trostfell

Übung • Trostfell-Entspannung

»Nun dürft ihr die Trostfellchen auch für euch selbst ausprobieren. Sucht euch einen Platz im Raum, wo ihr euch wohlfühlt. *(Sie machen ruhige Musik an.)* Nun kannst du deine Augen zumachen oder einfach auf einen Punkt schauen, der schön aussieht. *(Sie sprechen ruhig und mit Pausen.)* Nimm dein Fellchen in die Hand und fühle einfach mal, wie es sich anfühlt. Wie fühlt es sich zwischen den Fingern, auf den Handinnenflächen, auf dem Handrücken an? Spüre, wo es besonders schön und angenehm ist *(etwas Zeit geben).*Nun kannst du mit dem Fell über deine Arme streichen, bis zum Oberarm. Am Oberarm kannst du einfach ein bisschen hoch- und runterstreicheln *(etwas Zeit geben).* Nun kannst du über den anderen Arm streichen. Spüre, wo es besonders schön und angenehm ist *(etwas Zeit geben).* Streiche über deinen Bauch, vielleicht im Uhrzeigersinn um deinen Nabel. Spüre, wo es besonders schön und angenehm ist *(etwas Zeit geben).* Und nun über den einen Oberschenkel bis zum Fuß. Spüre, wo es besonders schön und angenehm ist *(etwas Zeit geben)* und nun zum anderen Oberschenkel bis zum Fuß. Spüre, wo es besonders schön und angenehm ist *(etwas Zeit geben).* Nun kannst du mit dem Fellchen deinen Rücken streicheln. Spüre, wo es besonders schön und angenehm ist *(etwas Zeit geben).* Und nun deinen Nacken und deinen Kopf, die Wangen, die Stirn entlang. Spüre, wo es besonders schön und angenehm ist *(etwas Zeit geben).* Nun hat das Fellchen deinen ganzen Körper kennengelernt. Leg es nun an die Stelle deines Körpers, an dem es am angenehmsten für dich ist. Und stell dir vor, du hörst liebe Sätze. Welche Sätze hörst du, die dir guttun? Diese Worte und Sätze wickelst du in das Trostfellchen ein und steckst es in deine Hosentasche. Nun bewege deine Arme und Beine, atme tief ein und aus und öffne dann die Augen. Nun bist du wieder mit deiner ganzen Aufmerksamkeit hier im Raum.

Trostfell

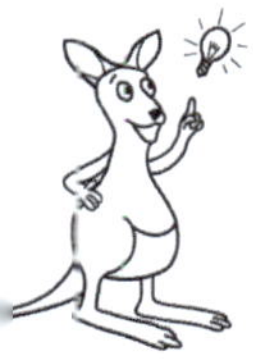

Das merk ich mir

Wenn ich traurig bin, kann mir mein Trostfell helfen. Ich kann mir auch freundliche Sätze sagen.

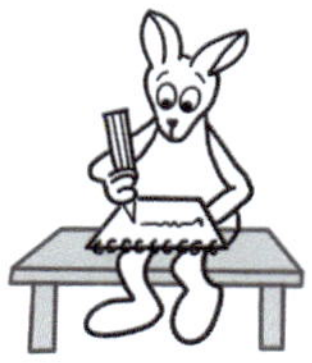

Wenn ich mit meinem Trostfell kuschle, finde ich diese Stellen am angenehmsten:

....

....

Male die Fellchen an die angenehmsten Stellen:

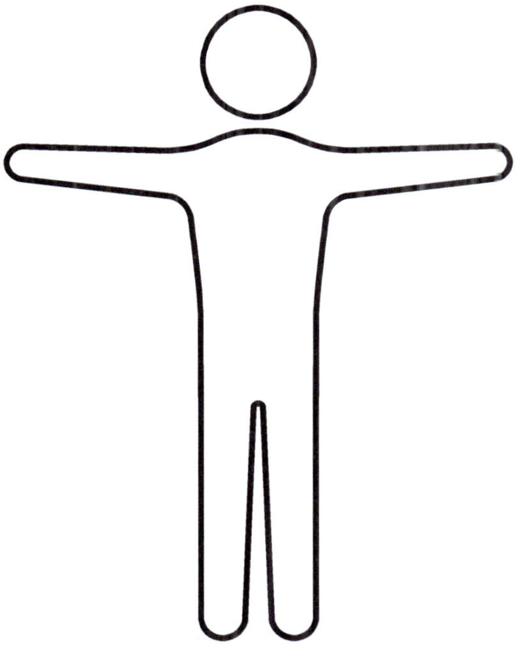

Diese lieben Sätze kann ich mir sagen, wenn ich mein Trostfellchen brauche:

....

....

....

AB 44 • E

Familien-Tränen

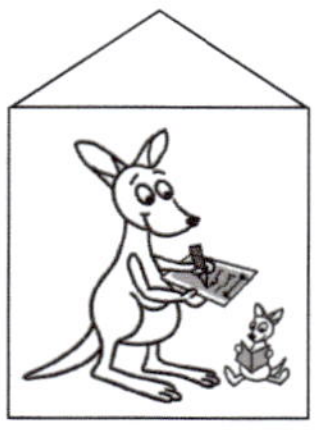

Das merk ich mir

Es gibt traurige oder verletzende Momente im Leben. In solchen Momenten reagiert jeder Mensch unterschiedlich. Wenn wir wissen, was wir in diesen Momenten brauchen, können wir dies anderen mitteilen und dafür sorgen, dass wir mehr davon bekommen.

Dies macht .... traurig:

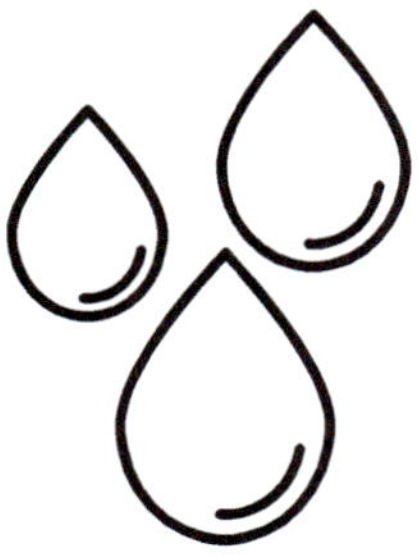

Wenn ich traurig bin, brauche ich:

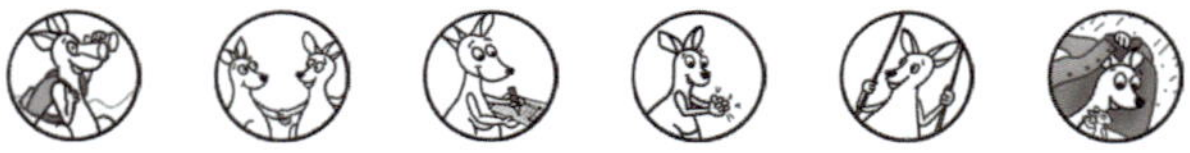

Und / Oder ich brauche das:

....

....

Dies macht .... traurig:

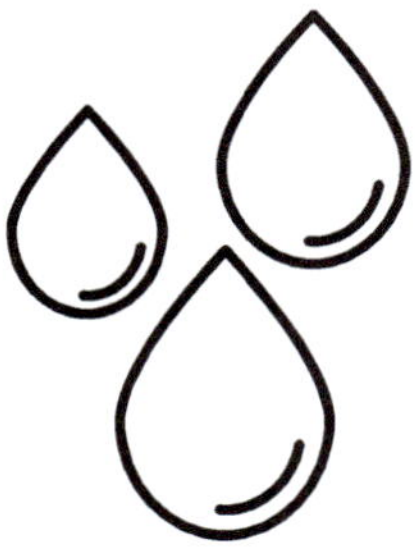

Wenn ich traurig bin, brauche ich:

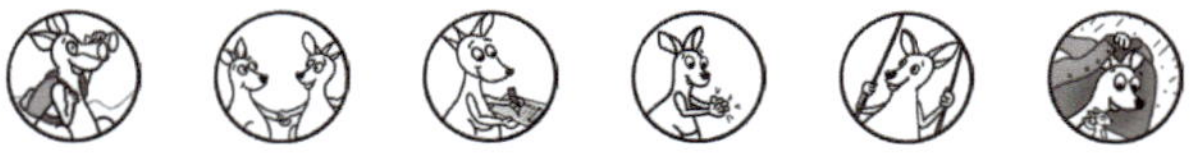

Und / Oder ich brauche das:

....

....

Familien-Trost-Ecke

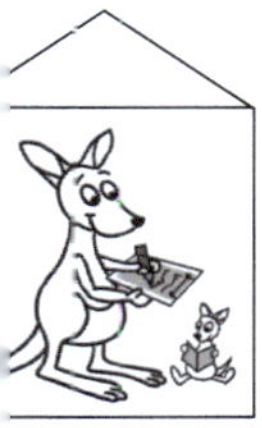

Das merk ich mir

Jede:r in der Familie braucht mal Trost. Tauschen Sie sich darüber aus, welche Gegenstände Sie am besten trösten. Erstellen Sie eine Kiste oder Ecke mit »Tröstern«, die die einzelnen Personen Ihrer Familie aufsuchen können. Gestalten Sie diese Ecke besonders reizvoll und schön.

Unser Familienplan:
Wir gestalten:

☐ eine Familien-Trost-Ecke ☐ eine Familien-Trost-Kiste ☐ ....

Folgende Gegenstände sind als Lieblings-Tröster vorhanden:

Lieblings-Tröster von .... sind:

....

....

Lieblings-Tröster von .... sind:

....

....

Lieblings-Tröster von .... sind:

....

....

Lieblings-Tröster von .... sind:

....

....

7 Bewältigungsmodi und strafende / fordernde Modi

Auch wenn sowohl Bewältigungsmodi als auch strafende und fordernde Modi bei Erwachsenen häufiger auftreten als bei Kindern, entstehen diese bereits in der Kindheit. Sie sind in manchen Fällen schon bei Kindern im Vorschulalter zu beobachten. Die Bewältigungsmodi Vermeidung, Überkompensation und Erduldung zeigen sich immer dann, wenn Kinder schmerzhafte, verletzliche oder unangenehme Gefühle nicht zeigen oder fühlen möchten.

Vermeidung zeigt sich bei Kindern zum Beispiel durch:

- Schüchternheit, Rückzug, Zurückhaltung
- Schul- oder Sozialverweigerung
- übermäßigen Medienkonsum
- Suchtverhalten
- Rückzug in Traumwelten
- …

Überkompensation zeigt sich bei Kindern zum Beispiel durch:

- Dominanz im Spiel
- Kontrolle über Freunde und / oder Familie
- Cliquenbildung und Mobbing
- Lästern und Petzen
- …

Erduldung zeigt sich bei Kindern zum Beispiel durch:

- geringen Ausdruck von Emotionen
- angepasstes, »liebes« Verhalten
- Orientierung an Erwachsenen
- dienendes, folgsames Verhalten
- …

Die Gefahr von Bewältigungsmodi bei Kindern

Das kindliche Verharren in Bewältigungsmodi hat zur Folge, dass die kindlichen Bedürfnisse nicht erkannt und oft dadurch nicht gestillt werden. Die Entwicklung der Kinder ist dadurch deutlich in Gefahr, wichtige unbeschwerte Erfahrungen, positive Lebens- und Beziehungserfahrungen werden weniger gemacht, Neugierde wird reduziert. Die Entwicklung negativer Schemata wird begünstigt.

Strafende und fordernde Modi bilden sich ebenfalls im Kindesalter, sodass auch diesen Beachtung geschenkt werden sollte.

Ursachen für die Entstehung von strafenden oder fordernden Modi im Kindesalter können sein:

- ausgesprochene oder unausgesprochene Ansprüche von Bezugspersonen
- abwertendes und strafendes Verhalten von Bezugspersonen
- mangelnde Struktur oder Fürsorge durch Bezugspersonen
- Modellverhalten von Bezugspersonen
- eigene hohe Ansprüche des Kindes
- heterogenes Begabungsprofil
- gesellschaftliche Anforderungen
- …

Hier ist es wichtig, den Kindern schon frühzeitig zu positiven Selbstüberzeugungen und angemessenen Ansprüchen an sich selbst zu verhelfen.

Arbeitsmaterial

Vermeidender Modus

AB 46 Zitterpartie
In diesem beliebten Spiel lernen die Kinder körperliche Aspekte und angstauslösende Situationen kennen. Sie erkämpfen sich einen Sitzplatz, weil ein Stuhl in der Runde fehlt.

AB 47 Mein Angst-Steckbrief
Edukativ erfahren die Kinder auch die protektiven Facetten von Angst und schreiben ihre Angstreaktionen auf einen Steckbrief. Die Kinder können untereinander raten, wer welchen Steckbrief gemacht hat.

AB 48 Familien-Angst-Steckbriefe
Dieses Arbeitsblatt ermutigt Familien, über das Thema Angst ins Gespräch zu kommen. Einzelne Familienangehörige beschreiben, wie sich ihre Angst anfühlt.

AB 49 Vertrauensbrett
Bei dieser Vertrauensübung erfahren die Kinder, wie sie von der Gruppe tatsächlich aufgefangen und getragen werden. Sie ist sehr beliebt und wertvoll, kann aber nur mit guter Vorbereitung und zuverlässigen, disziplinierten Gruppen durchgeführt werden. Ansonsten werden auch Alternativen erklärt. Auf dem zugehörigen Kinder-Arbeitsblatt schreiben die Gruppenmitglieder, wie sehr sich ihre Angst reduziert hat und welche Mut-Sprüche helfen.

AB 50 Mein Mut-Anhänger
Bei dieser Aktion basteln die Kinder Anhänger mit einem Mutspruch, der es ihnen erleichtern soll, Ängste zu überwinden.

AB 51 Mein Mut-Spruch
Auf dem Arbeitsblatt schreiben die Kinder positive Selbstinstruktionen, die ihnen Mut machen und helfen, Ängste zu überwinden.

AB 52 Familien-Mut-Spruch
Auf diesem Elternbogen schreiben Angehörige die Sätze, die ihnen helfen, Ängste zu überwinden.

Erduldender Modus

AB 53 Versteck-Decke

Bei dieser Übung verstecken sich die Kinder unter einer Decke und sammeln Momente, in denen sie gerne unsichtbar wären, nicht auffallen wollen und sich anpassen. Sie üben dann, sich zu zeigen und spüren, wie es sich anfühlt, den erduldenden Modus zu verlassen.

Überkompensierender Modus

AB 54 Power-Maske

Bei der Bastelaktion erkennen die Kinder, wann sie besonders mächtig / stark auftreten, um ein verletztes, schwaches Gefühl nicht zu spüren. Sie bemalen eine Maske mit dem, was zu dem Stark-Sein passt, und kleben es auf ein trauriges Gesicht.

AB 55 Masken-Theater

Kinder spielen zunächst Situationen nach, in denen Überkompensation vorkommt. Im zweiten Schritt spielen sie eine neue Lösung, in der ihr Bedürfnis befriedigt ist.

Strafender und fordernder Modus

AB 56 Klein- und Großmacher-Schild

Die Kinder benennen ihre strafenden und fordernden negativen Selbstverbalisationen (Kleinmacher) und schreiben diese auf die rote Seite eines Schildes. Auf die grüne Seite schreiben sie korrigierende, positive Selbstverbalisationen (Großmacher), sodass strafende und fordernde Anteile begrenzt und korrigiert werden.

AB 46 • T

Zitterpartie

- **Beschreibung:** In diesem aktivierenden Gruppenspiel lernen die Kinder verschiedene Aspekte von Vermeidung und Angst kennen. Sie erfahren spielerisch Momente, die Angst aktivieren können. Dafür sitzen die Kinder in einem Kreis, in dem ein Stuhl fehlt. Eine Person hat somit keinen Stuhl und darf sich in die Mitte des Kreises stellen. Durch die Aufforderung »Alle, die Angst haben, wenn sie *(z. B.)* von einem 3-Meter-Brett springen müssen«, stehen die Kinder auf, die sich angesprochen fühlen, und tauschen die Plätze. Wird ein Platz frei, setzt sich das Kind aus der Mitte schnell dorthin und ein anderes Kind steht in der Mitte.«
- **Ziel:** Die Kinder lernen, dass es viele Gründe gibt, die einem Angst machen können, und dass sie mit ihren Ängsten nicht alleine sind.
- **Dauer**: ca. 10 Minuten
- **Material**: Stühle

Die Übung erklären

»Es gibt viele Momente, die einen vor Angst zittern lassen oder in denen man die Angst auf andere Weise spürt. Wie kann man Angst noch spüren als durch Zittern? Ja genau, z. B. durch Bauchweh, nasse Hände oder ganz doofe Gedanken. Nun spielen wir das Spiel *Zitterpartie*. Dafür nehmen wir einen Stuhl weg, sodass ich keinen habe. Da ich nicht die ganze Zeit stehen will, wechseln jetzt alle Kinder die Plätze, die auch Angst haben, wenn sie (z. B.) vom 3-Meter-Brett ins Wasser springen sollen. Sobald einige aufstehen, schnappe ich mir einen Platz und ein anderes Kind kann in der Mitte sagen: ›Alle, die auch durch xy ins Zittern kommen, tauschen die Plätze.‹ Dann schnappt sich das Kind auch einen Platz und jemand anderes ist dran.«

Alternative Ideen / Ergänzungen

- Das Spiel ist bei Kindern sehr beliebt und kann auch als Kennenlernspiel gespielt werden.
- Mit anderem Titel kann das Spiel auch zur Einführung jeder anderen Emotion eingesetzt werden. »Alle, die es auch wütend macht, dass …, tauschen die Plätze!«

Mein Angst-Steckbrief

- **Beschreibung:** Psychoedukativ erarbeiten Sie die funktionalen Aspekte von Angst und lassen die Kinder Steckbriefe zu ihrer persönlichen Angst ausfüllen, ohne dass sie zunächst ihren Namen auf den Steckbrief schreiben. Die Steckbriefe werden dann aufgehängt und die Kinder raten, welcher Steckbrief zu welchem Kind gehört.
- **Ziel:** Die Kinder lernen die verschiedenen Aspekte von Angst und Vermeidung kennen, auch die protektiven. Ferner merken sie, dass sie mit ihrer Angst nicht alleine sind.
- **Dauer**: ca. 15 Minuten
- **Material**: Stifte, Papier

Die Übung erklären

»Ein bisschen was wissen wir ja schon über Angst und Vermeidung. Es fühlt sich nicht so toll an, wenn wir Angst haben oder etwas vermeiden wollen, aber eigentlich ist es auch supergut, dass es so etwas wie Angst gibt.

Stellt euch mal vor, wir hätten gar keine Angst, was würde dann passieren? Wovor schützt uns Angst denn? *(Auf Antworten warten.)* Ja, genau, vor lebensbedrohlichen oder anderen Gefahren. Wenn wir in Gefahr sind, ist es sehr gut, wenn wir vermeiden oder flüchten. Aber manchmal gewöhnen wir uns daran und dann haben wir auch Angst, wenn gar nichts passieren würde. Warum ist Angst dann manchmal richtig doof? Was verpassen wir, wenn wir ganz viel vermeiden?

Hier habe ich Angst-Steckbriefe, mit denen wir ein Ratespiel machen wollen. Ihr füllt sie heimlich aus, ohne dass es die anderen sehen und ohne, dass ihr euren Namen darauf schreibt. Dann hängen wir sie hier an die Wand und raten, welcher Steckbrief zu wem gehört.

Los geht's, ihr habt fünf Minuten Zeit.«

Alternative Ideen / Ergänzungen

- Wenn die Kinder noch nicht so gut schreiben können, können Sie ihnen helfen oder die Kinder malen stattdessen.
- Wenn nicht genug Kinder in der Gruppe sind, können Sie selbst auch einen Steckbrief ausfüllen. Fünf bis sechs Steckbriefe wären gut, sonst ist es langweilig, zu raten.
- Das Raten kann auch weggelassen werden, wenn die Gruppe nicht so vertraut miteinander ist und es besser erscheint, dass die Kinder die Informationen »privat« halten.
- Die Bögen können auch zirkulär ausgefüllt werden: Die Kinder können sich zu zweit interviewen und dann den Steckbrief für das andere Kind ausfüllen.

Mein Angst-Steckbrief

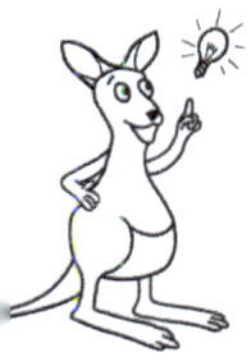

Das merk ich mir

Angst und Vermeidung kennt zum Glück jeder Mensch. Das ist gut, weil sie uns schützen, wenn wir in Gefahr sind. Aber oft vermeiden wir etwas, auch wenn gar nichts passieren würde. Dann verhindert das Vermeiden schöne Momente, neue, heilsame Erfahrungen und eine gesunde Entwicklung.

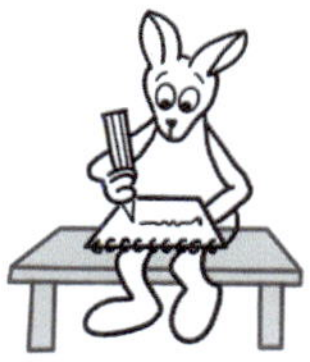

Mein Angst-Steckbrief

Meine Angst ist gut, wenn:

....

....

....

Meine Angst ist blöd, wenn:

....

....

....

Ich will am liebsten vermeiden, wenn:

....

....

....

Im Körper merke ich:

....

....

....

Meine Gedanken sind bei Angst:

....

....

....

....

....

Ich fühle mich:

....

....

....

....

Am liebsten würde ich dann:

....

....

....

....

AB 48 • E

Familien-Angst-Steckbriefe

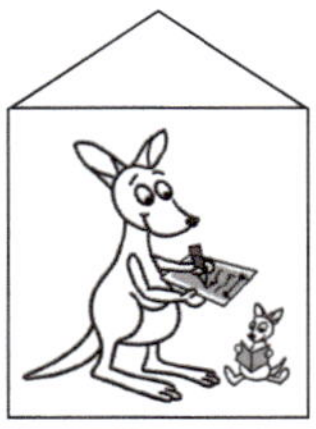

Das merk ich mir

Angst und Vermeidung gehören zum Leben, schützen vor Gefahr, aber können auch Entwicklung und neue Erfahrungen verhindern. Daher ist es hilfreich, Angst und Vermeidung gut zu kennen.

Angst-Steckbrief von:

Hiervor habe ich Angst:

....

....

....

....

....

....

Hieran spüre ich Angst:

....

....

....

....

....

....

In diesen Momenten hilft mir Angst:

....

....

....

....

....

....

Hier ist meine Angst nicht so gut:

....

....

....

....

....

....

Vertrauensbrett

▶ **Beschreibung:** Diese Vertrauensübung setzt eine vertrauensvolle Gruppe voraus, die mindestens aus fünf Kindern und zwei Erwachsenen besteht, die diszipliniert und konzentriert sind. Ist dies nicht der Fall, können Sie die unten aufgeführten Alternativen umsetzen. Sie üben mit den Kindern im Stehen, wie sich Köperspannung anfühlt. In der Übung steht ein Kind mit guter Körperspannung auf einem Stuhl (oder sogar Tisch). Vor ihm steht sich die Gruppe in zwei Reihen gegenüber. Jeweils eine:r der Partner:innen (möglichst der/die Stärkere von beiden) streckt beide Hände mit den Handflächen nach oben vor sich aus. Die andere Person fasst von oben auf die Unterarme. So entsteht ein menschliches Auffangnetz. Als Erwachsene stehen Sie direkt am Stuhl und geben die »Kommandos«. Erst prüfen Sie die Körperspannung des Kindes (Steht es wie ein Brett?). Dann, ob die Gruppe so steht, dass sie das Kind auffangen kann. Das Kind fragt, ob alle bereit sind. Wenn ja, dann geben Sie das »Go«, dass sich das Kind langsam nach vorne kippen lassen darf. Die Gruppe hält das Kind kurz, bevor Sie es auf die Füße stellen, es loben und fragen, wie es für das Kind war. Alle Kinder, die wollen, kommen nacheinander dran. In der Anschlussreflexion lassen Sie die Kinder die Angststärke skalieren, führen positive Selbstinstruktionen ein. Jedes Kind, das will, darf die Übung ein zweites Mal durchführen.

Es ist wichtig, diese Übung konzentriert und standardisiert durchzuführen. Sobald das gewährleistet ist, ist sie aber ungefährlich und sehr wertvoll. Die Kinder haben große Freude daran und lernen sehr effektiv, Angst zu reduzieren.

▶ **Ziel:** Durch das Vertrauensspiel wird die Angst aktualisiert, spürbar gemacht und im geschützten Rahmen überwunden. Angst wird abgebaut und Vertrauen aufgebaut. Die Wirkung von positiver Selbstinstruktion wird erlebt.

▶ **Dauer**: ca. 20 Minuten

▶ **Material**: Stuhl oder Tisch

Die Übung erklären

»Heute wird es sehr spannend und auch ein bisschen gefährlich. Die Übung, die wir machen, ist so etwas wie eine Mutprobe. Sie heißt *Vertrauensbrett* und wir können sie nur machen, wenn alle ruhig mitmachen und wir uns auf alle verlassen können. Seid ihr dafür bereit? In der Übung dürft ihr alle nacheinander zu Brettern werden, die umkippen und von der Gruppe aufgefangen und getragen werden. Das funktioniert nur, wenn alle ganz fest sind – wie Bretter.

Steht mal alle auf und macht euren ganzen Körper fest wie Bretter. Das Gegenteil können wir auch mal probieren. Macht euch mal schwer und weich wie ein Mehlsack … da wackelt alles rum. Den können wir nicht tragen. Also müssen wir nochmal jeden Muskel anspannen, damit wir fest sind wie ein Brett. Nun legt ihr alle eure Uhren oder Armbänder ab und wir stellen uns in zwei Reihen gegenüber. Jedes Kind hat einen Partner. Die eine Person streckt jetzt wie ich beide Unterarme vor sich aus, sodass die Hände nach oben zeigen. Die zweite Person fasst von oben auf die Unterarme. Wenn das alle machen, sind wir eine Leiter mit lauter festen Leitersprossen.

Vertrauensbrett

Nun darf sich ein Kind auf den Stuhl stellen – mit dem Gesicht zu uns. Erst wenn ich die Positionen von allen geprüft habe, darf das Kind gerade und angespannt wie ein Brett umkippen. Und wir fangen es auf. Die Prüfung geht immer so: (1) Ich teste, ob das »Kipp-Kind« fest ist wie ein Brett. (2) Das Kind fragt uns: ›Seid Ihr bereit?‹ Ihr prüft, ob alle Arme stabil sind und an der richtigen Stelle und sagt ›Ja!‹. (3) Dann erlaube ich dem Kind, dass es kippen darf. Wichtig ist, dass ihr fest wie ein Brett bleibt. Dann kann euch nichts passieren. Ich und xy *(Name des Kipp-Kindes)* stehen ganz vorne bei euch. Sobald ihr auf unseren Armen seid, halten wir euch einen Moment und stellen euch dann auf die Füße. Wer von euch mag beginnen? *(Sie wiederholen die Übung mit allen Kindern, die wollen – aber nicht häufiger als fünfmal, weil es sonst zu anstrengend für die haltenden Kinder wird.)* Wow, super, nun habt ihr es geschafft. Jedes Kind, was oben steht, hat Angst, das ist ganz normal! Wenn ihr euch eine Leiter vorstellt, wie hoch war eure Angst? 0 = gar keine Angst, 10 = extrem große Angst Woran habt ihr die Angst gemerkt? Was habt ihr befürchtet? Wenn man Angstgedanken hat, kann man sich auch Mut zusprechen mit Mut-Gedanken. Mut-Gedanken machen die Angst kleiner. Welche Mut-Gedanken fallen euch ein? *(z. B. ›Ich schaff das!‹ oder ›Die halten mich‹ oder ›Gott passt auf mich auf‹).* Nun sucht sich jedes Kind seinen Lieblings-Mut-Satz und darf den mal nennen. Wer möchte, darf die Übung nochmal machen. Es funktioniert genau gleich, aber bevor das Brett kippt, sagt ihr laut euren Mut-Satz, okay? Wer möchte beginnen? *(Sie wiederholen die Übung bis alle Kinder, die nochmal wollen, nochmal dran waren.)* Nun interessiert mich, wie hoch eure Angst beim zweiten Mal mit dem Mut-Spruch war. Ganz oft wird die Angst kleiner, wenn wir uns etwas zutrauen und uns Mut-Sätze sagen.«

Sicherheitsaspekte

- Alle Uhren müssen abgelegt werden. Das »Kipp-Kind« zieht die Schuhe aus.
- Als Erwachsene stehen Sie direkt neben dem Kind und regulieren die Entfernung, damit Sie die Körpermitte des Kindes halten.
- Die Kinder dürfen nur nach vorne kippen. Manche wollen lieber rückwärts, aber dabei ist die Spannung schwerer zu halten und es besteht die Gefahr, dass die Kinder mit dem Po einknicken und durch die Arme rutschen.
- Sollte die Gruppe zu groß sein, sollten Sie diese teilen. Es reichen drei Paare zum Auffangen, als Erwachsene müssen Sie immer dabei sein.
- Die Kinder dürfen nicht mehr als fünfmal nacheinander auffangen, sonst wird es zu anstrengend. Daher darf die Übung pro Kind auch nur zweimal wiederholt werden. Oft möchten die Kinder die Übung öfter wiederholen, weil es ihnen Spaß macht.
- Führen Sie die Übung nur durch, wenn Sie sich sicher fühlen.

Alternative Ideen / Ergänzungen

- Wenn die Situation nicht sicher genug ist, kann sich die Gruppe auch hinter ein stehendes Kind stellen. Dabei berühren sie den Rücken des Kindes und das Kind darf sich – ebenfalls als Brett – vorsichtig nach hinten kippen lassen. Die Kinder halten das stehende Kind.
- Oder die Gruppe stellt sich in einen engen Kreis und alle halten die Unterarme vor sich. Ein Kind in der Mitte darf sich als Brett langsam etwas nach vorne oder hinten kippen. Die Gruppe hält das Kind.

Vertrauensbrett

> **Wenn ein Kind sich nicht traut:**
>
> Sie können das Kind ermutigen, aber nicht drängen. Loben Sie auch den Mut, »Nein« zu sagen.
>
> Das Kind darf auch in der zweiten Runde das erste Mal einsteigen, wenn es sich dann erst traut. Es ist in Ordnung, wenn es vielleicht erst in den nächsten Wochen den Mut findet. Oft sind die Kinder sehr hin- und her gerissen, weil es sie doch reizt.
>
> Sie können auch die Höhe variieren oder auf dem Boden Kissen auslegen.

Checkliste zur sicheren Durchführung

- ☐ Mindestens zwei Erwachsene und vier Kinder zum Halten sind da.
- ☐ Die Kinder sind diszipliniert.
- ☐ Körperspannung wurde geübt und wird beherrscht.
- ☐ Der Haltegriff wurde geübt und wird beherrscht.
- ☐ Die Uhren und andere feste Armbänder wurden abgelegt.
- ☐ Das kippende Kind hat die Schuhe ausgezogen.
- ☐ Der Ablauf der Übung wurde ausführlich und verständlich besprochen.

Instruktionen in der ersten Runde, wenn alle bereitstehen:

(1) Zu dem »Kipp-Kind«: »Bist du fest wie ein Brett? «
(ggf. fragen, ob Sie die Muskelspannung an Arm oder Bein durch Berühren prüfen dürfen)

(2) Zu den haltenden Kindern: »Seid ihr bereit?«
(die Griffe nochmal anschauen)

(3) Zu dem »Kipp-Kind«: »Dann darfst du dich jetzt nach vorne kippen und dabei deinen Körper weiterhin anspannen.«.

Instruktionen in der zweiten Runde, wenn alle bereitstehen:

(4) Zu dem »Kipp-Kind«: »Bist du fest wie ein Brett? «
(ggf. fragen, ob Sie die Muskelspannung an Arm oder Bein durch Berühren prüfen dürfen)

(5) Zu den haltenden Kindern: »Seid ihr bereit?«
(die Griffe nochmal überprüfen)

(6) Zu dem »Kipp-Kind«: »Sag deinen Mut-Spruch!«

(7) Zu dem »Kipp-Kind«: »Dann darfst du dich jetzt nach vorne kippen und dabei deinen Körper weiterhin anspannen.«.

Vertrauensbrett

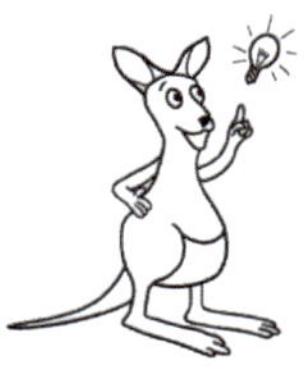

Das merk ich mir

Wenn ich mich was traue, wird meine Angst kleiner. Das habe ich beim Spiel »Vertrauensbrett« gemerkt.

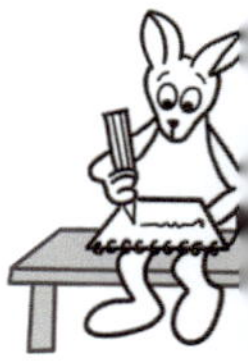

Meine Angst vor dem ersten »Fall«:

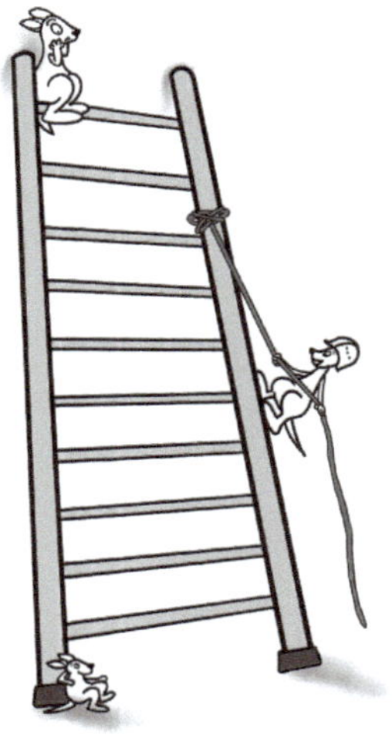

10
ganz hoch

0
ganz wenig

Meine Angst vor dem zweiten »Fall«:

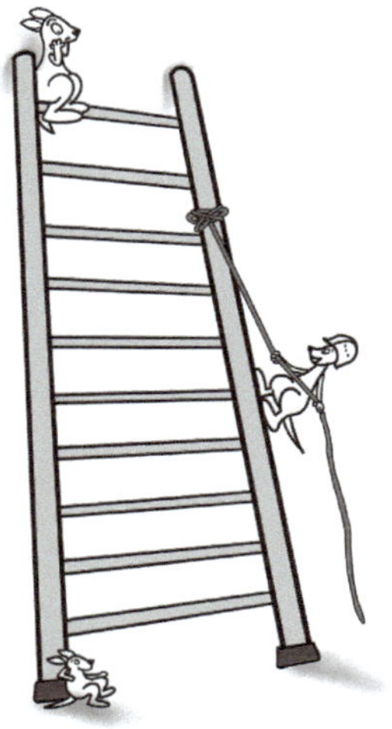

10
ganz hoch

0
ganz wenig

Dieser Mut-Spruch hat mir geholfen:

....

....

....

....

AB 50 • T

Mein Mut-Anhänger

- **Beschreibung:** Die Kinder basteln mit Schrumpffolie oder laminiertem Papier kleine Anhänger, auf denen ihr Mut-Spruch steht. Diesen können sie dann immer bei sich tragen.
- **Ziel:** Die Kinder erleben die Wirkung von positiven Selbstinstruktionen und erinnern sich auch im Alltag an ihre Mut-Sprüche, sodass der Alltagstransfer verbessert wird.
- **Dauer**: ca. 15 Minuten
- **Material**: Schrumpffolie ca. 7,5cm x 7,5cm pro Kind, alternativ Papier und Laminier-Material, Locher, Lederbänder

Die Übung erklären

»Heute basteln wir etwas, was euch im Alltag immer helfen kann, wenn ihr mal Angst habt oder etwas vermeiden wollt: kleine Anhänger mit eurem Mut-Spruch. Hier habe ich Schrumpffolien. Die sind cool, weil ihr sie bemalen, beschreiben, ausschneiden und lochen könnt. Danach tun wir sie in den Backofen und sie werden viel kleiner und fest wie Plastik. Dann könnt ihr sie als Kette umhängen oder auch als Armband oder ihr könnt sie in eure Tasche stecken.

Ein Mut-Spruch soll in möglichst vielen Momenten helfen. Wann könntest du Mut-Sprüche gebrauchen? Welcher Mut-Spruch könnte für dich gut sein?

Nun könnt ihr die Folien basteln: Zunächst könnt ihr die Form ausschneiden, die ihr gerne haben möchtet. Dann könnt ihr die Foliemit dem Locher lochen und euren wichtigsten Mut-Spruch draufschreiben. Ihr könnt die Folie auch noch anmalen.

(Wenn ihnen ein Backofen zur Verfügung steht, können Sie die Folien mit den Kindern zusammenschrumpfen lassen – sonst zuhause.)

Schaut, nun sind eure Anhänger fertig und wir können sie auf die Bänder fädeln.«

Alternative Ideen / Ergänzungen

- Sie können die Mut-Sprüche auf kleine Zettel schreiben lassen. Diese könnten laminiert und dann auch als Anhänger genutzt werden.
- Alternativ können auch Steine beschrieben werden.

AB 51 • K

Mein Mut-Spruch

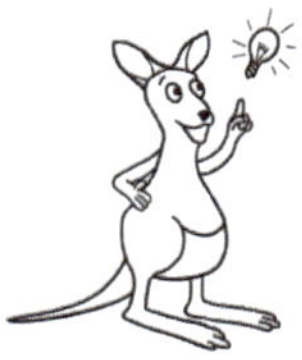

Das merk ich mir

Mut-Sprüche helfen uns, Ängste zu überwinden. Wenn wir sie uns aufsagen, dann brauchen wir nicht mehr so viel zu vermeiden. Wir können dadurch tolle neue Erfahrungen machen.

Meine liebsten Mut-Sprüche:

AB 52 • E

Familien-Mut-Spruch

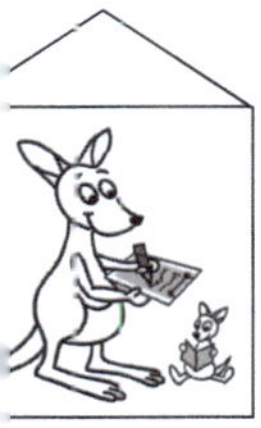

Das merk ich mir

Mut-Sprüche helfen uns, Ängste zu überwinden. Wir können uns selbst ermutigen, indem wir uns Dinge sagen wie: »Ich schaffe das!«

Schreiben Sie Ihre hilfreichsten Mut-Sätze auf.

Mut-Spruch von .... :

Mut-Spruch von .... :

Mut-Spruch von .... :

Versteck-Decke

- **Beschreibung:** Sie führen den erduldenden Modus ein, indem Sie erklären, dass es Momente gibt, in denen man nicht auffallen will, sich anpasst oder alles über sich ergehen lässt. Die Kinder dürfen sich einzeln oder alle zusammen (je nach Gruppengröße und Situation) unter einer Decke verstecken und eigene Beispiele für entsprechende Modus-Aktivierungen nennen. Sie fühlen die Erduldung ganzheitlich nach, reflektieren positive und negative Folgen. Sie verlassen die Decke wieder und reflektieren in der Gruppe Vor- und Nachteile von Erduldung und wie sie auf die Erduldung bedürfnisorientiert verzichten können. Am Ende dürfen sie nochmal unter die Decke, die Erduldung beenden, indem sie sich dann mit einem befreienden passenden Satz zeigen.
- **Ziel:** Die Kinder erkennen erduldende Momente und deren Folgen. Sie erleben die befreiende Wirkung, wenn sie die Erduldung aufgeben.
- **Dauer**: ca. 15 Minuten
- **Material**: Decke, Stifte

Die Übung erklären

»Manchmal fühlen wir uns nicht gut, aber wollen das auf keinen Fall zeigen oder spüren. Dann kann es sein, dass wir erdulden. Wer von euch weiß, was *erdulden* heißt? Wir lassen alles über uns ergehen. Wir wollen auf keinen Fall auffallen, weil wir Angst haben, dass es noch schlimmer werden könnte. Wir tun dann so, als ob alles gut wäre. Wir halten etwas aus, obwohl es eigentlich doof ist. Wir sagen einfach zu allem ›Ja‹, machen einfach, was die Leute sagen. Es sind Momente, in denen wir am liebsten unsichtbar wären. Man hätte dann am liebsten eine Decke, die einen wegzaubert. Bloß nicht auffallen. Kennt ihr solche Momente? Ich habe hier eine Decke. Ihr dürft euch unter der Decke verstecken und erzählen, wann ihr mal so etwas Ähnliches erlebt habt. Wann habt ihr mal etwas erduldet? Wenn du dich an die Situation erinnerst, wie fühlst du dich im erduldenden Modus? Wie fühlt sich dein Körper an? Was denkst du? Was für Gefühle sind da? Nun kannst du mal kurz wieder rauskommen aus der Decke *(oder Sie kündigen an, die Decke hochzunehmen, wenn die Kinder drunter bleiben möchten).* Erdulden ist manchmal kurzfristig hilfreich – lasst uns mal überlegen, wofür Erdulden gut sein könnte … Aber langfristig ist es blöd, weil sich Probleme nicht lösen. Da ist es gut, zu zeigen oder zu sagen, was man eigentlich braucht. Lasst uns mal überlegen, was ihr in einer solchen Situation eigentlich brauchen würdet. Hier in der Gruppe kann uns nichts passieren. Jede:r darf nochmal unter die Decke und sich dann von der Erduldung befreien. Ihr könnt dann die Decke wegwerfen und etwas Befreiendes sagen: z. B. ›Hier bin ich, ich brauche …‹ oder ›Stopp - ich mag das nicht‹. Die anderen Kinder klatschen dann. *(Kinder befreien sich nacheinander.)* Wie geht es euch jetzt? Was ist jetzt anders, als wenn ihr erduldet?«

Alternative Ideen / Ergänzungen

Entweder die Kinder setzen sich alle unter die Decke oder Sie lassen die Kinder nacheinander darunter sitzen. Es kann chaotisch werden, wenn alle gleichzeitig darunter sitzen. Wenn sie nacheinander unter der Decke sitzen, ist es wichtig, die anderen Kinder einzubeziehen. Das können Sie machen, indem Sie sie fragen, wie sie sich in der Situation gefühlt hätten und sie auffordern, auch auf ihrem Platz eine erduldende Position einzunehmen …

Versteck-Decke

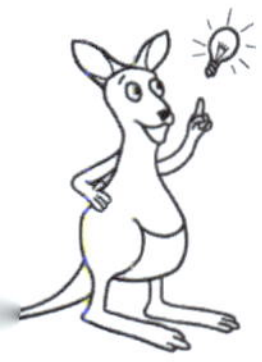

Das merk ich mir

Manchmal fühlen wir uns doof, wollen aber auf keinen Fall auffallen. Wir zeigen uns dann nicht, sondern erdulden sehr lange. Dies hilft uns kurzfristig. Aber langfristig werden die Probleme schlimmer. Trau dich zu sagen, was du brauchst.

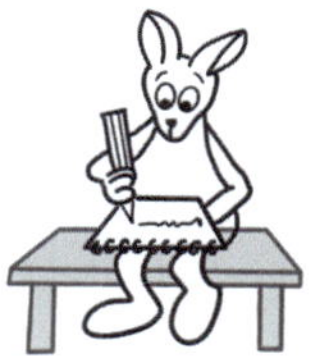

In diesen Momenten erdulde ich zu lange und verstecke meine Gefühle:

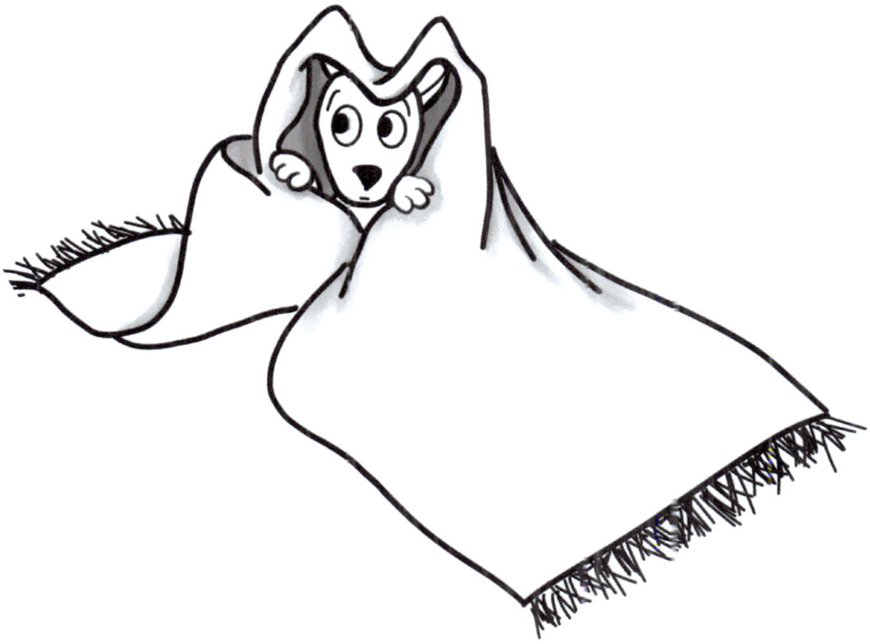

Das will ich nicht mehr! Ich will mich zeigen und erzähle es einer Person, der ich vertrauen kann. Das ist:

....

So fühle ich mich, wenn ich meine Gefühle nicht mehr verstecke:

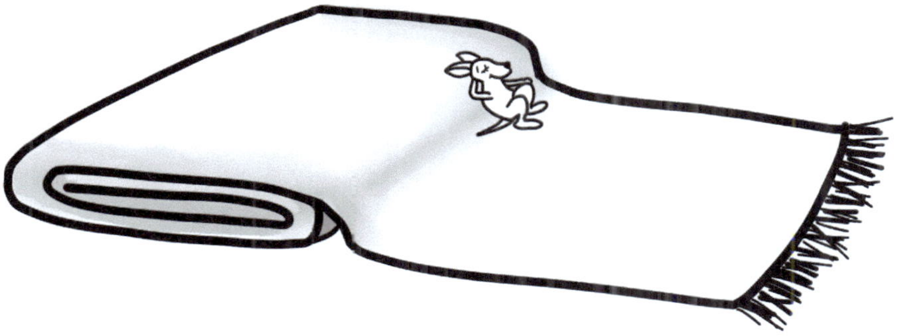

Power-Maske

- **Beschreibung:** Sie führen verschiedene Aspekte vom überkompensierenden Modus ein, wodurch die Kinder das Prinzip der Überkompensation kennenlernen. Sie reflektieren, ob und wann sie in einem solchen Modus waren und wie sie das darunterliegende verletzte oder traurige Gefühl durch dominantes, kontrollierendes, aggressives Verhalten »maskieren«. Sie bemalen in dieser Übung eine Power-Maske mit ihren Überkompensationsstrategien, die sie später auf dem Arbeitsblatt auf das verletzte bzw. traurige Gesicht kleben können.
- **Ziel:** Die Kinder lernen das Konzept von Überkompensation kennen. Sie bekommen Zugang dazu, dass hinter dominanten, aggressiven Verhaltensweisen verletzliche Gefühle stehen können.
- **Dauer**: ca. 15 Minuten
- **Material**: Stifte, Schere, Kleber

Die Übung erklären

»Heute wollen wir eine Power-Maske basteln. Wann setzt man denn eine Maske auf? – Richtig, immer dann, wenn man das echte Gesicht darunter nicht sehen soll. Wer weiß, was *Power* bedeutet? Genau, das bedeutet Kraft, Stärke, Macht. Was könnte dann eine *Power-Maske* sein? Eine Power-Maske erinnert uns an Momente, in denen wir nicht zeigen wollen, dass wir uns traurig, klein oder schwach fühlen und uns deswegen besonders cool, stark oder mächtig verhalten. Dann haben andere vielleicht Angst vor uns und wir fühlen uns stärker. Kennt ihr solche Momente? Was macht ihr, damit ihr euch nicht mehr klein fühlt? *(Falls den Kindern nichts einfällt, können Sie die Beispiele aus* **AB 55** *»Masken-Theater« vorlesen.)*

Hier bekommt ihr eine Maske, die ihr ausschneiden könnt. Malt darauf, was ihr macht, damit ihr euch stärker oder mächtiger fühlt. Wenn ihr fertig seid, klebt ihr es auf das zweite traurige Gesicht auf dem Arbeitsblatt.«

Alternative Ideen / Ergänzungen

Sie können die Masken auch aus Tonzeichenkarton basteln lassen, sodass die Kinder die Maske selbst aufsetzen können. Dann könnten sie auf die eine Seite das echte Gefühl und auf die andere Seite das maskierte Gefühl malen. Sie brauchen dann noch ein Band, damit die Kinder die Masken aufsetzen können. Daraus können Sie dann auch ein Ratespiel machen, in dem die Kinder raten sollen, was jeweils auf der anderen Seite für ein Gesicht ist.

Power-Maske

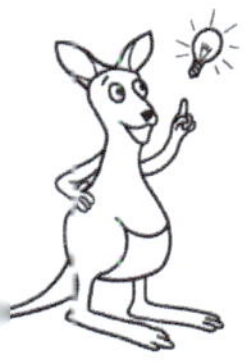

Das merk ich mir

Manchmal fühlen wir uns schwach und klein. Das wollen wir nicht zeigen, deswegen verhalten wir uns cool und stark und manchmal so, dass andere vor uns Angst kriegen. Das machen wir alles, damit wir uns besser fühlen. Oft bekommen wir dann aber Streit und das »schwache, kleine« Gefühl wird nur kurz weniger.

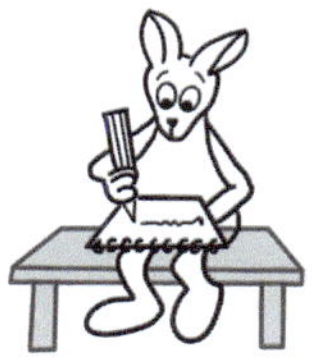

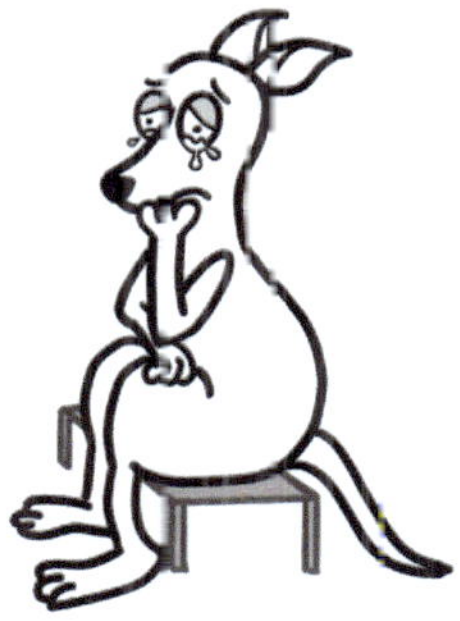

Eigentlich fühle ich mich so:

....

....

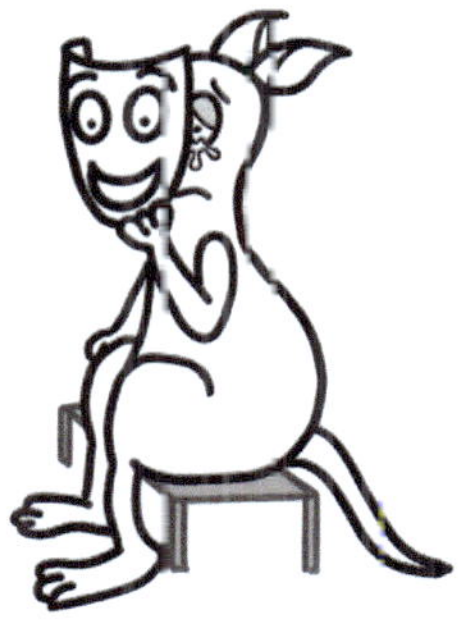

Ich verhalte mich aber so:

....

....

....

Power-Maske

Schneide die Maske aus und klebe sie über dieses Gesicht.

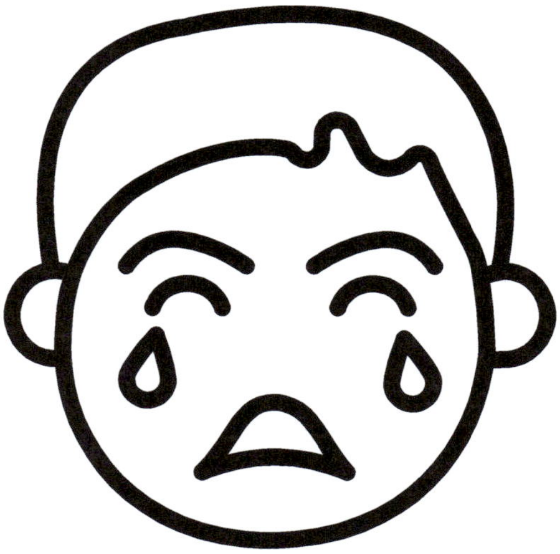

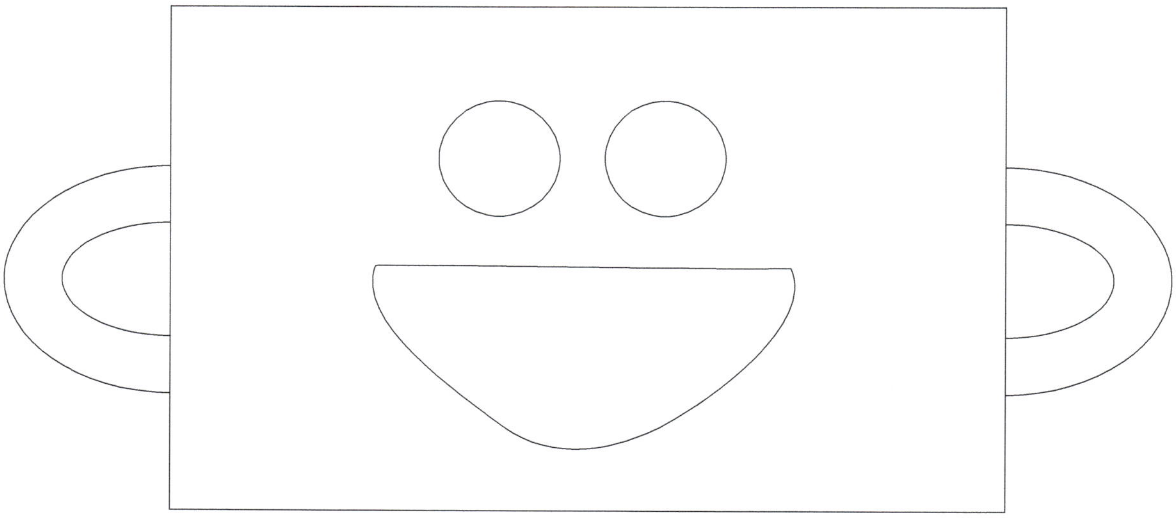

AB 55 • T

Masken-Theater

- **Beschreibung:** Die Kinder spielen anhand von vorgegebenen Geschichten Theaterstücke, in denen Überkompensation vorkommt. Sie denken sich dann Lösungen aus, wie die Situation bedürfnisorientiert gelöst werden kann, ohne dass das Kind überkompensieren muss. Die neue Lösung spielen sie erneut.
- **Ziel:** Die Kinder erleben stellvertretend, dass es sich lohnen kann, die »überkompensierende Maske« abzulegen.
- **Dauer**: ca. 20 Minuten
- **Material**: Verkleidungsutensilien, ggf. Masken, alternativ: Spielfiguren, um die Geschichten zu spielen

Die Übung erklären

»Ich habe hier Geschichten für euch, in denen Kinder sich eigentlich doof und klein fühlen, aber so tun, als wären sie superstark. Wir wollen die Geschichten nachspielen, entweder mit uns selbst – hier habe ich Sachen zum Verkleiden – oder mit diesen Figuren hier. Was findet ihr besser?

Hier habe ich zwei Geschichten. Ihr dürft auswählen, welche wir nehmen wollen.« *(Sie lassen beide vorlesen oder lesen sie selbst vor.)*

Geschichte 1

Lea ist 8 Jahre alt und spielt gerne mit ihren beiden Freundinnen Pferd. Besonders, wenn sie bei den anderen ist, muss sie die Hofbesitzerin spielen, die nur auf die Pferde aufpasst, worüber sie traurig ist. Sie will auch ein schönes Pferd spielen. Sie ist traurig und fühlt sich hilflos. Sie überlegt sich, dass die beiden Freundinnen nur noch zu ihr nach Hause kommen dürfen, wenn sie nach Leas Regeln spielen. Sie sagt, dass sie nun immer die Pferdemutter spielt und die anderen kleinen Pferde machen müssen, was sie sagt. Wenn sie das nicht machen, dürfen die Freundinnen nicht mehr mit ihr spielen.

Geschichte 2

Leon ist 7 Jahre alt und die Jungs aus der zweiten Klasse, die er aus dem Fußballverein kennt, tun in der Schule so, als hätten sie ihn noch nie gesehen. Er darf auch nicht mitspielen und fühlt sich traurig und allein. Er gründet einen Fußballclub für die erste Klasse und Vorschule. Er bestimmt, wer mitspielen darf. Wer zu schlecht ist, muss die Bälle holen, die zu weit wegspringen. Es gibt Strafen, dass man eine Pause machen muss oder eine Woche nicht mitspielen darf. Alle Jungs haben Angst vor ihm.

»Und, welche nehmen wir? *(Kinder entscheiden.)* Lasst uns das mal nachspielen! Wie habt ihr euch gefühlt, als Lea oder Leon, am Anfang und dann am Ende? Warum ist es nicht so super, wie die beiden mit ihren traurigen Gefühlen umgehen? Lasst uns überlegen, was die beiden machen können, wenn sie traurig sind, und was dauerhaft zu einer besseren Lösung führt.«

Alternative Ideen / Ergänzungen

Wenn Sie die Erlaubnis haben, Inhalte der Gruppenstunde auf Video aufzunehmen, können Sie die Theaterstücke auch filmen.

Masken-Theater

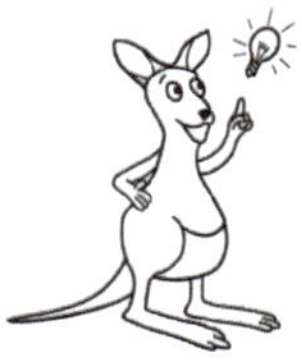

Das merk ich mir

Manchmal fühlen wir uns schwach und hilflos. Damit die Gefühle besser werden, wollen wir dann über die anderen bestimmen. Oft sind andere dann sauer und wir bekommen Stress mit denen.

Hier kannst du von zwei Geschichten lesen, in denen das passiert ist:

Geschichte 1

Lea ist 8 Jahre alt und spielt gerne mit ihren beiden Freundinnen Pferd. Besonders, wenn sie bei den anderen ist, muss sie die Hofbesitzerin spielen, die nur auf die Pferde aufpasst, worüber sie traurig ist. Sie will auch ein schönes Pferd spielen. Sie ist traurig und fühlt sich hilflos. Sie überlegt sich, dass die beiden Freundinnen nur noch zu ihr nach Hause kommen dürfen, wenn sie nach Leas Regeln spielen. Sie sagt, dass sie nun immer die Pferdemutter spielt und die anderen kleinen Pferde machen müssen, was sie sagt. Wenn sie das nicht machen, dürfen die Freundinnen nicht mehr mit ihr spielen.

Geschichte 2

Leon ist 7 Jahre alt und die Jungs aus der zweiten Klasse, die er aus dem Fußballverein kennt, tun in der Schule so, als hätten sie ihn noch nie gesehen. Er darf auch nicht mitspielen und fühlt sich traurig und allein. Er gründet einen Fußballclub für die erste Klasse und Vorschule. Er bestimmt, wer mitspielen darf. Wer zu schlecht ist, muss die Bälle holen, die zu weit wegspringen. Es gibt Strafen, dass man eine Pause machen muss oder eine Woche nicht mitspielen darf. Alle Jungs haben Angst vor ihm.

Wählt eine der Geschichten aus und schreibt sie so auf, dass das Kind nicht kontrollieren und bestimmen muss, sondern die Bedürfnisse schon am Anfang besser befriedigt werden. Schreibt die Geschichte neu oder malt sie, wo Platz ist.

Klein- und Großmacher-Schild

- **Beschreibung:** Kinder erarbeiten strafende oder fordernde Selbstverbalisationen. Diese schreiben sie auf die rote Vorlage. Gemeinsam erarbeiten sie mit der Gruppe korrigierende, positive Sätze. Jedes Kind entscheidet sich für einen Satz, den es dann auf die grüne Vorlage schreibt. Anschließend werden die beiden Seiten ausgeschnitten und zusammengeklebt. Sie können auch einen Holzstab zwischen die Seiten kleben, sodass das Kind die Seiten hin- und herdrehen kann.
- **Ziel:** Die Kinder merken, dass sie durch negative Selbstverbalisationen »runtergezogen« werden und dass positive Selbstverbalisationen aufbauend wirken.
- **Dauer**: ca. 15 Minuten
- **Material**: Stifte, grünes und rotes DIN-A4 Papier, Kleber, ggf. Holzstäbe

Die Übung erklären

»In solchen Momenten, in denen wir uns immer wieder doof fühlen und auf die gleiche Art und Weise reagieren, haben wir oft auch »Kleinmacher« im Kopf.

Was sind wohl Kleinmacher? Ja, genau, das sind Gedanken, die uns das Gefühl geben, dass wir schlecht, klein, dumm oder hässlich oder irgendwie anders blöd sind. Welche Kleinmacher fallen euch ein? Ja, genau, es können Sätze sein wie: »Ich kann das nicht«, »Ich bin eh zu blöd«, »Alle anderen können das besser«, »Aus mir wird nie was!« Wenn wir solche Kleinmacher im Kopf haben, geht es uns gar nicht gut. Ihr bekommt jetzt ein rotes Blatt und sollt euren fiesesten Kleinmacher in das Schild schreiben. Diese Kleinmacher sind fies und nebenbei auch echte Lügner. Lasst uns nun Großmacher-Sätze ausdenken. Sätze, die uns Mut machen, die uns daran erinnern, dass wir wertvoll sind, dass wir Dinge gut können, dass wir genug sind, dass wir nicht perfekt sein müssen, dass wir okay sind, wie wir sind … Diese Großmacher scheibt ihr nun auf das Schild auf dem grünen Blatt. Nun könnt ihr die beiden Schilder ausschneiden und (ggf. mit einem Stab in der Mitte) zusammenkleben. Immer, wenn die Kleinmacher kommen, könnt ihr euch dran erinnern, dass es auch die andere Seite gibt und das Schild umdrehen.«

Alternative Ideen / Ergänzungen

- Wenn die Kinder noch nicht so gut schreiben können oder möchten, können Sie als Therapeut:in die Sätze auch schreiben und die Kinder malen etwas dazu.
- Anmerkung für Therapeut:innen: Die nächste Seite bitte möglichst auf rotem Papier ausdrucken. Die Großmacher-Seite sollte dagegen auf einem grünen Blatt ausgedruckt werden.

Klein- und Großmacher-Schild

Mein Kleinmacher:

Klein- und Großmacher-Schild

Mein Großmacher:

8 Positive und negative Schemata

Schemata sind– als tief etablierte situationsübergreifende Muster von Gedanken, Gefühlen und Körperreaktionen – zwar in der frühen Kindheit oft noch nicht vollständig ausgeprägt, spielen sie frühestens ab der Arbeit mit Jugendlichen eine entscheidendere Rolle. Dennoch ist es meist die Kindheit, in der die Schemata entstehen, sodass die Beschäftigung damit oder zumindest eine Sensibilisierung für diese Konzepte auch schon im Kindesalter sinnvoll ist. Auch für Eltern ist eine Kenntnis über eine mögliche Schemaentwicklung bei ihren Kindern und das Wissen über eigene Schemata wichtig. Denn die eigenen Schemata werden oft in der Erziehung von Kindern wieder aktiviert und können die Beziehung zwischen Eltern und Kind stark beeinflussen.

Sind die Grundbedürfnisse der Kinder weitestgehend befriedigt, entwickeln sich positive Schemata. Die Kinder entwickeln Konzepte wie: »Ich kann was«, »Die Welt ist sicher«, »Ich bekomme die Hilfe, die ich brauche«.

Sind einzelne Bedürfnisse jedoch chronisch, massiv unbefriedigt oder frustriert, so entstehen negative Schemata. Kinder entwickeln Konzepte wie: »Überall lauert Gefahr«, »Andere Kinder sind gemein!« »Erwachsenen kann man nicht vertrauen!« oder so etwas wie »Ich bin dumm …«. Diese oder andere negative Schemata führen dazu, dass die Welt mit einer Art »Hab Acht«-Stellung betrachtet wird und die Kinder Schutz- oder Schonhaltungen einnehmen. Gesunde Entwicklung von Vertrauen und Lebensfreude wird beeinträchtigt und korrigierende positive Erfahrungen werden durch Vermeidung oder Fokussierung auf Negatives deutlich seltener gemacht.

Die Gruppenerfahrungen haben das Potenzial, die Entwicklung von positiven Schemata zu fördern. Ein weiteres Gruppentherapieziel ist es, beginnende negative Schemabildung zu erkennen und einer Etablierung durch korrigierende heilende Erlebnisse und Beziehungserfahrungen entgegenzuwirken.

Auf der Suche nach geeigneten Worten, um das Schemakonzept Kindern ab 6 Jahren nahe zu bringen, haben wir lange nach Worten gesucht und uns letztendlich von einem Kind inspirieren lassen, das sagte: »Ich verstehe das – das sind »Immer-Momente«. Der 7-jährige Junge erklärte dann: Immer, wenn die anderen Jungs Fußball spielen, würde er beinahe anfangen zu weinen, weil er wisse, dass er ein »dicker Loser« sei. Er sei viel langsamer als die anderen und niemand wolle ihn in seiner Mannschaft. Er sei schon in der Kita nicht mehr auf den Pausenhof gegangen und wolle auch nicht in die Schule gehen.

Der »Immer«-Begriff betont die tiefgreifenden chronischen Seiten von Schemata. Dass sich das Muster wiederholt zeigt, kann als Erkennungsmerkmal dienen und Abgrenzung schaffen von Entwicklungsphasen, typischen kurzfristigen Erfahrungsmustern. Trotzdem verstehe ich den Begriff »Immer-Moment« als Arbeitstitel, der das Konstrukt von Schemata nicht vollständig abbildet. Lassen Sie ihrer Kreativität und der der Kinder freien Raum, um auch andere, für sie passendere Begriffe zu finden.

Sie finden Übungen zur

(1) Identifikation von bestehenden oder beginnenden Schemata,
(2) Stärkung positiver Schemata und Grundüberzeugungen,
(3) Veränderung negativer Erfahrungen zur Prävention oder Korrektur von negativen Schemata.

Arbeitsmaterial

Identifikation von bestehenden oder beginnenden Schemata

AB 57 Immer-Plakat

Bei dieser Kreativaktion erhalten die Kinder einen ersten Zugang zu Schemata. Sie sammeln möglichst viele eigene Momente oder Momente anderer, in denen sie nach dem gleichen Schema reagieren. Diese werden auf einem gemeinsamen Gruppenplakat dargestellt. Diese Übung ist als erste Einführung in das Thema »Schemata« geeignet. Hilfreiche, positive Schemata werden farblich von negativen, eher belastenden Schemata abgegrenzt.

AB 58 Schema-Mahnmal

In dieser Übung vertiefen die Kinder das Erleben von negativen Schemata als Momente, in denen sie »immer« ähnlich reagieren. Diese werden auf rote Karten geschrieben, weil man »rot sieht«, wenn das negative Schema aktiviert ist. Jedes Kind stellt dann sein Erleben in einem Mahnmal dar und empfindet es damit ganzheitlicher nach. Körperempfindungen und Gefühle werden eruiert. Diese Übung dient der vertieften Schemaexploration. Auf dem zugehörigen Kinder-Arbeitsblatt schreiben die Patient:innen ihr Schema auf und malen eine Erinnerung an das Mahnmal auf.

Stärkung positiver Schemata und Grundüberzeugungen

AB 59 Familien-Immer-Momente

Auf diesem Arbeitsblatt eruieren die Familienmitglieder ihre Schemata und benennen ihre Reaktionsmuster.

Veränderung negativer Erfahrungen zur Prävention oder Korrektur von negativen Schemata

AB 60 Checkis Wandelbühne

Bei dieser Übung wird ein verletzendes Ereignis eines Kindes auf der »Wandelbühne« durch die Gruppe mit stellvertretenden Figuren nachgespielt und die Reaktionen reflektiert. Es wird ermittelt, was das Kind gebraucht hätte und bessere Alternativen gespielt. Das Kind reflektiert die »verwandelten« Reaktionen. Auf dem zugehörigen Kinder-Arbeitsblatt reflektiert und dokumentiert das betroffene Kind die verwandelten Reaktionen nach der Intervention der Wandelbühne.

AB 61 Zeitreise zum »Früher-Moment«

In dieser Imagination erkunden die Kinder ihre Früher-Momente, die einen möglichen Ursprung für die Immer-Momente darstellen, sie imaginieren also die schemainduzierenden Momente in der Vergangenheit. Unbefriedigte Bedürfnisse werden in der Imagination nachträglich gestillt und somit eine emotionale Veränderung im Sinne einer Schemaheilung herbeigeführt

AB 62 Immer-Nimmer-Theater

Bei diesem Rollenspiel erleben die Kinder, wie die bedürfnisgeleitete Veränderung einer schemaauslösenden Situation (Früher-Moment) das Erleben so verändert, dass das Schema nicht mehr aktiviert wird (dass aus dem Immer-Moment ein Nimmer-Moment wird).

AB 63 Comic-Zauberer Checki

Die Kinder gestalten ein Comic, in dem der Zauberer Checki eine schemainduzierende Situation so verwandelt, dass alle Bedürfnisse befriedigt werden.

AB 64 Familien-Früher-Momente

Auf dem Arbeitsblatt beschreiben die Familienmitglieder, welche Früher-Momente zu den Immer-Momenten gehören und was sie damals gebraucht hätten.

AB 57 • T

Immer-Plakat

- **Beschreibung:** Die Kinder lernen das Prinzip von Schemata kennen, indem sie Momente suchen, in denen sie immer auf die gleiche Art und Weise reagieren. Diese Reaktionen können positiv oder negativ sein. Die Gruppe gestaltet ein Plakat dazu, das alle Immer-Momente der Gruppe abbildet.
- **Ziel:** Die Kinder erkennen Muster in ihren Verhaltensweisen und merken, dass sie damit nicht alleine sind. Durch das Erkennen von Mustern ist die erste Voraussetzung erfüllt, dass die Chronifizierung von Schemata verhindert wird. Die Kinder machen neue Erfahrungen mit den Schemata assoziierten Momenten, damit eine positive Veränderung geschehen kann.
- **Dauer**: ca. 15 Minuten
- **Material**: Tonzeichenkarton DIN-A3, bunte Zettel DIN-A4 (oder kleiner), Stifte, Kleber

Die Übung erklären

»Wir gestalten heute gemeinsam ein Kunstwerk. Ein ›Immer Plakat‹, das ganz viele unterschiedliche Immer-Momente zeigt.

Wer weiß, was Immer-Momente sind? Genau, das sind Momente, in denen wir immer auf die gleiche Art und Weise reagieren, immer das Gleiche machen oder uns immer ähnlich fühlen oder immer Ähnliches denken. Es gibt schöne Immer-Momente oder auch doofe.

Wer von euch kennt solche Momente? Vielleicht könnt ihr euch auch Immer-Momente von anderen Kindern vorstellen?

Ich habe hier ein Plakat, auf das wir alle Immer-Momente malen, die uns von uns selbst oder anderen Menschen einfallen. Ich habe hier bunte Zettel. Ein Zettel pro Immer-Moment. Ihr malt die Immer-Momente auf den Zettel und anschließend kleben wir sie alle auf das Plakat. Nehmt schöne Farben für Momente, die euch guttun, oder nicht so schöne Farben für Momente, die nicht so gut tun.

Wir können dann noch eine Überschrift machen und vielleicht kleine Beschreibungen unter die Immer-Momente schreiben.«

Alternative Ideen / Ergänzungen

- Die Kinder können die Momente auch direkt auf das Plakat malen, wenn die Gruppe nicht so groß ist.
- Wenn die Kinder nicht so gerne malen, sondern lieber schreiben, kann das Plakat auch als »Stilles Kunstwerk« entstehen, bei dem Kinder, ohne zu sprechen, ihre Immer-Momente auf das Plakat schreiben. Die anderen Kinder lesen diese und malen dazu z. B. ein Bild oder schreiben eine Ermutigung dazu.
- Die Bewertung, ob positiv oder negativ, kann auch mit Smilies erfolgen.

Schema-Mahnmal

- **Beschreibung:** Die Kinder eruieren negative Schemata als belastende Momente, in denen sie Negatives befürchten und »immer« auf eine ähnliche Art und Weise reagieren. Sie schreiben diese auf kleine rote Zettel und lassen die Kinder eine Körperhaltung einnehmen, die zu ihrem Empfinden in den Momenten passt, in denen ihr Schema aktiviert ist.
- **Ziel:** Die Kinder identifizieren potenzielle negative Schemata und lernen, diese schneller zu entdecken.
- **Dauer**: ca. 10 Minuten
- **Material**: rote Zettel

Die Übung erklären

»Heute wollen wir uns mit doofen, belastenden ›Immer-Momenten‹ beschäftigen. Das sind Momente, in denen wir immer wieder von vornherein denken, dass sie bestimmt doof werden. Deshalb reagieren wir in diesen Momenten immer ähnlich, tun immer das Gleiche, denken das Gleiche und fühlen uns immer ähnlich.

Wer von euch kennt solche Momente?

(Nur, wenn die Kinder keine Beispiele haben, können Sie Beispiele nennen wie: ›Immer, wenn ich einen Test schreiben muss, denke ich, dass es peinlich wird. Ich glaub dann, dass ich dumm bin.‹ Oder ›Immer, wenn ich ältere Kinder sehe, denke ich, dass sie mich ärgern werden.‹)

Was passiert in solchen Momenten? Was befürchtet ihr? Was tut ihr? Vermeidet ihr etwas? Warum fühlt sich das nicht gut an? Was spürt ihr in eurem Körper in solchen Momenten?

- Jedes Kind kann seinen Immer-Moment auf einen roten Zettel schreiben. Man sagt, man ›sieht rot‹, weil die doofen Gefühle und Gedanken ganz schnell kommen und wir nur Negatives erwarten.
- Nun bauen wir ein Mahnmal – wisst ihr, was das ist? Ein Kunstwerk, das an etwas erinnern soll, was früher einmal schlecht war. Es kann uns daran erinnern, blöde Momente zu erkennen und in der Gegenwart etwas anders zu machen, damit es besser wird.
- Dafür stehen wir mal alle auf. Ihr könnt die Augen zumachen und euch vorstellen, dass dieser Immer-Moment gerade passiert. Wer ist alles dabei? Was passiert dabei? Was empfindest du? Was denkst du? Baue nun mit deinem Körper ein Mahnmal, das dich an diesen Immer-Moment erinnert. Du kannst dafür zum Beispiel überlegen, welche Körperhaltung zu dem Immer-Moment passt. Dies kann im Sitzen oder im Stehen sein, wie es passt. Wenn du dein Mahnmal aufgebaut hast, bleibst du eine Weile in dieser Position, denn Denkmäler bewegen sich ja nicht. Spüre mal, wie sich dein Körper gerade anfühlt. Welche Stellen sind fest, welche Stellen weicher? Welche angespannt, welche entspannt? Tut etwas weh? Fühlt sich etwas gut an? Welches Wort passt zu deinem Mahnmal?«

Alternative Ideen / Ergänzungen

- Wenn die Eltern eine Fotoeinwilligung gegeben haben, können Sie die Denkmäler fotografieren und später eine Ausstellung machen.
- Die Gruppe kann auch ein gemeinsames Mahnmal bauen, in dem jedes Kind sein Empfinden ausdrückt oder alle zusammen das Empfinden, das für alle passt. Dies fördert die Gruppendynamik und eignet sich auch dann besonders gut, wenn die Gruppe für das imaginative Vorgehen nicht ruhig genug ist.

Schema-Mahnmal

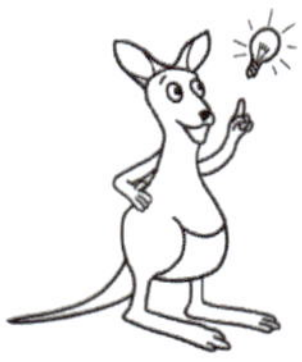

Das merk ich mir

Es gibt doofe Immer-Momente, bei denen wir schon erwarten, dass es wieder schlecht werden wird. Es kommen dabei immer die gleichen blöden Gefühle und Gedanken, die wir am liebsten vermeiden wollen. Wenn du diese Momente erkennst und dich traust, sie nicht zu vermeiden, kannst du positive neue Erfahrungen machen.

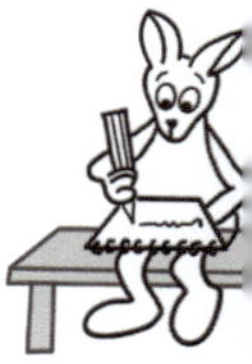

Mein Immer-Moment

Immer wenn ich …

…………………………………………………………………………………………

… passiert …

…………………………………………………………………………………………

Ich denke dann …

…………………………………………………………………………………………

Das sind die Gefühle, die ich dann habe:

…………………………………………………………………………………………

In meinem Körper merke ich dann …

…………………………………………………………………………………………

Mein »Mahnmal«

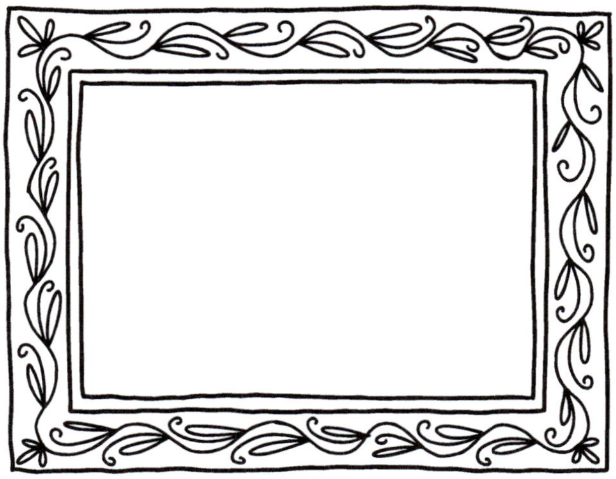

Familien-Immer-Momente

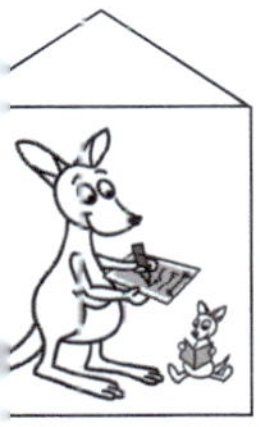

Das merk ich mir

Frühere Erlebnisse beeinflussen, wie wir uns und die Welt jetzt sehen. Wurden unsere Bedürfnisse früher stark frustriert, befürchten wir, dass es in ähnlichen Momenten wieder zu Verletzungen kommt. Wir reagieren dann immer nach einem gleichen Schema, in dem oft kindliche Gefühle, Gedanken oder Körperreaktionen zurückkommen. Wir nennen es alte »Schemata«, die wieder aktiviert werden. Es ist dann schwer, in der »Eltern-Rolle« oder dem gesunden Erwachsenenmodus zu bleiben. Oft reagieren wir »über«, was für unsere Beziehungen nicht gut ist. Schemata können sich verändern, wenn wir sie rechtzeitig erkennen und für die Bedürfnisse sorgen, die früher nicht befriedigt waren.

Immer-Moment von: ....

Immer, wenn ich …

....

… reagiere ich so:

....

Ich brauche dann …

....

Familien-Immer-Momente

Immer-Moment von: ....

Immer, wenn ich …

....

… reagiere ich so:

....

Ich brauche dann …

....

Immer-Moment von: ....

Immer, wenn ich …

....

… reagiere ich so:

....

Ich brauche dann …

....

Checkis Wandelbühne

- **Beschreibung:** Die Kinder erleben »Wandlung« von Emotionen, Kognitionen, Körperreaktionen und Verhalten, wenn ihr cleverer Checker-Modus in verletzenden Momenten für Bedürfniserfüllung sorgt. Auf Checkis »Wandelbühne« geschehen immer folgende Schritte:
  (1) Eine verletzende Situation wird mit stellvertretenden Figuren nachgestellt und Reaktionen bei dem betroffenen Kind ganzheitlich erfasst.
  (2) Es werden die Bedürfnisse erarbeitet, die verletzt wurden, und das, was das Kind in der Situation gebraucht hätte.
  (3) Die Gruppe erarbeitet hilfreiche Alternativen.
  (4) Eine oder mehrere Alternativen werden mit den Figuren nachgespielt und die verwandelten Reaktionen erneut ganzheitlich erfasst.
- **Ziel:** Die Kinder erleben, dass sich schmerzhafte Reaktionen auf verletzende Situationen verändern lassen. Sie erfahren Zuwendung durch die Gruppe und lernen, was sie brauchen, damit es ihnen besser geht.
- **Dauer**: ca. 25 Minuten
- **Material**: stellvertretende Figuren / Biegepuppen für die beteiligten Personen, eine Therapeuten-Figur (Ggf. **AB 4** »Abschlussrunde: Bedürfnistaler«)

Die Übung erklären

»Heute gehen wir auf die Wandelbühne. Wer von euch weiß, was Wandlung heißt? Ja genau, es bedeutet Veränderung. Wenn Gefühle besser werden, sind sie verwandelt. Auf der Wandelbühne erleben wir, wie sich blöde Gefühle verwandeln können. Dafür brauchen wir als erstes ein Kind, das etwas erlebt hat, wo doofe Gefühle da waren. *(Kind erzählt.)* Wollen wir deine Geschichte mal auf die Wandelbühne bringen? Dann bist du Regisseur und Schauspieler gleichzeitig.

Nun brauchen wir als erstes für jede Person, die in der Geschichte dabei war, eine Figur. Fragen wir mal die anderen Kinder: Welche Personen erinnert ihr? *(Kinder suchen Figuren aus – Sie als Therapeut:in fragen das betroffene Kind, ob es so passt und alle Personen dabei sind.)* Frage an den / die Regisseur:in: Ich schlage vor, dass du dich selbst spielst. Möchtest du alle Figuren spielen oder sollen andere Kinder die anderen Figuren spielen? Dann würden wir sie fragen. *(Rollen werden verteilt.)* Nun geht's los. Wir spielen die Geschichte, wie sie war. *(Sie treten auf der Bühne mit ihrer Therapeut:innen-Figur dazu und fragen das betroffene Kind empathisch:)* Wie geht es dir gerade? Kann es sein, dass du ganz … bist. Ich könnte mir vorstellen, dass …? Was würdest du am liebsten tun? Wie fühlt sich dein Körper an? Was denkst du gerade? (Sie verlassen die Spielebene.) Frage an die Gruppe: Was denkt ihr, welche Bedürfnisse sind verletzt? (Hier können Sie die Bedürfnistaler zur Hilfe nehmen.) Was hätte xy *(Name des Kindes)* gebraucht? Lasst uns überlegen, wie wir die Geschichte verwandeln können, sodass es xy besser geht! Vielleicht brauchen wir auch noch andere Figuren *(alle machen Vorschläge, auch das betroffene Kind)*. Lasst uns eine optimale Version spielen! Frage an den / die Regisseur:in: Wer soll wen spielen? *(Die Kinder nehmen ihre Rollen ein.)* Nun geht's los. Wir spielen die verwandelte Geschichte. *(Sie treten auf die Bühne mit ihrer Therapeutenfigur und fragen das betroffene Kind empathisch:)* Wie geht es dir nun? Was ist anders? Was hat sich in deinem Körper verändert? Was würdest du nun am liebsten tun? Was denkst du gerade? *(Sie verlassen die Spielebene.)* Das habt ihr super gemacht. Toll, wie wir sehen konnten, dass sich die Gefühle verwandelt haben.«

Checkis Wandelbühne

Alternative Ideen / Ergänzungen

Diese Übung können Sie an verschiedenen Stellen vertiefen:

(1) Mit der Therapeuten-Figur können Sie auch die stellvertretenden Figuren nach ihrem Empfinden fragen.

(2) Auf der Reflexionsebene können Sie die Kinder fragen, wie es ihnen geht, nachdem sie die Geschichte erlebt oder gesehen haben.

(3) Sie können verschiedene Alternativen spielen lassen. Das betroffene Kind kann sagen, welche Alternative am angenehmsten ist. Dabei ist es wichtig, den anderen Kindern deutlich zu machen, dass für jedes Kind andere Lösungen hilfreich sein können – ihr Vorschlag also nicht schlecht ist.

(4) Sie können das betroffene Kind am Ende fragen, ob es sich noch Veränderungen wünscht – also noch anderes braucht, damit es ihm gut geht. Dann lassen Sie die neue Alternative wiederholt spielen, bis das betroffene Kind genügend »Wandlung« erfahren hat.

Generalisierung auf die Gruppe

Da Sie in dieser Übung stellvertretend mit einem Kind arbeiten, ist es wichtig, die anderen Kinder aktiv mit einzubeziehen. Das kann auf verschiedenen Ebenen geschehen:

Die Kinder merken sich die Geschichte, wählen die Stellvertreter aus und spielen diese. Die Kinder schätzen die Bedürfnisbefriedigung ein und machen Veränderungsvorschläge. Sie fragen die Kinder, in welchen Situationen sie sich so ähnlich gefühlt haben, wie sie in ihrer Geschichte reagiert haben, und was sie nun brauchen. Sie fragen die Kinder, wie es ihnen als Stellvertreter ging. Sie loben die Kinder für ihre Vorschläge und machen deutlich, dass ihre cleveren Modi dabei gut aktiv waren. Sofern Sie mehrere Therapeut:innen sind, kann die Übung auch in kleineren Untergruppen durchgeführt werden, was den Vorteil hat, dass mehrere Kinder ihre Geschichte »verwandeln lassen« können. Sofern Sie eine Videoeinverständnis für alle Kinder haben, könnten Sie die einzelnen Teile auch auf Video aufnehmen, zwischendurch ansehen und daran Alternativen erarbeiten bzw. am Ende die Veränderungen reflektieren. Chancen liegen darin, dass viele Kinder dies sehr spannend finden und das Video gerne anschauen. Kleine Details und Veränderungen können gut und wiederholt beobachtet werden. Das Risiko liegt darin, dass der Fokus zu stark auf dem Filmen liegen könnte und Emotionen ggf. etwas aus dem Fokus geraten. Einige Kinder schämen sich auch und in der Reflexion kann es dazu kommen, dass die Kinder stark auf sich und weniger auf die Reaktionen des betroffenen Kindes achten.

Checkis Wandelbühne

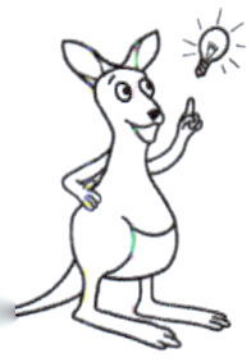

Das merk ich mir

Unangenehme Gefühle lassen sich verwandeln, wenn meine Bedürfnisse besser befriedigt werden. Mit unserer Übung »Wandelbühne« haben wir die Geschichte zweimal gespielt, sodass es mir beim zweiten Mal besser ging. Die Gefühle wurden verwandelt.

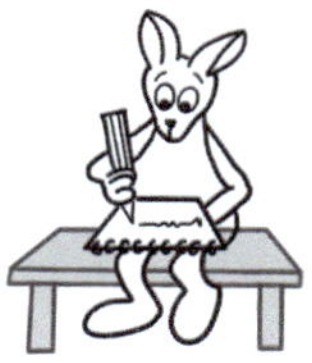

Schreib in die Kästen, wie es vor der »Verwandlung der Gefühle« war:

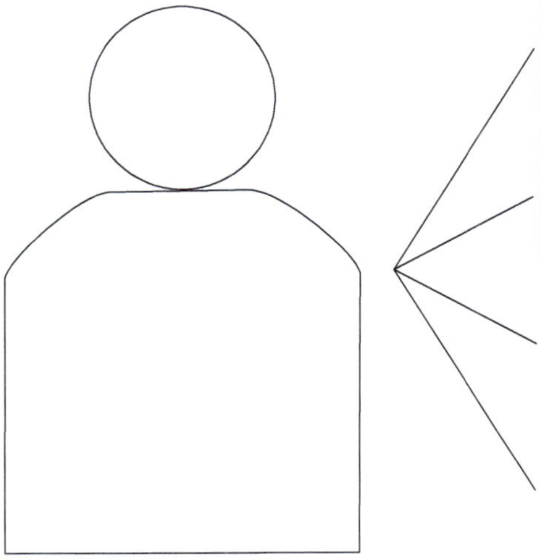

Meine Gedanken vorher:

Meine Gefühle vorher:

Mein Körper vorher:

Am liebsten hätte ich vorher:

Schreib in die Kästen, wie es nach der »Verwandlung der Gefühle« war:

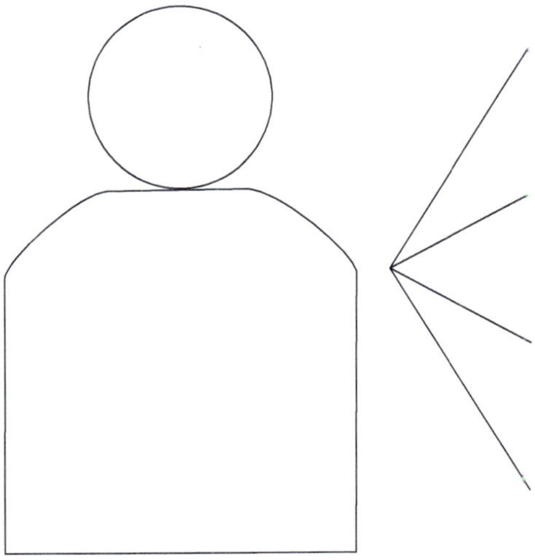

Meine neuen Gedanken:

Meine neuen Gefühle:

Mein Körper danach:

Nun könnte ich:

Zeitreise zum »Früher-Moment«

- **Beschreibung:** In dieser Imagination werden die Kinder ausgehend von dem aktivierten Schema (Immer-Moment) in einen früheren Moment geleitet, in dem ähnliche Empfindungen waren. Nicht befriedigte Bedürfnisse werden imaginativ gestillt, mit diesen neuen Empfindungen erleben sie die Ausgangssituation des Immer-Moments neu, sodass eine Schemaheilung oder Schemawandlung angestoßen wird.
- **Ziel:** Die Kinder erleben, dass ihr aktuelles Erleben des »Immer-Moments« verständlich ist, weil die Ursache in der Vergangenheit zu finden ist. Sie merken, dass sie damit nicht alleine sind und emotionale Veränderungen möglich sind.
- **Dauer**: ca. 15 Minuten
- **Material**: ggf. Kerzen, ruhige Musik, Decken, Kissen

Die Übung erklären

»Heute machen wir eine Vorstellungsreise. Wir stellen uns vor, dass wir in ein Raumschiff und damit nicht zu einem Planenten fliegen, der weit weg ist, sondern zu einem Moment fliegen, der auch weit weg ist. Es ist ein bisschen wie im Traum, da können manche Kinder ja auch fliegen. Deswegen sollt ihr es euch auch ein bisschen gemütlich machen. Wer mag, kann sich eine Decke nehmen und sich hinlegen oder ihr bleibt auf dem Stuhl sitzen. Wir warten noch, bis jedes Kind einen guten Platz gefunden hat. Dann könnt ihr die Augen zumachen oder ihr sucht euch einen angenehmen Punkt im Raum, auf den ihr schauen könnt. Das kann zum Beispiel die Kerze hier sein. Seid ihr bereit für die Reise?

(Sie lesen die Imagination vor.)

Wie ist es euch ergangen? Erzählt mal von eurem Früher-Moment! Und malt ihn hier auf den Zettel. Was ist damals passiert? *(Sie fragen die Kinder nacheinander.)* Was brauchtest du, damit sich der Früher-Moment verwandelt? Was war anders, als du dann zum Immer-Moment geflogen bist?

Alternative Ideen / Ergänzungen

Wenn die Gruppe für eine Imagination zu unruhig ist, können Sie sie auch anleiten, dass jedes Kind seinen Früher-Moment mit Spielfiguren aufstellt und dann Änderungen dazu baut.

Zeitreise zum »Früher-Moment«

Diesen Text können Sie als Imagination vorlesen.

Übung

Du machst deine Augen zu oder schaust auf einen ruhigen Punkt im Raum. Vor dir landet ein Raumschiff, das dich zu einer kleinen Reise einlädt. Du steigst ein und merkst, dass es sich ganz angenehm anfühlt. Es ist kuschelig warm in dem Raumschiff, du merkst, wie dein ganzer Körper angenehm warm wird. Du spürst, wie die Arme angenehm warm werden. Dein Oberkörper wird angenehm warm, deine Beine werden angenehm warm, nur dein Kopf, der bleibt angenehm kühl, sodass du gut denken kannst. Du kannst noch ein paar Knöpfe drücken, sodass du alles so verändern kannst, dass du dich ganz wohl und sicher fühlst.

Die Geräusche: Stelle die Geräusche an, die du gerne hörst. Die Menschen: Lade die Personen oder Wesen zu dir ein, die du gerne um dich herum hast. Wenn du dich ganz wohl fühlst, geht die Reise los. Du spürst, wie der Motor angeht und schon geht's los. Du hebst von der Erde ab und du fliegst durch die Luft, du siehst, wie du hier in der Praxis angekommen bist, wo du vorher warst.

Langsam landet das Raumschiff und kommt an einem Immer-Moment an. Du nimmst dir Zeit, bis du merkst, welcher Moment es ist, in dem du immer wieder auf die gleiche Art reagierst. Wo bist du genau? Wer ist alles bei dir? Was passiert? Wie fühlst du dich? Wie fühlt sich dein Körper an? Welche Gedanken gehen dir durch den Kopf, was würdest du am liebsten machen?

Das Raumschiff lädt dich ein, weiter zu fliegen. Es geht weiter in deine Vergangenheit. Du fliegst so weit zurück, bis du zu einer Erinnerung kommst, zu einem Moment, in dem du dich ganz ähnlich fühlst wie in dem Immer-Moment. Was ist das für ein Moment? Wie alt bist du? Wo bist du? Wer ist alles dabei? Was passiert? Was machen die Menschen um dich herum? Wie fühlst du dich? Wie fühlt sich dein Körper an? Welche Gedanken hast du? Was würdest du am liebsten tun? Welche Gedanken sind da? Welche Stellen deines Köpers fühlen sich nicht gut an? Was ist da los? Dieser Moment kann sich nun verändern. Was brauchst du, damit es dir besser geht? Du kannst alle Knöpfe im Raumschiff drücken und alles verändert sich, dass es dir viel besser geht? Wer soll zu dir kommen? Menschen? Tiere? Wesen? Was sollen sie machen, sich neben oder hinter dich stellen? Dich umarmen oder Abstand halten? Was sollen sie machen oder sagen? Vielleicht bin ich bei dir. Ich unterstütze dich, helfe dir konkret. Wir finden gemeinsam eine Lösung.

Was verändert sich? Wie geht es dir jetzt? Wie fühlt sich dein Körper jetzt an? Was ist angenehmer geworden? Was soll noch passieren, damit es dir noch besser geht? Lass es passieren und spüre, was sich in dir verändert. Was merkst du in deinem Körper, was merkst du in deinen Gedanken? Ändere alles noch so, dass es dir ganz gut geht.

Wenn du dich ganz wohl fühlst, denkst du dir noch ein Wort oder Bild oder eine Geste aus, die zu diesem angenehmen Zustand passt. Die kann dir später immer wieder helfen, in diesen angenehmen Zustand zurückzukommen. Dann gibst du dem Raumschiff langsam den Befehl, wieder zurückzufliegen. Ihr kommt nochmal am Immer-Moment vorbei und du prüfst, wie dieser sich inzwischen verändert hat. Dann fliegst du weiter zurück hier in den Raum. Du steigst langsam wieder aus dem Raumschiff aus, lässt deine Augen noch etwas zu, bewegst deine Arme und Beine, atmest tief ein und aus machst deine Augen auf. Und bist wieder ganz hier.

Zeitreise zum »Früher-Moment«

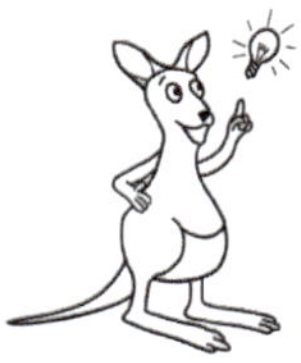

Das merk ich mir

Zu jedem Immer-Moment gibt es Früher-Momente, in denen wir uns ähnlich gefühlt haben. Wenn wir diesen Früher-Moment in unserer Vorstellung verändern, geht es uns besser.

Das ist mein Früher-Moment:

....

....

....

Das hätte ich gebraucht:

....

....

....

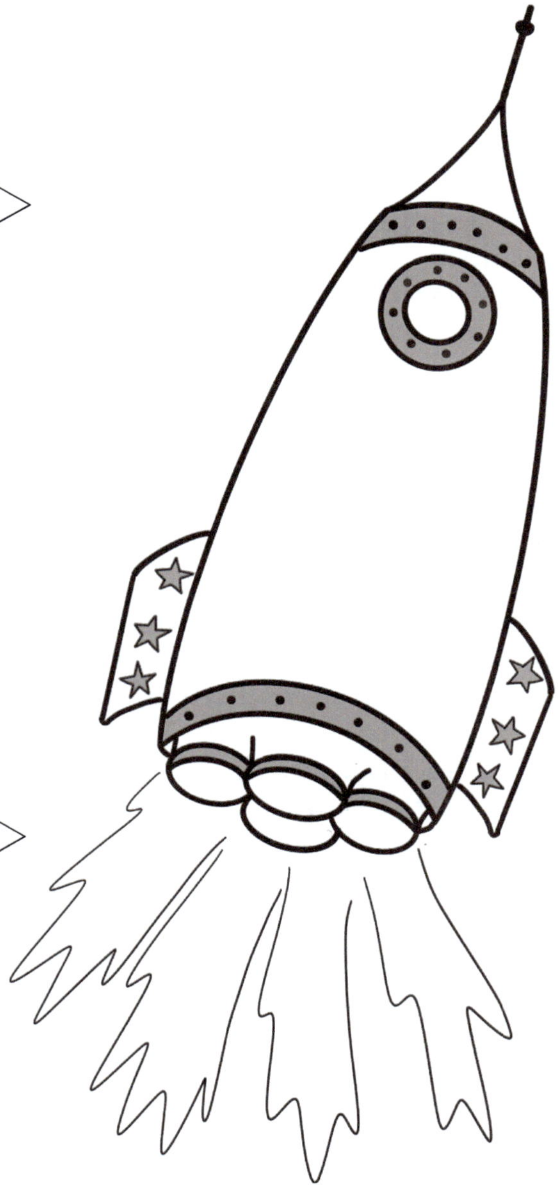

Immer-Nimmer-Theater

- **Beschreibung:** Für Immer-Momente (Schemata) gibt es immer einen Grund, also einen dazugehörigen »Früher-Moment«. In dem Immer-Nimmer-Theater werden die Früher-Momente erst nachgespielt und dann so verändert, dass es dem Kind damit besser geht. Auch die veränderte Variante wird im Rollenspiel nachgestellt. Die Kinder erleben, dass sich Gefühle verändern können, sodass sich der »Immer-Moment« in einen Nimmer-Moment verändert und nicht mehr so oft oder stark vorkommt.
  (1) Der Früher-Moment wird vorgelesen. Sie verteilen die Rollen unter den Kindern.
  (2) Die Kinder spielen die Geschichte nach und eruieren die Gefühle.
  (3) Sie erarbeiten, was Tom gebraucht hätte und welche Bedürfnisse nicht erfüllt wurden.
  (4) Die Gruppe schreibt das Drehbuch um, sodass es Tom besser geht und er sich wieder traut, Fußball zu spielen.
  (5) Die Gruppe spielt die alternative Geschichte erneut. Sie eruieren die Gefühle.
- **Ziel:** Die Kinder erleben, dass sich Immer-Momente verändern lassen, wenn man die Früher-Momente kennt und diese neu erlebt.
- **Dauer**: ca. 20 Minuten
- **Material**: ggf. Requisiten, ggf. Bedürfnistaler

Die Übung erklären

»Heute spielen wir ein Immer-Nimmer-Theater mit dem Immer-Moment von Tom. *(Sie lesen die Geschichte vor.)* Was ist der Immer-Moment von Tom? Genau: Immer, wenn die anderen Kinder Fußball spielen, versteckt er sich auf der Toilette, obwohl er so gerne Fußball spielen würde. Wir spielen die Geschichte mal kurz nach: Wir haben x Rollen *(Anzahl der teilnehmenden Kinder)*: Tom, die Kinder, die Lehrerin und die Mutter. Wer mag wen spielen? *(Ggf. können Sie die Rollen auch selbst verteilen.)* Los geht's. Ich bin Reporter und drehe eine Reportage über die Geschichte. *(Die Kinder spielen.) (Sie interviewen die Kinder:)* Tom, wie geht es dir? Wie fühlt es sich an? Was war besonders doof für dich? *(An die anderen gewandt:)* Wie geht es euch? *(Sie verlassen die Reporterrolle:)* Lasst uns nun überlegen, welche Bedürfnisse von Tom nicht erfüllt waren? *(ggf. Bedürfnistaler zur Hilfe nehmen)* Was hätte Tom gebraucht, damit es ihm besser gegangen wäre? Lasst uns die Geschichte so verändern, dass er sich hinterher nicht mehr auf der Toilette verstecken muss. *(Sie besprechen, wie die Geschichte verändert wird.)* Los geht's, ihr spielt die Geschichte neu. *(Sie nehmen die Reporterrolle wieder ein)* »Und Tom, wie geht es dir jetzt? Was ist besser? Wie fühlt sich dein Körper an?« (Zu den anderen gewandt) Wie geht es euch? Nun schütteln wir unsere Rollen wieder ab. Ihr wart richtig tolle Schauspieler. Nun haben wir es geschafft, dass der Immer-Moment zum Nimmer-Moment wird – also nicht mehr vorkommt. Das ist richtig toll. Tom kann wieder Fußball spielen!«

Alternative Ideen / Ergänzungen

- Sie können auch eine Früher-Geschichte eines der Kinder nehmen, wenn sich eine der Geschichten eignet.
- Je nach Situation können Sie die Empfindungen noch vertieft eruieren (Was spürst du genau? Wie fühlt sich dein Körper an, was denkst du? Was würdest du am liebsten tun? …).

Immer-Nimmer-Theater

Diese Geschichte lesen Sie den Kindern vor (sofern sie diese nicht vorher schon als Theater erlebt haben).

Übung

Tom sitzt weinend auf der Schultoilette. Sein Lehrer, Herr Wechsler, kommt rein und hört ihn. »Tom«, sagt er, »Bist du es?« »Ja«, schluchzte Tom. »Komm doch mal raus«, sagt Herr Wechsler, »Was ist denn los?« »Immer spielen die anderen Fußball und dann bin ich ganz alleine«, antwortete Tom. »Komisch«, sagt Herr Wechsler, »Du hast doch immer so gerne Fußball gespielt, warum machst du es nicht mehr? Was ist denn da passiert?« »Was ganz Doofes«, sagte Tom. »Als wir vor ein paar Wochen Fußball gespielt haben, war es ganz matschig. Ich wollte richtig schnell aufs Tor stürmen und als ich gerade abschießen wollte, bin ich ausgerutscht und bin voll aufs Knie geflogen, das tat so weh. Mir kamen die Tränen, aber das durfte natürlich keiner sehen. Und alles war ganz dreckig. Alle haben gelacht. So richtig doll … Als ich wieder aufgestanden bin, habe ich gesehen, dass sogar ein Loch in meiner Hose war. Da habe ich gedacht ›Oh nein, was wird meine Mama sagen?‹ Ich bin schnell aufs Klo gerannt und wollte alles sauber machen, aber dann war alles nass und das Loch trotzdem da. Ich habe mich gar nicht nach Hause getraut. Und tatsächlich war es noch schlimmer als gedacht. Meine Mama hat gesagt, dass sie mir nie wieder eine neue Hose kauft und ich die jetzt selbst nähen muss. Ich kann das doch gar nicht. Deswegen kann ich nun nie wieder Fußball spielen, obwohl ich das doch so gerne mache. Und meine Freunde mögen mich auch nicht mehr, weil ich nicht mehr mit ihnen spiele. Sie verstehen es halt nicht …«

Comic-Zauberer Checki

- **Beschreibung:** In dieser Kreativaktion gestaltet sich jedes Kind einen Comic, in dem es die Früher-Geschichte zu seiner Immer-Geschichte in der ursprünglichen Variante aufmalt. Dann kommt Checki als Zauberer, der sich ganz gut mit Bedürfnissen auskennt. Er verzaubert alle und alles so, dass die Geschichte nochmal von vorne beginnt, aber alles gut verläuft, sodass am Ende alle Bedürfnisse des Kindes gut befriedigt werden.
- **Ziel:** Die Kinder erleben und konstruieren eine Veränderung ihres Schemas, machen sich bewusst, was sie gebraucht hätten und erleben dadurch eine Schemaüberschreibung.
- **Dauer**: ca. 20 Minuten
- **Material**: Papier, Stifte

Die Übung erklären

»Zu unseren Immer-Momenten gibt es Früher-Momente, in denen etwas schiefgelaufen ist. Um uns davor zu schützen, verhalten wir uns später immer gleich. Welche Früher-Momente fallen euch zu euren Immer-Momenten ein?

Wenn wir uns vorstellen, wie der Früher-Moment besser gewesen wäre, kann sich der Immer-Moment verändern.

Wir malen heute einen Comic. Als erstes malt ihr euren Früher-Moment. Dann kommt Checki als Zauberer. Er kennt sich ja sehr gut mit Bedürfnissen aus und weiß, wie er den Früher-Moment verzaubern muss, damit du dich ganz gut fühlst mit dem Moment. Du malst als zweites dann also, wie die Geschichte verzaubert abläuft.

Was ist am Ende für dich anders? Warum ist es ein gutes Ende?«

Alternative Ideen / Ergänzungen

- Wenn die Kinder nicht gerne malen oder schreiben, können Sie die Zaubergeschichte auch als eine Voice-Nachricht aufnehmen.
- Die Kinder können die Zaubergeschichte auch in der Gruppe als Pantomime nachspielen

Comic-Zauberer Checki

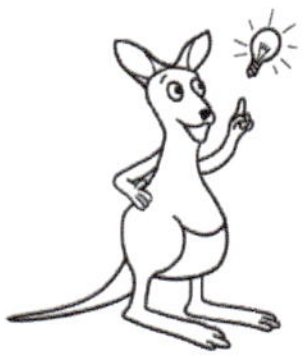

Das merk ich mir

Zu jedem Immer-Moment gibt es einen Früher-Moment, in dem etwas schiefgelaufen ist. Davor wollen wir uns immer noch schützen. Wenn wir uns vorstellen, wie sich der Früher-Moment verändert, müssen wir uns nicht mehr so doll schützen. Wir können heute besser für unsere Bedürfnisse sorgen. Dies sind unsere Regeln. Die haben wir uns gegeben, damit sich alle in der Gruppe wohlfühlen. Mit der Unterschrift unter dem Vertrag sagen wir, dass wir uns alle daran halten wollen.

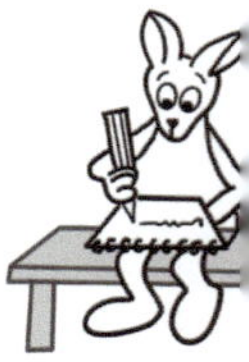

Dies ist mein Früher-Moment:

....

....

Das alles zaubert Checki in meinen Früher-Moment, denn das hätte ich damals gebraucht:

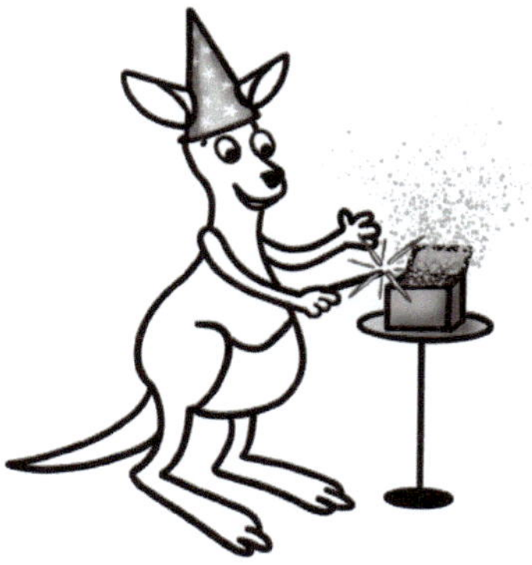

Comic-Zauberer Checki

Titelseite (1)

Zauberer Checki verzaubert den Immer-Moment

Letzte Seite (4)

Wie es gut endet

Comic-Zauberer Checki

Seite (3)

Seite (2)

AB 64 • E

Familien-Früher-Momente

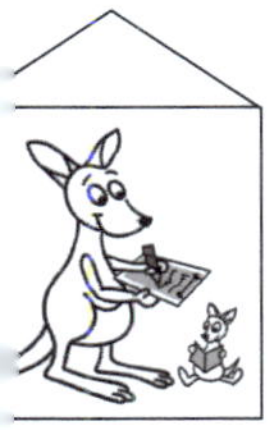

Das merk ich mir

Oft finden wir für unangenehme »Immer-Momente« »Früher-Momente«, in denen etwas schiefgelaufen ist. Davor wollen wir uns immer noch schützen. Wenn wir uns vorstellen, wie sich der Früher-Moment verändert, müssen wir uns nicht mehr so stark schützen. Wir können heute besser für unsere Bedürfnisse sorgen.

Immer und Früher Momente von: ....

Dies ist mein Immer-Moment:

....

Den habe ich durch meinen Früher-Moment:

....

Dies hätte ich damals gebraucht, damit es mir besser gegangen wäre:

....

Dies brauche ich heute, damit sich mein Immer-Moment verändern kann:

....

Immer- und Früher-Momente von: ....

Dies ist mein Immer-Moment:

....

Den Immer-Moment habe ich wegen dieses Früher-Moments:

....

Das hätte ich damals gebraucht, damit es mir besser gegangen wäre:

....

Das brauche ich heute, damit sich mein Immer-Moment verändern kann:

....

9 Schematherapeutische Kindergruppe: Checker-Club

Beim Checker-Club handelt es sich um ein schematherapeutisches Gruppentherapieprogramm für Kinder.

Grundidee und Rahmenhandlung. Die Grundidee und Rahmenhandlung des »Checker-Clubs« dreht sich um die Känguru-Handpuppe Checki, die Prototyp des cleveren gesunden Modus ist und zeitgleich Chef des Checker-Clubs. Checki begrüßt die Kinder und lädt sie ein, Teil seines Teams zu werden. Checki erklärt den Kindern das Konzept des cleveren Modus, der im Rahmen des Checker-Clubs »Checker-Modus« genannt wird. Checki erklärt den Kindern sofort, dass es im Checker-Modus nicht darum geht, besonders klug oder vernünftig zu sein, sondern darum, gut mit sich und seinen Bedürfnissen und Gefühlen umzugehen und besser im Leben zurechtzukommen.

Ziel des Checker-Clubs. Ziel ist es, den cleveren Modus zu trainieren und damit den Umgang der Kinder mit ihren Bedürfnissen und Gefühlen zu verbessern. Emotionsevozierend und erlebnisorientiert lernen sie in aufeinander aufgebauten Sitzungen Grundlagen zu Bedürfnissen, Modi und Schemata. Ressourcenorientiert erfahren sie, dass der clevere Modus bereits in ihnen steckt und dieser durch den Checker-Club nur noch weiter trainiert wird. Der Rahmen der Gruppe ermöglicht vielfältige Gelegenheiten zur Bedürfnisbefriedigung und begrenzter elterlicher Fürsorge. Die Bedürfnisse nach Bindung und Wertschätzung werden auch dadurch befriedigt, dass Kinder in der Gruppe ein Geben und Nehmen erleben. Als Checkis Teammitglieder helfen sie Checki, anderen zu helfen, womit sich auch Empathie und sinnstiftendes prosoziales Verhalten verstärken soll.

Zielgruppe. Die Zielgruppe des Checker-Clubs sind Kinder im Alter zwischen ca. 8 und 11 Jahren. Aufgrund der Gestaltung des Materials ist es sinnvoll, dass die Kinder schreiben können.

Gruppengröße. Die optimale Gruppengröße sind 3 bis 7 Kinder. Viele der Übungen können mit leichten Abweichungen auch mit größeren Gruppen durchgeführt werden.

Anzahl der Sitzungen. Die Anzahl der Sitzungen ist abhängig von Planung und Gestaltung der Gruppe. Im Folgenden ist ein Vorschlag für ein Basiscurrikulum zusammengestellt, das 15 Sitzungen beinhaltet, die jeweils 90 bis 100 Minuten dauern.

Indikationen. Indiziert ist die Gruppe prinzipiell für Kinder aller Diagnosen und Lebensthemen. Sofern die Kinder sehr persönliche und spezifische Themen haben, z. B. Traumata, starke Essstörungen oder ähnliches, sollte die Gruppe nur als Ergänzung zu einer Einzeltherapie besucht werden, oder im Rahmen von umfassenderen stationären Maßnahmen der Jugendhilfe oder in Kliniken.

Kontraindikationen. Kontraindiziert ist die Gruppe, wenn Kinder akut selbst- oder fremdgefährdet sind. Sofern die Kinder selbst in Kleingruppen nicht in der Lage sind, die Schule zu besuchen, sollte die Teilnahme an der Gruppe sehr kritisch geprüft werden. In der Regel sollte die Gruppenfähigkeit, auch mithilfe von Einzeltherapie, vorab wiederhergestellt werden.

Gruppenzusammensetzung. Die Gruppenzusammensetzung ist heterogen in Bezug auf Geschlecht und Diagnosespektrum. In Bezug auf den Entwicklungsstand sollten die Kinder nicht allzu verschieden sein.

Gruppenform. Die Gruppenform ist »geschlossen«. Alle Kinder beginnen die Gruppe gemeinsam und beenden diese auch gemeinsam.

Anzahl der Therapeut:innen. Die Anzahl der Therapeut:innen ist flexibel. Wenn irgendwie möglich, sollten Gruppen jedoch mit mindestens zwei Personen durchgeführt werden.

Inhaltliche Zusammenstellung. Inhaltlich ist der Checker-Club prinzipiell so konzipiert, dass abhängig von den Therapiezielen, Bedürfnissen der Kinder und Schwerpunkten der Therapeut:innen Inhalte flexibel zusammengestellt werden können. Mit dem Basiscurrikulum wird eine Möglichkeit der Zusammenstellung vorgestellt, die sich über viele Jahre in der therapeutischen Praxis bewährt hat.

Inhaltsauswahl. Kriterien für die Auswahl der Inhalte des Basiscurrikulums waren der Entwicklungsstand der Kinder und die Bedürfnisse der Familien. Die Beschränkung auf 15 Sitzungen hat den Grund, dass dies für Familien eine überschaubare planbare Therapiedauer darstellt. Wenn Ferien und Urlaubszeiten Therapiepausen sind, ziehen sich die 15 Sitzungen ungefähr über ein halbes Jahr. Klar ist, dass in 15 Sitzungen längst nicht alle relevanten Themen hinreichend vertieft werden können, sodass eine Auswahl erfolgen musste.

In den ersten Jahren der Entwicklung des Basiscurrikulums des Checker-Clubs fanden alle grundlegenden Themen (Bedürfnisse , Cleverer Modus, Kindmodi, Bewältigungsmodi, Strafende und fordernde Modi, Schemata) Berücksichtigung, die jedoch mit jeweils einer Sitzung nur »angerissen« werden konnten. Um zumindest eine minimale Vertiefung zu ermöglichen, konzentriert sich die Auswahl nun auf die Themen, die im Alter zwischen 7 und 11 Jahren die höchste Relevanz haben. Die Basis stellen der clevere Modus und die Bedürfnisse dar, auf deren sich die Gruppe dann mit den Kindmodi (undiszipliniert, ärgerlich impulsiv, verletzlich, traurig) sowie mit dem vermeidenden Bewältigungsmodus beschäftigen und eine Einführung in das Konzept von Schemata erhalten. Der Schwerpunkt auf die Kindmodi ist gewählt, weil die Kinder in diesem Alter oft noch direkten Zugang dazu haben und diese Themen alterstypisch relevant sind. Es gibt immer wieder auch Kinder, die schon ausgeprägte Schemata, Bewältigungsmodi und strafende oder fordernde Modi aufweisen, aber bei der überwiegenden Mehrheit der Kinder sind diese Zustände erst in der Entwicklung.

Die Auswahl ist ein Vorschlag und nicht abschließend festgelegt. Sie kann und soll individuell gestaltet werden.

Übersicht über die Sitzungsthemen des Basiscurrikulums

Sitzung	Inhalt	Sitzung	Inhalt
1	Cleverer Modus	9	Verletzlicher trauriger Modus (E)
2	Bedürfnisse (E)	10	Verletzlicher trauriger Modus (V)
3	Bedürfnisse (V)	11	Vermeidender Modus (E)
4	Modi (E)	12	Vermeidender Modus (V)
5	Undisziplinierter Modus (E)	13	Schemata (E)
6	Undisziplinierter Modus (V)	14	Schemata (V)
7	Ärgerlich impulsiver Modus (E)	15	Glücklicher Modus
8	Ärgerlich impulsiver Modus (V)		

Methoden. Die Methoden sind bewusst emotionsevozierend, erlebnisorientiert und ganzheitlich konzipiert. Alle Inhalte werden emotional und körperlich erfahren, kognitiv reflektiert und auf der Handlungsebene alltagsnah erprobt.

Familientraining. Ein begleitendes Familientraining soll den Transfer in den Alltag und die Auswirkungen auf den familiären Kontext verbessern. Die Eltern oder Bezugspersonen bekommen Arbeitsblätter mit Wochenaufgaben, in denen sie sich mit den gleichen Themen beschäftigen wie die Kinder. Diese Aufgaben sind nicht als Hausaufgaben für die Kinder gedacht, sondern dafür, dass die Eltern sich persönlich mit den Themen beschäftigen.

Der Checker-Club ist durch wiederkehrende Elemente gekennzeichnet, womit das Bedürfnis nach Struktur und Orientierung befriedigt wird. Darüber hinaus sorgen die Elemente dafür, dass alle Themen ganzheitlich erlebt werden.

Ein typischer Ablauf

(1) Modusrunde. Die Modusrunde (**AB 2** »Anfangsrunde: Modus-Runde« oder **AB 3** »Anfangsrunde: M.E.h.r.-Runde«) stellt immer den Beginn dar und dient dem Austausch über die aktuelle Verfassung und Modusaktivierung aller Gruppenteilnehmer:innen.

(2) Bericht. Der Bericht über das Familientraining ist für das Funktionieren der Elternbeteiligung und des Alltagstransfers essenziell. Die Kinder zeigen oder berichten, was die Eltern gemacht haben. Sobald es fehlt, beruhigen Sie die Kinder, dass es kein Problem ist, und die Eltern es nachholen können. Sprechen Sie die Eltern aber immer zeitnah darauf an. Die Wahrscheinlichkeit, dass die Eltern das Familientraining auch absolvieren, steigt enorm, wenn Sie es jede Woche honorieren, gerne auch mit einem kleinen Gruß oder Smiley auf dem Arbeitsblatt.

(3) Mitmachtheater. In dem Mitmachtheater »Checkis Sprechstunde« erfolgt eine erste emotionsaktivierende Einführung zum Inhalt der Stunde. Im Rollenspiel bekommen die Känguru-Handpuppe Checki und sein Team Besuch von einer Kinderhandpuppe (namens »Tom« oder »Tina«). Sie bitten um Hilfe bei der Lösung eines Problems (analog zum Sitzungsthema). Checki fragt sein Team, ob es ähnliche Erfahrungen gemacht hat (Emotionsaktivierung). Gemeinsam überlegen sie, was sie selbst in einer solchen Situation brauchen würden (Bedürfnisorientierung) und was sie Tom oder Tina raten würden (Aktivieren des cleveren Modus). Für ihre Tipps erhalten sie Wertschätzung und erleben sich selbstwirksam und autonom. Die Hinwendung zum anderen verbessert die Empathiefähigkeit als wichtige Grundlage für gesunde Beziehungen. Durch diese Bausteine werden zentrale Grundbedürfnisse befriedigt. Stellvertretende Nachnährung von Bedürfnissen geschieht durch die letzte Runde, in der die Handpuppe zu jedem Kind »geht« und die Kinder ihm / ihr noch etwas Freundliches, Hilfreiches mitgeben. Oft trösten die Kinder die Handpuppen sehr liebevoll, was für alle anrührend ist.

(4) Checker-Training. Das Checker-Training stellt den Kern der Stunde dar. Das Thema wird in Aktionen, Rederunden, Spielen, Rollenspielen auf kreative Weise persönlich vertieft erlebt. Es wird zwischen einführenden Stunden und Vertiefungsstunden unterschieden, in denen ein gesunder Umgang als ein Umgang im »Checker-Modus« erarbeitet und erprobt wird.

(5) Checker-Tipps. Die Checker-Tipps erhalten die Kinder anschließend auf Arbeitsblättern, die sie in ihrer Checker-Mappe sammeln. Auf diesen befindet sich ein Merksatz, der die Inhalte zusammenfasst und Platz, damit die Kinder ihre persönlichen Erkenntnisse schriftlich fixieren können. Mit diesen Arbeitsblättern wird auch erreicht, dass die Kinder die Inhalte erinnern und mit den Eltern kommunizieren können.

(6) Checker-Aktion. Eine Checker-Aktion erfolgt je nach Zeit und Thema nur in einigen Sitzungen, hier werden die Inhalte kreativ vertieft.

(7) Wunschrunde zum Abschluss. In der Wunschrunde zum Abschluss stellen sich alle in einen Kreis und geben gute Wünsche für die Woche weiter.

Verwendung eines Tokensystems. Ein Tokensystem kann, aber muss nicht verwendet werden. Sofern Sie sich dazu entscheiden, erhalten die Kinder einen Checker-Pass (**AB 10** »Checker-Punkte«), auf dem sie zwei Checkerpunkte pro Sitzung sammeln können für das Einhalten der Checker-Regeln (**AB 8** »Wohlfühlregeln-Vertrag«).

Arbeits- und Informationsmaterial

Sitzungsbeschreibungen

INFO 7 Sitzung 1: Cleverer »Checker«-Modus und Kennenlernen
In der Sitzung lernen sich alle Teilnehmer:innen kennen und Checki, die Känguru-Handpuppe, wird als cleverer Modus und Chef des Checker-Clubs vorgestellt. Die Kinder lernen alle Gruppenelemente kennen und bekommen Material zur Verfügung gestellt (Mappe, Pass).

INFO 8 Sitzung 2: Bedürfnisse – Einführung
In der Sitzung erhalten die Kinder eine erste spielerische Einführung zu Bedürfnissen. Sie basteln Bedürfnismagnete, die sie später auch zuhause verwenden können, um ihre Bedürfnisse zu erkennen und zu kommunizieren.

INFO 9 Sitzung 3: Bedürfnisse – Vertiefung
In dieser vertiefenden Sitzung lernen die Kinder den Grad ihrer persönlichen Bedürfnisbefriedigung einzuschätzen und auch, die Bedürfnisbefriedigung von anderen zu erahnen.

INFO 10 Sitzung 4: Modi – Einführung
In dieser Sitzung erhalten die Kinder eine Einführung zum Thema Modi. Sie lernen eigene innere Anteile kennen, indem sie ihren eigenen Modus-Club zusammenstellen.

INFO 11 Sitzung 5: Undisziplinierter Modus – Mangelnde Freude
In dieser Sitzung erhalten die Kinder Inspirationen, was sie in uninteressanten langweiligen Situationen brauchen, und wie sie diese gestalten können, ohne andere zu stören. Es werden Spaß-Macher gebastelt.

INFO 12 Sitzung 6: Undisziplinierter Modus – Mangelnde Struktur
In dieser Sitzung lernen Kinder den Umgang mit Situationen, in den ihnen ein Handlungsfahrplan fehlt. Dies ist oft bei Hausaufgaben der Fall. Sie erlernen mit Selbstinstruktionskarten, sich selbst Struktur zu geben und Autonomie zu stärken.

INFO 13 Sitzung 7: Ärgerlicher / Impulsiver Modus – Einführung
In dieser Sitzung eruieren die Kinder, wann und warum ärgerliche / impulsive Modi aktiviert werden und was sie eigentlich brauchen. Sie erleben die Veränderung ihrer Gefühle und Bedürfnisse, indem sie die auslösenden Situationen durch Theaterstücke auf der »Wandelbühne« auf veränderte Art und Weise nacherleben.

INFO 14 Sitzung 8: Ärgerlicher / Impulsiver Modus - Cleverer Umgang
Durch die Erarbeitung von Ärger-Löschern erarbeiten die Kinder in der Sitzung bedürfnisorientierte Strategien im Umgang mit Ärger auslösenden Situationen. Sie merken, wie sie ihren Ärger ausdrücken können, ohne dass etwas zu Schaden kommt.

INFO 15 Sitzung 9: Trauriger Modus – Einführung
In der Sitzung zum traurigen Modus basteln die Kinder ein Tränen-Memo-Spiel, indem sie traurige Momente sammeln und, was ihnen in dem Moment gut getan hätte.

INFO 16 Sitzung 10: Trauriger Modus – Vertiefung
In dieser vertiefenden Sitzung erleben die Kinder Trost in einer Trostfell-Entspannungsübung und basteln sich Trostfellchen für die Anwendung zuhause.

INFO 17 Sitzung 11: Vermeidender Modus – Einführung
In dieser Sitzung erkunden Kinder vermeidende / ängstliche Momente durch das Spiel »Zitterpartie«. Auf Angststeckbriefen eruieren sie wann Vermeidung und Angst hilfreich sind und wann hinderlich.

INFO 18 Sitzung 12: Vermeidender Modus – Vertiefung
Durch die Übung »Vertrauensbrett« erlernen die Kinder Strategien Angst und Vermeidung zu überwinden. Sie erleben, dass das Überwinden von Angst Sicherheit und Vertrauen schafft.

INFO 19 Sitzung 13: Schemata – Entstehung
Die Kinder lernen das Schemakonzept kennen und sammeln Momente, in denen sie immer nach dem gleichen Schema reagieren. Sie bauen ein Schema-Mahnmal, was ihnen hilft, solche Momente zu identifizieren.

INFO 20 Sitzung 14: Schemata – Bewältigung
Durch ein Immer-Nimmer-Theater merken die Kinder, was sie in schemabegründenden Momenten gebraucht hätten. Dies wird zur Heilung des Schemas nachgespielt. Durch einen Zauber-Comic vertiefen sie die Erfahrung, dass sich Schemata verändern können.

INFO 21 Sitzung 15: Glücklicher Modus – Stärkung
Durch Aktionen wie *Glückstanz* und *Glücksballons* wird der glückliche Modus gestärkt.

Mitmach-Theater: Checkis Sprechstunde

AB 65 Mitmach-Theater: »Neubeginn«
Durch das Mitmach-Theater werden einzelne Themen eingeführt. Die Handpuppe Checki bekommt von Kinder-Handpuppen Besuch, die ihre Sorgen mitgebracht haben. Checki und die Kinder aus der Gruppe »helfen«, die Sorgen oder Probleme zu lösen und lernen so gemeinsam. Dieses Anspiel beschäftigt sich mit einem Neubeginn in einer Handballgruppe.

AB 66 Mitmach-Theater: »Was braucht Susi?«
Durch das Mitmach-Theater werden einzelne Themen eingeführt. Die Handpuppe Checki bekommt von Kinder-Handpuppen Besuch, die ihre Sorgen mitgebracht haben. Checki und die Kinder aus der Gruppe »helfen«, die Sorgen oder Probleme zu lösen und denken sich somit in das Thema der Stunde. Dieses Anspiel beschäftigt sich mit dem Verstehen und Erkennen von Bedürfnissen.

AB 67 Mitmach-Theater: »Zu viel des Guten«
Durch das Mitmach-Theater werden einzelne Themen eingeführt. Die Handpuppe Checki bekommt von Kinder-Handpuppen Besuch, die ihre Sorgen mitgebracht haben. Checki und die Kinder aus der Gruppe »helfen«, die Sorgen oder Probleme zu lösen und steigen so gedanklich in das Thema der Stunde ein. Dieses Anspiel führt in das Thema Bedürfnisbefriedung ein und hilft den Kindern, zu erkennen, was sie eigentlich brauchen.

AB 68 Mitmach-Theater: »Gefühlschaos«
Durch das Mitmach-Theater werden einzelne Themen eingeführt. Die Handpuppe Checki bekommt von Kinder-Handpuppen Besuch, die ihre Sorgen mitgebracht haben. Checki und die Kinder aus der Gruppe »helfen«, die Sorgen oder Probleme zu lösen und steigen so gedanklich in das Thema der Stunde ein. In diesem Anspiel erhalten die Kinder eine erste Einführung in das Modusmodell. Sie erfahren von unterschiedlichen inneren Anteilen, die zu unterschiedlichen Zeiten aktiviert werden.

AB 69 Mitmach-Theater: »Papierkügelchen«
Durch das Mitmach-Theater werden einzelne Themen eingeführt. Die Handpuppe Checki bekommt von Kinder-Handpuppen Besuch, die ihre Sorgen mitgebracht haben. Checki und die Kinder aus der Gruppe »helfen«, die Sorgen oder Probleme zu lösen und denken sich somit in das Thema der Stunde. Dieses Anspiel führt in den undisziplinierten Modus ein, der oft aktiviert wird, wenn Momente uninteressant sind und das Bedürfnis nach Freude nicht ausreichend erfüllt ist.

AB 70 Mitmach-Theater: »Kein Plan«

Durch das Mitmach-Theater werden einzelne Themen eingeführt. Die Handpuppe Checki bekommt von Kinder-Handpuppen Besuch, die ihre Sorgen mitgebracht haben. Checki und die Kinder aus der Gruppe »helfen«, die Sorgen oder Probleme zu lösen und denken sich somit in das Thema der Stunde. Dieses Anspiel führt in die Thematik ein, die entsteht, wenn die Kinder wenig Plan haben, wie sie eine Aufgabe angehen sollen (z. B. Hausaufgaben).

AB 71 Mitmach-Theater: »Frechheit«

Durch das Mitmach-Theater werden einzelne Themen eingeführt. Die Handpuppe Checki bekommt von Kinder-Handpuppen Besuch, die ihre Sorgen mitgebracht haben. Checki und die Kinder aus der Gruppe »helfen«, die Sorgen oder Probleme zu lösen und denken sich somit in das Thema der Stunde. Dieses Anspiel führt in den Umgang mit Situationen ein, die Ärger auslösen, weil sie sich unfair anfühlen.

AB 72 Mitmach-Theater: »Glasscheibe«

Durch das Mitmach-Theater werden einzelne Themen eingeführt. Die Handpuppe Checki bekommt von Kinder-Handpuppen Besuch, die ihre Sorgen mitgebracht haben. Checki und die Kinder aus der Gruppe »helfen«, die Sorgen oder Probleme zu lösen und denken sich somit in das Thema der Stunde. Dieses Anspiel führt in den Umgang mit Momenten ein, in denen man sich sehr über sich selbst ärgert und Schaden entsteht.

AB 73 Mitmach-Theater: »Meerschweinchen«

Durch das Mitmach-Theater werden einzelne Themen eingeführt. Die Handpuppe Checki bekommt von Kinder-Handpuppen Besuch, die ihre Sorgen mitgebracht haben. Checki und die Kinder aus der Gruppe »helfen«, die Sorgen oder Probleme zu lösen und denken sich somit in das Thema der Stunde. Dieses Anspiel thematisiert den Umgang mit traurigen Momenten, die beispielsweise durch den Tod von einem Meerschweinchen ausgelöst werden.

AB 74 Mitmach-Theater: »Trostlos«

Durch das Mitmach-Theater werden einzelne Themen eingeführt. Die Handpuppe Checki bekommt von Kinder-Handpuppen Besuch, die ihre Sorgen mitgebracht haben. Checki und die Kinder aus der Gruppe »helfen«, die Sorgen oder Probleme zu lösen und denken sich somit in das Thema der Stunde. Dieses Anspiel beschäftigt sich mit dem Umgang mit traurigen Situationen, die beispielsweise dann entstehen, wenn sich Kinder von ihren Freunden trennen müssen.

AB 75 Mitmach-Theater: »Zitterecke«

Durch das Mitmach-Theater werden einzelne Themen eingeführt. Die Handpuppe Checki bekommt von Kinder-Handpuppen Besuch, die ihre Sorgen mitgebracht haben. Checki und die Kinder aus der Gruppe »helfen«, die Sorgen oder Probleme zu lösen und denken sich somit in das Thema der Stunde. Dieses Anspiel führt in das Thema Vermeidung ein, die beispielsweise entsteht, wenn Kinder schlechte Erfahrungen gemacht haben. Hier geht ein Mädchen lange Umwege, weil es an einer Ecke geärgert wurde.

AB 76 Mitmach-Theater: »Schwimmabzeichen«

Durch das Mitmach-Theater werden einzelne Themen eingeführt. Die Handpuppe Checki bekommt von Kinder-Handpuppen Besuch, die ihre Sorgen mitgebracht haben. Checki und die Kinder aus der Gruppe »helfen«, die Sorgen oder Probleme zu lösen und denken sich somit in das Thema der Stunde. Dieses Anspiel beschäftigt sich mit Vermeidung aufgrund von Angst vor Misserfolg, hier am Beispiel des Schwimmabzeichens.

AB 77 Mitmach-Theater: »Diktat«

Durch das Mitmach-Theater werden einzelne Themen eingeführt. Die Handpuppe Checki bekommt von Kinder-Handpuppen Besuch, die ihre Sorgen mitgebracht haben. Checki und die Kinder aus der Gruppe »helfen«, die Sorgen oder Probleme zu lösen und denken sich somit in das Thema der Stunde. Dieses Anspiel führt in das Thema Schemata ein und zeigt auf, wie beispielsweise ein Misserfolgsschema durch beschämende Momente im Deutschunterricht entsteht.

AB 78 Mitmach-Theater: »Fußball-Blamage«

Durch das Mitmach-Theater werden einzelne Themen eingeführt. Die Handpuppe Checki bekommt von Kinder-Handpuppen Besuch, die ihre Sorgen mitgebracht haben. Checki und die Kinder aus der Gruppe »helfen«, die Sorgen oder Probleme zu lösen und denken sich somit in das Thema der Stunde. Dieses Anspiel führt in die Möglichkeit ein, negative Schemata zu verändern.

AB 79 Mitmach-Theater: »Baumhaus«

Durch das Mitmach-Theater werden einzelne Themen eingeführt. Die Handpuppe Checki bekommt von Kinder-Handpuppen Besuch, die ihre Sorgen mitgebracht haben. Checki und die Kinder aus der Gruppe »helfen«, die Sorgen oder Probleme zu lösen und denken sich somit in das Thema der Stunde. Dieses Anspiel zeigt Beispiele auf, die den glücklichen Modus aufleben lassen.

Sitzung 1: Cleverer »Checker«-Modus und Kennenlernen

Ziele und Inhalte der Sitzung

In der ersten Sitzung werden die Kinder herzlich und ressourcenorientiert willkommen geheißen. Sie lernen das Motto und die Ziele der Gruppe sowie andere Kinder und Therapeut:innen kennen. Sie erhalten die Gruppenmaterialien und werden in wiederkehrende Abläufe eingeführt. Schwerpunktmäßig erfahren sie, dass sie einen cleveren Modus in sich tragen, der »Checker-Modus« genannt wird und im Checker-Club noch weiter trainiert wird. Der Checker-Modus hilft, gut mit Bedürfnissen und Gefühlen umzugehen.

Materialien und Vorbereitung

- ☐ Stifte, Scheren, Kleber
- ☐ Checker-Ball
- ☐ Modus-Puppe »Checki«
- ☐ Kinder Handpuppen Tim / Tina
- ☐ DIN A4-Mappen
- ☐ Plakat
- ☐ **AB 8** »Wohlfühlregeln-Vertrag«
- ☐ **AB 9** »Checker-Mappe«
- ☐ **AB 10** »Checker-Punkte«
- ☐ **AB 5** »Familientraining: Steckbriefe«

(1)	Modusrunde, Familientraining: Rederunde	Stuhlkreis	10 Min.
(2)	Checki's Sprechstunde: »Neubeginn« Tina plant, erstmalig zum Handballtraining zu gehen. Sie hat Angst, weil sie niemanden kennt. Checki und die Kinder geben Tipps und machen ihr Mut.	Stuhlkreis	10 Min.
(3)	Checker-Training: Checker-Regeln Kinder erarbeiten Regeln, damit sich alle wohlfühlen.	Stuhlkreis	10 Min.
(4)	Checker-Punkte: Kinder bekommen Punkte für das Einhalten der Regeln	Stuhlkreis	5 Min.
(5)	Checker-Spaß: Spiel: »Checker Kinder mit …« Kinder lernen spielerisch Ressourcen und Gemeinsamkeiten kennen.	Stuhlkreis	10 Min.
(6)	Checker-Tipps: Merksatz: **AB 8** »Wohlfühlregeln-Vertrag« *»Unsere Checker-Regeln helfen uns dabei, dass es allen in der Gruppe gut geht.«*	Tisch	10 Min.
(6)	Checker-Aktion: **AB 9** »Checker-Mappe«, **AB 10** »Checker-Punkte« Kinder gestalten ihre Gruppenmaterialien.	Tisch	20 Min.
(7)	Checker-Punkte: Kinder bekommen Punkte für das Einhalten der Regeln	Tisch	5 Min.
(8)	Familientraining (**AB 5** »Familientraining: Steckbriefe«) Familienmitglieder schreiben gegenseitig einen Steckbrief mit zwei Dingen, die die Person erfreuen und zwei Dingen, die diese ärgern.	Stehkreis	5 Min.
(9)	Wunschrunde: Jedes Gruppenmitglied bekommt einen guten Wunsch.	Stehkreis	5 Min.

Sitzung 2: Bedürfnisse – Einführung

Ziele und Inhalte der Sitzung

In der Sitzung werden die Kinder in das Konzept von Bedürfnissen eingeführt. Sie lernen, zu erkennen und zu spüren, was sie brauchen, damit es ihnen gut geht. Ebenfalls erfahren sie, dass Menschen unterschiedliche Bedürfnisse haben und wie sie diese auch bei anderen entdecken können.

Materialien und Vorbereitung

- ☐ Stifte
- ☐ Scheren
- ☐ Kleber
- ☐ Checker-Ball
- ☐ Modus-Puppe »Checki«
- ☐ Kinder Handpuppen Tim / Tina
- ☐ 2 Säcke
- ☐ Schrumpffolie
- ☐ Klebemagnete
- ☐ **AB 12** »Bedürfnis-Goldgräber«
- ☐ **AB 13** »Meine Bedürfnisse«
- ☐ **AB 15** »Bedürfnistaler«
- ☐ **AB 16** »Familienbedürfnisse«

(1)	Modusrunde, Familientraining: Rederunde	Stuhlkreis	10 Min.
(2)	Checkis Sprechstunde: »Was braucht Susi?« Tina wundert sich, dass ihre Freundin Susi plötzlich nicht mehr mit allen zusammen Spaß beim Schaukeln haben will. Sie weiß gar nicht, was Susi braucht, damit es ihr besser geht! Checki weist auf Bedürfnisse hin, die Kinder geben Tina Tipps, wie sie die Bedürfnisse von Susi herausfinden kann.	Stuhlkreis	10 Min.
(3)	Checker-Training: »Bedürfnis-Goldgräber« (**AB 12** »Bedürfnis-Goldgräber«) Goldgräber können echtes Gold von unechtem unterscheiden. Die Kinder werden zu Bedürfnis-Goldgräbern und finden »echte« Bedürfnisse von sich und anderen heraus.	Stuhlkreis	10 Min.
(4)	Checker-Punkte: Kinder bekommen Punkte für das Einhalten der Regeln.	Stuhlkreis	5 Min.
(5)	Checker-Tipps: Merksatz (**AB 13** »Meine Bedürfnisse«) *»Bedürfnisse zeigen uns, was wir brauchen, damit es uns gut geht.«*	Tisch	15 Min.
(6)	Checker-Aktion: **AB 15** »Bedürfnistaler« Kinder malen sechs Kreise auf Schrumpffolienpapier und schneiden diese aus. In der Woche werden diese dann im Backofen »geschrumpft« und mit Magneten versehen.	Tisch	15 Min.
(7)	Checker-Punkte: Kinder bekommen Punkte für das Einhalten der Regeln.	Tisch	5 Min.
(8)	Familientraining (**AB 16** »Familienbedürfnisse«) Familienmitglieder eruieren gegenseitig die wichtigsten Bedürfnisse und notieren diese.	Stehkreis	5 Min.
(9)	Wunschrunde: Jedes Gruppenmitglied bekommt einen guten Wunsch.	Stehkreis	5 Min.

Sitzung 3: Bedürfnisse – Vertiefung

Ziele und Inhalte der Sitzung

In der Sitzung werden die Kinder in das Konzept von Bedürfnisbefriedigung inklusive möglicher empfundener Über- oder Untererfüllung eingeführt. Sie lernen zu reflektieren, was sie in bestimmten Situationen gebraucht hätten oder aktuell brauchen. Sie lernen, ihre Bedürfnisse zu äußern und auch für die Bedürfnisse ihrer Mitmenschen sensibel zu sein.

Materialien und Vorbereitung

- ☐ Stifte
- ☐ Checker-Ball
- ☐ Klebemagnete
- ☐ **AB 15** »Bedürfnistaler«
- ☐ Scheren
- ☐ Modus-Puppe »Checki«
- ☐ Magnettafel
- ☐ **AB 18** »Modus-Stabpuppen« (Glücklicher Modus)
- ☐ Kleber
- ☐ Kinder Handpuppen Tim / Tina
- ☐ Holzstäbe (Schaschlik oder Eis)
- ☐ **AB 17** »Bedürfniserfüllung in der Familie«

(1)	Modusrunde (**AB 2** »Anfangsrunde: Modus-Runde«), **AB 6** »Familientraining-Rederunde«	Stuhl-kreis	10 Min.
(2)	Checki's Sprechstunde: »Zu viel des Guten« (**AB 67** »Mitmach-Theater: ›Zu viel des Guten‹«) Tina kommt von ihrer Oma. Diese lässt sie nie aus den Augen, traut Tina nichts zu. Sogar vor der Toilette wartet die Oma auf sie. Tina ist das zu eng und zu viel. Checki und die Kinder überlegen, was mit den Bedürfnissen von Tina los ist und geben Tipps.	Stuhl-kreis	10 Min.
(3)	Checker-Training: **AB 15** »Bedürfnistaler« Die Kinder erhalten ihre Magnete. Über- und Untererfüllung wird erklärt und die Magnete den Ampeltafeln (Grün / Gelb / Rot) zugeordnet, zunächst für Tina. Dann erzählen die Kinder Geschichten, in denen einzelne Bedürfnissee nicht im »grünen Bereich« waren. Die Kinder schätzen ein, wo die Magnete hingehören.	Stuhl-kreis	15 Min.
(4)	Checker-Punkte: Kinder erhalten Punkte für das Einhalten der Regeln.	Stuhl-kreis	5 Min
(5)	Checker-Tipps: Merksatz: **AB 15** »Bedürfnistaler« *Wenn es uns schlecht geht, bräuchten wir mehr oder weniger von bestimmten »Dingen«. Die Bedürfnisse helfen uns herauszufinden, was wir brauchen, damit es uns besser geht.*	Tisch	15 Min.
(6)	Checker-Aktion: **AB 18** »Modus-Stabpuppen« (Glücklicher Modus) Wenn die meisten Bedürfnisse im grünen Bereich sind, fühlen wir uns glücklich. Die Kinder erinnern solche Situationen und malen in die Modusvorlage alles, was zu solchen Momenten passt. Dann werden sie ausgeschnitten und auf den Stab geklebt.	Tisch	15 Min.
(7)	Checker-Punkte: Kinder erhalten Punkte für das Einhalten der Regeln.	Tisch	5 Min.
(8)	Familientraining **AB 16** »Familienbedürfnisse« Familienmitglieder schätzen ihre Bedürfniserfüllung ein.	Steh-kreis	5 Min.
(9)	Wunschrunde: Jedes Gruppenmitglied bekommt einen guten Wunsch.	Steh-kreis	5 Min.

Sitzung 4: Modi – Einführung

Ziele und Inhalte der Sitzung

In der Sitzung lernen die Kinder das Konzept von unterschiedlichen Modi kennen. Wir nennen es auch den *inneren Modus-Club*. Sie lernen, dass es normal ist, in unterschiedlichen Modi zu sein und dass alle Modi ihren Sinn haben. Gemeinsam eruieren wir, wer zum Modus-Team gehört. Einzelne Modi werden ganzheitlich erlebt, ohne einzelne schon zu stark zu fokussieren.

Materialien und Vorbereitung

- ☐ Stifte
- ☐ Kinder Handpuppen Tim / Tina
- ☐ Biegepuppe oder andere Figur
- ☐ **AB 21** »Familien-Modus-Club«
- ☐ Checker-Ball
- ☐ Stabpuppen
- ☐ **AB 19** »Modus-Club-Reporter«
- ☐ Modus-Puppe »Checki«
- ☐ Fingerpuppen oder andere Figuren
- ☐ **AB 20** »Mein Modus-Club«

(1)	Modusrunde, »Familientraining: Rederunde« (**AB 5**)	Stuhlkreis	10 Min.
(2)	Checki's Sprechstunde: Gefühlschaos (**AB 68** »Mitmach-Theater: ›Gefühlschaos‹«) Tom ist verwirrt, sein Freund Fritz war gerade noch witzig und lustig. Tom war nur kurz auf dem Klo und Fritz war wie ausgewechselt: total wütend auf ein anderes Kind und lief dann weinend und beleidigt weg. Tom hat überhaupt nicht verstanden, was los ist. Checki erklärt, dass es unterschiedliche Modi gibt. Die Kinder geben Tom Tipps im Umgang damit.	Stuhlkreis	10 Min.
(3)	Checker-Training: **AB 19** »Modus-Club-Reporter« Kinder suchen Fingerpuppen für ihren Modus-Club. Ein Reporter interviewt die Clubs (ggf. in Kleinstgruppen).	Ecken im Raum, oder Flur	20 Min.
(4)	Checker-Punkte: Kinder erhalten Punkte für das Einhalten der Regeln.	Stuhlkreis	5 Min.
(5)	Checker-Tipps: **AB 19** »Modus-Club-Reporter« *Meine Gefühle sind unterschiedlich. Mal bin ich zum Beispiel im lustigen Modus und mal im traurigen Modus. Wir haben so etwas wie einen »Modus-Club« in uns, der aus ganz verschiedenen Zuständen besteht.*	Tisch	15 Min.
(6)	Checker-Aktion: **AB 20** »Mein Modus-Club« Die Kinder malen ihren Modus-Club in den Modusvordruck.	Tisch	15 Min.
(7)	Checker-Punkte: Kinder erhalten Punkte für das Einhalten der Regeln.	Tisch	5 Min.
(8)	Familientraining **AB 21** »Familien-Modus-Club« Familien malen ihre Modus-Clubs auf	Stehkreis	5 Min.
(9)	Wunschrunde: Jedes Gruppenmitglied bekommt einen guten Wunsch.	Stehkreis	5 Min.

Sitzung 5: Undisziplinierter Modus – Mangelnde Freude

Ziele und Inhalte der Sitzung

Die Kinder eruieren undisziplinierte, impulsive Modi und deren Entstehungsbedingungen. Häufig sind die Bedürfnisse nach Struktur und Freude nicht befriedigt. Mit dem Erkennen, was die Kinder in den auslösenden Situationen bräuchten, lassen sich hilfreiche Strategien zur verbesserten Emotionsregulation ableiten. Der Fokus dieser Sitzung sind das Kennenlernen und der Umgang mit undiszipliniertem Verhalten in Folge von wenig Freude (also: langweiligen Situationen).

Materialien und Vorbereitung

- ☐ Stifte
- ☐ Kinder Handpuppen Tim / Tina
- ☐ Knete
- ☐ **AB 33** »Familien-Spaß-Macher«
- ☐ Checker-Ball
- ☐ Stabpuppen
- ☐ **AB 31** »Meine Spaß-Killer und Spaß-Macher«
- ☐ Modus-Puppe Checki
- ☐ Spaß-Macher (diverse Fidget toys)
- ☐ **AB 32** »Spaß-Macher-Knete«

(1)	Modusrunde, Familientraining: Rederunde	Stuhlkreis	10 Min.
(2)	Checki's Sprechstunde: »Papierkügelchen« (**AB 69** »Mitmach-Theater: ›Papierkügelchen‹«) Tom ist im Matheunterricht total gelangweilt. Eigentlich ist er sauer auf Johann, seinen Vordermann. Er lenkt sich ab, indem er kleine Papierkügelchen formt und diese auf Johann abfeuert. Die Lehrerin ist sauer und Tom muss eine Strafarbeit schreiben! Wie unfair, findet Tom.	Stuhlkreis	10 Min.
(3)	Checker-Training: **AB 31** »Meine Spaß-Killer und Spaß-Macher« Sie erstellen mit den Kindern eine Liste mit Spaß-Killer-Momenten und eruieren, wie sich dieser »gelangweilte« Modus anfühlt. Im Anschluss präsentieren sie verschiedene Spaß-Macher und eruieren die empfundenen Unterschiede.	Stuhlkreis	15 Min.
(4)	Checker-Punkte: Kinder erhalten Punkte für das Einhalten der Regeln.	Stuhlkreis	5 Min.
(5)	Checker-Tipps: Merksatz: **AB 31**»Meine Spaß-Killer und Spaß-Macher« *Manche Momente sind zu langweilig, das sind Spaß-Killer-Momente. Ich kann dann Spaß-Macher nutzen, damit ich keinen Quatsch machen muss, der stört.*	Tisch	15 Min.
(6)	Checker-Aktion: **AB 32** »Spaß-Macher-Knete« Die Kinder kneten Spaß-Macher Figuren und machen eine Ausstellung	Tisch	15 Min.
(7)	Checker-Punkte: Kinder erhalten Punkte für das Einhalten der Regeln.	Tisch	5 Min.
(8)	Familientraining **AB 33** »Familien-Spaß-Macher« Familienmitglieder schreiben auf, was ihnen hilft, wenn der undisziplinierte Modus aktiviert wird.	Stehkreis	5 Min.
(9)	Wunschrunde: Jedes Gruppenmitglied bekommt einen guten Wunsch.	Stehkreis	5 Min.

Sitzung 6: Undisziplinierter Modus – Mangelnde Struktur

Ziele und Inhalte der Sitzung

Der undisziplinierte Modus wird unter anderem aktiviert, wenn Kindern eine innere oder äußere Struktur fehlt und ihre Tätigkeit an sich wenig Aufforderungscharakter mit sich bringt (z. B. Hausaufgaben). Sie folgen dann ihren Impulsen, ohne ein von außen vorgegebenes Ziel weiter zu verfolgen. Die Kinder sollen diesen Modus besser spüren und Strategien zum eigenständigen Aufbau von Struktur im Sinne von Selbstverbalisation erlernen.

Materialien und Vorbereitung

- ☐ Stifte
- ☐ Kleber
- ☐ Schere
- ☐ Checker-Ball
- ☐ Modus-Puppe »Checki«
- ☐ Kinder Handpuppen Tim / Tina
- ☐ Stabpuppen
- ☐ Stäbe für Modus-Stabpuppen
- ☐ **AB 34** »Checker-Plan«
- ☐ **AB 18** »Modus-Stabpuppen« (undiszipliniert)
- ☐ **AB 35** »Familien-Plan«

(1)	Modusrunde (**AB 2** »Anfangsrunde: Modus-Runde«), **AB 6** »Familientraining: Rederunde«	Stuhlkreis	10 Min.
(2)	Checki's Sprechstunde: »Kein Plan« (**AB 70** »Mitmach-Theater: ›Kein Plan‹«) Tina beschwert sich über ihre nervigen Hausaufgaben, die stinklangweilig sind. Sie hat keinen Plan, wie sie diese angehen soll. Die Kinder geben Tipps, und überlegen, was man machen kann, damit Hausaufgaben besser und schneller gehen.	Stuhlkreis	10 Min.
(3)	Checker-Training: **AB 34** »Checker-Plan« Sie führen Selbstinstruktionskarten ein. Die Kinder sortieren sie und üben die Anwendung mit Hilfe von kleinen Aufgaben, die sie erledigen sollen.	Stuhlkreis	15 Min.
(4)	Checker-Punkte: Kinder erhalten Punkte für das Einhalten der Regeln.	Stuhlkreis	5 Min.
(5)	Checker-Tipps: Merksatz: **AB 34** »Checker-Plan« *Wenn ich nicht weiß, wie ich eine Aufgabe lösen soll, mache ich mir einen Checker-Plan. Dafür helfen mir die Checker-Plan-Fragen. Am Ende habe ich Lob verdient. Ich sage meinen Lob-Satz.*	Tisch	15 Min.
(6)	Checker-Aktion: **AB 18** »Modus-Stabpuppen« Die Kinder bemalen den undisziplinierten Modus, schneiden ihn aus und kleben ihn auf den glücklichen Modus.	Tisch	15 Min.
(7)	Checker-Punkte: Kinder erhalten Punkte für das Einhalten der Regeln.	Tisch	5 Min.
(8)	Familientraining: **AB 35** »Familien-Plan« Familienmitglieder formulieren ihre Lobsätze und probieren den Checker-Plan aus.	Stehkreis	5 Min.
(9)	Wunschrunde: Jedes Gruppenmitglied bekommt einen guten Wunsch.	Stehkreis	5 Min.

Sitzung 7: Ärgerlicher / Impulsiver Modus – Einführung

Ziele und Inhalte der Sitzung

Durch die Aktivierung des impulsiv ärgerlichen Modus wird die Interaktion mit der Umwelt oft herausgefordert. Oft entstehen sekundäre Konflikte. Die Kinder lernen in der Sitzung, den ärgerlich impulsiven Modus bewusst zu spüren, ihn rasch zu erkennen und zu benennen. Die Kinder lernen die Gründe für die Aktivierung zu erfassen und zugrunde liegende Bedürfnisse benennen zu können. Dies ist eine wichtige Voraussetzung, um in den cleveren Modus zu wechseln und die Impulse zu steuern, was in der nächsten Sitzung vertieft wird.

Materialien und Vorbereitung

- ☐ Stifte
- ☐ Checker-Ball
- ☐ Stabpuppen
- ☐ **AB 38** »Familien-Ärger«
- ☐ **AB 60** »Checkis Wandelbühne«
- ☐ Kleber
- ☐ Modus-Puppe »Checki«
- ☐ Stäbe für Modus-Stabpuppen
- ☐ **AB 15** »Bedürfnistaler«
- ☐ **AB 18** »Modus-Stabpuppen« (Ärger)
- ☐ Schere
- ☐ Kinder Handpuppen Tom / Tina
- ☐ Figuren
- ☐ **AB 22** »Modus-Check«

(1)	Modusrunde (**AB 2** »Anfangsrunde: Modus-Runde«), **AB 6** »Familien-training: Rederunde«	Stuhlkreis	10 Min.
(2)	Checki's Sprechstunde: »Frechheit« (**AB 71** »Mitmach-Theater: ›Frechheit‹«) Tom ist wütend, seinem kleinen Bruder ist ein Glas runtergefallen, aber seine Mutter hat mit ihm geschimpft. Erst hat sie sogar gesagt, er sei es gewesen und danach, er hätte halt aufpassen sollen. Daher hat er das Lego des Bruders kaputtgetreten.	Stuhlkreis	10 Min.
(3)	Checker-Training: **AB 6** »Checkis Wandelbühne« Kinder berichten von einem Ereignis, die Kinder spielen es nach (ggf. mit Figuren). Alle erarbeiten, was das Kind gebraucht hätte, spielen es mit veränderten Bedingungen. Das Kind erfühlt die »Wandlung der Gefühle« und berichtet davon.	Stuhlkreis / Wandelbühne: besondere Ecke im Raum	20 Min.
(4)	Checker-Punkte: Kinder erhalten Punkte für das Einhalten der Regeln.	Stuhlkreis	5 Min.
(5)	Checker-Tipps: Merksatz: **AB 22** »Modus-Check« *Meine Modi haben immer einen Grund. Wenn ich an meine Bedürfnisse denke, verstehe ich besser, was ich gebraucht hätte und was ich und andere tun können, damit es mir besser geht.*	Tisch	15 Min.
(6)	Checker-Aktion: **AB 18** »Modus-Stabpuppen« Die Kinder bemalen den undisziplinierten Modus, schneiden ihn aus und kleben ihn auf die Rückseite der Stabpuppe des glücklichen Modus.	Tisch	15 Min.
(7)	Checker-Punkte: Kinder erhalten Punkte für das Einhalten der Regeln.	Tisch	5 Min.
(8)	Familientraining: **AB 38** »Familien-Ärger« Familienmitglieder formulieren, was sie im Ärger-Modus brauchen.	Stehkreis	5 Min.
(9)	Wunschrunde: Jedes Gruppenmitglied bekommt einen guten Wunsch.	Stehkreis	5 Min.

Sitzung 8: Ärgerlicher/Impulsiver Modus - Cleverer Umgang

Ziele und Inhalte der Sitzung

In dieser Sitzung erarbeiten und erproben die Kinder alternative Verhaltensweisen, die sie zeigen können, wenn der ärgerliche Modus aktiviert ist. Dies sind Verhaltensweisen, die gegen Ärger helfen, ohne dass etwas zu Schaden kommt. Weder das Kind selbst, noch andere Personen, noch Gegenstände.

Materialien und Vorbereitung

- ☐ Stifte
- ☐ Kleber
- ☐ Checker-Ball
- ☐ Modus-Puppe »Checki«
- ☐ Kinder Handpuppen Tom/Tina
- ☐ Stabpuppen
- ☐ Kissen
- ☐ Knautsch-Bälle
- ☐ Fingerfarben/Tusche
- ☐ **AB 36** »Ärger-Löscher«
- ☐ **AB 37** »Ärger-Lösch-Bild«
- ☐ **AB 39** »Familien-Ärger-Löscher«

(1)	Modusrunde (**AB 2** »Anfangsrunde: Modus-Runde«), **AB 6** »Familientraining: Rederunde«	Stuhlkreis	10 Min.
(2)	Checki's Sprechstunde: »Glasscheibe« (**AB 72** »Mitmach-Theater: ›Glasscheibe‹«) Tina hat versehentlich ihr »Tuschwasser« auf ihrem Bild ausgeschüttet. Sie war so ärgerlich über sich selbst, dass sie aus dem Wohnzimmer gerannt ist. Dabei hat sie die Tür so stark zugehauen, dass das Glas darin zerbrochen ist. (Blutende Hand und wütende Mutter)	Stuhlkreis	10 Min.
(3)	Checker-Training: **AB 36** »Ärger-Löscher« Nach einer kurzen Reaktivierung von Ärger, erprobt die Gruppe mehrere Interventionen gegen Ärger: Ärger-Bälle, Kissen boxen, 5mal langsam ausatmen mit dem Löschsatz! Für erfüllte Löschaufgabe bekommt das Kind einen Löschpunkt. Diesen kleben sie später auf ihr Arbeitsblatt.	Raum	20 Min.
(4)	Checker-Punkte: Kinder erhalten Punkte für das Einhalten der Regeln.	Stuhlkreis	5 Min.
(5)	Checker-Tipps: Merksatz: **AB 36** »Ärger-Löscher« *Ärger darf sein und hat einen Grund. Es fühlt sich manchmal wie Feuer in uns an. Es ist gut, den Ärger so zu zeigen, dass nichts kaputt geht: Weder Sachen noch Andere noch ich. Hier einige Tipps, wie Ärger gelöscht werden kann.*	Tisch	15 Min.
(6)	Checker-Aktion: **AB 37** »Ärger-Lösch-Bild« Die Kinder gestalten ein Bild davon, wie es sich anfühlt, wenn sich der Ärger gut aufgelöst hat.	Tisch	15 Min.
(7)	Checker-Punkte: Kinder erhalten Punkte für das Einhalten der Regeln.	Tisch	5 Min.
(8)	Familientraining: **AB 39** »Familien-Ärger-Löscher« Familienmitglieder formulieren, wie sie gut mit Ärger umgehen wollen	Stehkreis	5 Min.
(9)	Wunschrunde: Jedes Gruppenmitglied bekommt einen guten Wunsch.	Stehkreis	5 Min.

Sitzung 9: Trauriger Modus – Einführung

Ziele und Inhalte der Sitzung

In dieser Sitzung eruieren die Kinder Momente, in denen sie sich traurig oder verletzt fühlen. Bedürfnisorientiert erfahren sie, was sie in den entsprechenden Situationen gebraucht hätten. Sie lernen Ihre Bedürfnisse zu erkennen und zu äußern.

Materialien und Vorbereitung

- ☐ Stifte
- ☐ Checker-Ball
- ☐ Stabpuppen
- ☐ **AB 18** »Modus-Stabpuppen«
- ☐ Kleber
- ☐ Modus-Puppe »Checki«
- ☐ Stäbe für Stabpuppen
- ☐ **AB 41** »Lieblings-Tröster-Ausstellung«
- ☐ Schere
- ☐ Kinder Handpuppen Tom / Tina
- ☐ **AB 40** »Tränen-Memo«
- ☐ **AB 44** »Familien-Tränen«

(1)	Modusrunde (**AB 2** »Anfangsrunde: Modus-Runde«), **AB 6** »Familientraining: Rederunde«	Stuhlkreis	10 Min.
(2)	Checki's Sprechstunde: »Meerschweinchen« (**AB 73** »Mitmach-Theater: ›Meerschweinchen‹«) Tom weint, weil sein Meerschweinchen gestorben ist. Seine Mama hat nur gesagt: »Sei nicht traurig, es ist ja nur ein Tier und wir kaufen schnell ein neues.« Tom hätte es gebraucht, in den Arm genommen zu werden.	Stuhlkreis	10 Min.
(3)	Checker-Training: **AB 40** »Tränen-Memo« Jedes Kind bekommt eine oder mehr ausgeschnittene Tränen. Es schreibt oder malt traurige Momente darauf. Die Kinder stellen ihre Tränen vor und pro Träne wird eruiert, was das Kind in dem Moment gebraucht hätte. Das wird ebenfalls auf eine Träne gemalt oder geschrieben, sodass Tränenpaare entstehen, mit denen Memory gespielt werden kann.	Raum	20 Min.
(4)	Checker-Punkte: Kinder erhalten Punkte für das Einhalten der Regeln.	Stuhlkreis	5 Min.
(5)	Checker-Tipps: Merksatz: **AB 40** »Tränen-Memo« *Manchmal bin ich traurig. Das ist normal und kennt jeder Mensch. Wenn ich weiß, was ich in solchen Momenten brauche, kann ich mir selbst helfen oder andere können mir helfen. Dann merke ich irgendwann, dass es mir wieder besser geht.*	Tisch	15 Min.
(6)	Checker-Aktion: **AB 18** »Modus-Stabpuppen« Die Kinder bemalen den traurigen Modus (ggf. in nächster Sitzung fortführen)	Tisch	15 Min.
(7)	Checker-Punkte: Kinder erhalten Punkte für das Einhalten der Regeln.	Tisch	5 Min.
(8)	Familientraining: **AB 44** »Familien-Tränen«: Familienmitglieder eruieren, was sie traurig macht und was sie brauchen. **AB 41** »Lieblings-Tröster-Ausstellung«: Die Kinder sollen in der nächsten Stunde etwas mitbringen, was sie tröstet: Kuscheltiere, Kleidung der Eltern, Fotos o. ä.	Stehkreis	5 Min.
(9)	**AB 15** »Bedürfnistaler«	Stehkreis	5 Min.

Sitzung 10: Trauriger Modus – Vertiefung

Ziele und Inhalte der Sitzung

In dieser Sitzung erleben die Kinder nach der Aktivierung des traurigen Modus Bedürfnisbefriedigung durch Trost und / oder anderen Beistand. Sie erarbeiten konkrete Verhaltensweisen, die ihnen in verschiedenen traurigen Situationen helfen können.

Materialien und Vorbereitung

- ☐ Stifte
- ☐ Checker-Ball
- ☐ Stabpuppen
- ☐ Decken
- ☐ **AB 45** »Familien-Trost-Ecke«
- ☐ Kleber
- ☐ Modus-Puppe »Checki«
- ☐ Pappe
- ☐ Kissen
- ☐ **AB 18** »Modus-Stabpuppen«
- ☐ Scheren
- ☐ Kinder Handpuppen Tom / Tina
- ☐ weicher Stoff: Nicki / Fleece oder Fellimitat
- ☐ ruhige Musik
- ☐ **AB 44** »Lieblings-Tröster-Ausstellung«
- ☐ **AB 42** »Trostnest« / **AB 43** »Trostfell«

(1)	Modusrunde (**AB 2** »Anfangsrunde: Modus-Runde«), **AB 6** »Familientraining: Rederunde«	Stuhlkreis	10 Min.
(2)	Checki's Sprechstunde: »Trostlos« (**AB 73** »Mitmach-Theater: ›Meerschweinchen‹«) Tina ist ganz traurig, weil ihre beste Freundin wegzieht. Sie braucht dringend Trost. Die Kinder und Checki überlegen, wie sie Tina trösten können. Tina geht von Kind zu Kind und die Kinder trösten sie.	Stuhlkreis	10 Min.
(3)	Checker-Training: **AB 44** »Lieblings-Tröster-Ausstellung« Sofern die Kinder Tröster (Kuscheltier, Kleidung der Eltern o.Ä.) mitgebracht haben, zeigen sie es. Sie berichten, wann diese dem Kind schon geholfen haben. Sie erarbeiten mit den Kindern auch Sätze, die trösten. Alternative Checker-Training: **AB 42** »Trostnest«, **AB 43** »Trostfell« Mit Decken und Kissen baut sich jedes Kind ein Trostnest, jedes Kind erhält ein Trostfell, sie machen ruhige Musik an und führen die Kinder ruhig durch die Trostnest-Imagination.	Raum	20 Min.
(4)	Checker-Punkte: Kinder erhalten Punkte für das Einhalten der Regeln.	Stuhlkreis	5 Min.
(5)	Checker-Tipps: Merksatz: **AB 44** »Lieblings-Tröster-Ausstellung« oder **AB 42** »Trostnest« *Wenn ich traurig bin, brauche ich Trost. In unterschiedlichen Momenten habe ich unterschiedliche Tröster.* Oder Variante B: *Wenn ich traurig bin, kann ich mich an mein Trostnest erinnern oder mir ein Trostnest bauen.*	Tisch	10 Min.
(6)	Checker-Aktion: **AB 43** »Trostfell«, **AB 18** »Modus-Stabpuppen« Die Kinder bemalen den traurigen Modus zu Ende und kleben ihn an die Stabpuppe.	Tisch	15 Min.
(7)	Checker-Punkte: Kinder erhalten Punkte für das Einhalten der Regeln.	Tisch	5 Min.
(8)	Familientraining: **AB 45** »Familien-Trost-Ecke«: Die Familie baut sich eine Ecke, in der jede:r einen oder mehrere Lieblings-Tröster hat.	Stehkreis	5 Min.
(9)	Wunschrunde: Jedes Gruppenmitglied bekommt einen guten Wunsch.	Stehkreis	5 Min.

Sitzung 11: Vermeidender Modus – Einführung

Ziele und Inhalte der Sitzung

In dieser Sitzung lernen die Kinder Muster von Vermeidung kennen. Sie identifizieren Momente, die sie vermeiden und die Art ihrer Vermeidung. Sie erleben ganzheitlich, wie sich Vermeidung anfühlt, dass sie damit nicht alleine sind und eruieren, warum sie vermeiden und was sie eigentlich bräuchten, damit sie den Bewältigungsmodus verlassen können.

Materialien und Vorbereitung

- ☐ Stifte
- ☐ Modus-Puppe »Checki«
- ☐ Stäbe
- ☐ **AB 47** »Mein Angst-Steckbrief«
- ☐ Scheren
- ☐ Kinder-Handpuppen Tim / Tina
- ☐ Kleber
- ☐ **AB 18** »Modus-Stabpuppen«
- ☐ Checker-Ball
- ☐ Stabpuppen
- ☐ **AB 46** »Zitterpartie«
- ☐ **AB 48** »Familien-Angst-Steckbriefe«

(1)	Modusrunde (**AB 2** »Anfangsrunde: Modus-Runde«), **AB 6** »Familientraining: Rederunde«	Stuhlkreis	10 Min.
(2)	Checki's Sprechstunde: »Zitterecke« (**AB 75** »Mitmach-Theater: ›Zitterecke‹«) Tina hat Angst. Auf ihrem Schulweg waren zwei Jungs hinter einer Ecke, die sie mit Schneebällen beworfen haben und sie dann ausgelacht haben. Nun hat sie jeden Morgen etwas zitternde Beine, sie läuft seitdem immer einen anderen Weg. Der ist aber viel länger, sodass sie zu spät kommt. Sie traut es sich ihrer Mutter nicht zu sagen.	Stuhlkreis	10 Min.
(3)	Checker-Training: **AB 46** »Zitterpartie« In diesem Spiel sitzen alle Kinder in einem Kreis, in dem ein Stuhl fehlt. Das Kind ohne Stuhl will einen ergattern. Dafür nennt es etwas, was Angst machen kann / also zum »zittern« bringt und sagt: Alle die auch ins zittern kommen (oder Angst haben), wenn sie … z. B. vom 3-Meterbrett springen müssen) tauschen die Plätze. Alle Mitspielenden, auf die das auch zutrifft, suchen sich einen neuen Platz und das Kind in der Mitte sucht sich auch schnell einen Platz. **AB 47** »Mein Angst-Steckbrief« Die Kinder füllen verschiedene Aspekte von Angst /Vermeidung in einem Steckbrief aus	Raum	20 Min.
(4)	Checker-Punkte: Kinder erhalten Punkte für das Einhalten der Regeln.	Stuhlkreis	5 Min.
(5)	Checker-Tipps: Merksatz: **AB 47** »Mein Angst-Steckbrief« *Angst und Vermeidung kennt zum Glück jeder Mensch. Es ist gut, weil sie uns schützen, wenn wir in Gefahr sind. Aber oft vermeiden wir, auch wenn gar nichts passieren würde. Dann verhindert sie gute und schöne Momente.*	Tisch	10 Min.
(6)	Checker-Aktion: **AB 18** »Modus-Stabpuppen« Die Kinder bemalen den »Vermeidungsmodus« zu Ende und kleben ihn an die Stabpuppe.	Tisch	15 Min.
(7)	Checker-Punkte: Kinder erhalten Punkte für das Einhalten der Regeln.	Tisch	5 Min.
(8)	Familientraining: **AB 48** »Familien-Angst-Steckbriefe«	Stehkreis	5 Min.
(9)	Wunschrunde: Jedes Gruppenmitglied bekommt einen guten Wunsch.	Stehkreis	5 Min.

Sitzung 12: Vermeidender Modus – Vertiefung

Ziele und Inhalte der Sitzung

In dieser Sitzung lernen die Kinder, wie sie aus dem cleveren Modus heraus Vermeidung und Angst überwinden können. Sie spüren, dass sich die Überwindung von Angst gut anfühlt und ihr Vertrauen dadurch geweckt wird. Sie merken die Wirkung von positiven Selbstinstruktionen. Für den Alltagstransfer basteln sie Anhänger mit ihren Mut-Sprüchen.

Materialien und Vorbereitung

- ☐ Stifte
- ☐ Scheren
- ☐ Checker-Ball
- ☐ Modus-Puppe »Checki«
- ☐ Kinder Handpuppen Tim / Tina
- ☐ Stabpuppen
- ☐ Schrumpffolie (Alternativ: Papier, Laminierzubehör)
- ☐ **AB 49** »Vertrauens-Brett«
- ☐ **AB 50** »Mein Mut-Anhänger«
- ☐ **AB 52** »Familien-Mut-Spruch«

(1)	Modusrunde (**AB 2** »Anfangsrunde: Modus-Runde«), **AB 6** »Familientraining: Rederunde«	Stuhlkreis	10 Min.
(2)	Checki's Sprechstunde: »Schwimmabzeichen« (**AB 76** »Mitmach-Theater: ›Schwimmabzeichen‹«) Tom ist ganz aufgeregt. Er soll sein Schwimmabzeichen machen, aber er hat ganz doll Angst, ins Wasser zu springen, dass er das nicht schafft. Er bittet seine Mutter, dass er einfach zuhause bleiben darf… aber die Mutter will, dass er es probiert.	Stuhlkreis	10 Min.
(3)	Checker-Training: **AB 49** »Vertrauens-Brett« (Achtung: nur mit disziplinierter Gruppe, sicherer Vorbereitung und mind. 6 Kindern und 2 Erwachsenen – sonst Alternative im Stehen) Die Kinder werden analog zur Übungsbeschreibung konzentriert auf die Übung vorbereitet. Das Kind erlebt in einer Vertrauensübung, dass die Gruppe es auffängt, wenn es sich von einem Stuhl (oder sogar Tisch) mit Körperspannung herunterkippt. In der Reflexion wird die Angststärke skaliert, positive Selbstverbalisationen eingeübt und die Übung mit dem Mut-Spruch wiederholt. Bei der anschließenden Einschätzung der Angstskala wird diese abgenommen haben.	Raum	20 Min.
(4)	Checker-Punkte: Kinder erhalten Punkte für das Einhalten der Regeln.	Stuhlkreis	5 Min.
(5)	Checker-Tipps: Merksatz: **AB 49** »Vertrauens-Brett« *Wenn ich mich was traue, wird meine Angst kleiner. Das habe ich beim Spiel Vertrauens-Brett gemerkt.*	Tisch	10 Min.
(6)	Checker-Aktion: **AB 50** »Mein Mut-Anhänger« Die Kinder bekommen ein Stück Schrumpffolie ca. 7,5 × 7,5 cm, schneiden und lochen sie. Dann malen sie sie an und schreiben ihren Mut-Satz auf die Schrumpffolie.	Tisch	15 Min.
(7)	Checker-Punkte: Kinder erhalten Punkte für das Einhalten der Regeln.	Tisch	5 Min.
(8)	Familientraining: **AB 52** »Familien-Mut-Spruch«: Verschiedene Familienmitglieder formulieren für sich positive Selbstinstruktionen	Stehkreis	5 Min.
(9)	Wunschrunde: Jedes Gruppenmitglied bekommt einen guten Wunsch.	Stehkreis	5 Min.

Sitzung 13: Schemata – Entstehung

Ziele und Inhalte der Sitzung

In dieser Sitzung erfahren die Kinder, dass sich Verhaltens- und Erlebensmuster entwickeln können, die immer nach dem gleichen Schema ablaufen (Schemata). Potenzielle Schemata werden identifiziert und erlebt. Kindgerecht werden die Schemata hier »Immer-Momente« genannt.

Materialien und Vorbereitung

- ☐ Stifte
- ☐ Modus-Puppe »Checki«
- ☐ kleine rote Zettel
- ☐ **AB 58** »Schema-Mahnmal«
- ☐ Scheren
- ☐ Kinder Handpuppen Tim / Tina
- ☐ buntes Papier DIN A4 oder kleiner
- ☐ **AB 56** »Klein- und Großmacher-Schild«
- ☐ Checker-Ball
- ☐ Stabpuppen
- ☐ Plakat (DIN A3), Klebe
- ☐ **AB 59** »Familien-Immer-Momente«

(1)	Modusrunde (**AB 2** »Anfangsrunde: Modus-Runde«), **AB 6** »Familientraining: Rederunde	Stuhlkreis	10 Min.
(2)	Checki's Sprechstunde: »Diktat« (**AB 77** »Mitmach-Theater: ›Diktat‹«) Tina ist ganz ängstlich. Morgen schreiben sie wieder ein Diktat. Immer wenn sie ein Diktat schreiben, denkt sie: »Ich kann das doch eh nicht – ich bin zu dumm dafür!« Schon wenn sie das Wort Diktat hört, fühlt sie sich ganz klein und dumm	Stuhlkreis	10 Min.
(3)	Checker-Training: **AB 58** »Schema-Mahnmal« Sie sammeln mit den Kindern Immer-Momente, schreiben diese auf kleine rote Zettel. Indem die Kinder ein Mahnmal darstellen, können sie ihre Empfindungen ausdrücken und nacherleben.	Raum	10 Min.
(4)	Checker-Punkte: Kinder erhalten Punkte für das Einhalten der Regeln.	Stuhlkreis	5 Min
(5)	Checker-Tipps: Merksatz: **AB 58** »Schema-Mahnmal« *Es gibt doofe Immer-Momente, bei denen wir schon erwarten, dass es wieder schlecht werden wird. Es kommen dabei immer die gleichen blöden Gefühle und Gedanken, die wir am liebsten vermeiden wollen. Wenn du diese Momente erkennst und dich traust, sie nicht zu vermeiden, kannst du gute neue Erfahrungen machen.*	Tisch	5 Min.
(6)	Checker-Aktion: **AB 56** »Klein- und Großmacher-Schild« Die Kinder sammeln negative und korrigierende Selbstverbalisationen und schreiben diese auf zwei Seiten eines Schildes.	Tisch	15 Min.
(7)	Checker-Punkte: Kinder erhalten Punkte für das Einhalten der Regeln.	Tisch	5 Min.
(8)	Familientraining: **AB 59** »Familien-Immer-Momente«: Die einzelnen Familienmitglieder eruieren ihre Schemata.	Stehkreis	5 Min.
(9)	**AB 15** »Bedürfnistaler«	Stehkreis	5 Min.

Sitzung 14: Schemata – Bewältigung

Ziele und Inhalte der Sitzung

In dieser Sitzung eruieren die Kinder die Ursachen ihrer Schemata, erspüren die Bedürfnisse, die nicht erfüllt sind und erfahren in einer »Veränderungsarbeit«, dass sich Gefühle und somit auch Schemata bedürfnisorientiert verändern lassen.

Materialien und Vorbereitung

- ☐ Stifte Checker-Ball
- ☐ Modus-Puppe Checki
- ☐ Kinder Handpuppen Tim / Tina
- ☐ Stabpuppen
- ☐ DIN A 4 Papier doppelseitig bedruckt als Vorlage für das Comic
- ☐ ggf. Requisiten für das Theater
- ☐ **AB 62** »Immer-Nimmer-Theater«
- ☐ **AB 63** »Comic Zauberer Checki«
- ☐ **AB 64** »Familien-Früher-Momente«

(1)	Modusrunde (**AB 2**»Anfangsrunde: Modus-Runde«), **AB 6** »Familientraining: Rederunde«	Stuhl-kreis	10 Min.
(2)	Checki's Sprechstunde: »Fußball-Blamage« (**AB 78** »Mitmach-Theater: ›Fußball Blamage‹«) Tom ist ganz beschämt. Er ist beim Fußball in der Pause im Schlamm ausgerutscht. Nicht nur, dass er ganz dreckig war, sondern die Hose hat auch noch ein Loch. Die anderen Kinder haben gelacht und die Mama hat ganz gemein geschimpft. Nun spielt Tom kein Fußball mehr (Sein Immer-Moment)	Stuhl-kreis	10 Min.
(3)	Checker-Training: **AB 62** »Immer-Nimmer-Theater« Die Kinder lernen, dass es zu »Immer-Momenten« »Früher-Momente« gibt. Wenn die »Früher Momente« verändert werden, verbessern sich auch die »Immer-Momente«. Die Kinder spielen die Geschichte von Tom nach oder eine eigene. Sie eruieren, welche Bedürfnisse nicht erfüllt waren und überlegen, wie die Geschichte besser hätte verlaufen können. Sie spielen auch die veränderte Version und spüren, wie sich die Gefühle verändern.	Raum	10 Min.
(4)	Checker-Punkte: Kinder erhalten Punkte für das Einhalten der Regeln.	Stuhl-kreis	5 Min.
(5)	Checker-Tipps: Merksatz: **AB 63** »Comic Zauberer Checki« *Zu jedem Immer-Moment gibt es ein Früher-Moment, in dem etwas schiefgelaufen ist. Davor wollen wir uns immer noch schützen. Wenn wir uns vorstellen, wie sich der Früher-Moment verändert, müssen wir uns nicht mehr so doll schützen. Wir können heute besser für unsere Bedürfnisse sorgen.*	Tisch	5 Min.
(6)	Checker-Aktion: **AB 63** »Comic Zauberer Checki« Die Kinder malen ein Zauber-Comic zu ihren eigenen Früher-Geschichten	Tisch	15 Min.
(7)	Checker-Punkte: Kinder erhalten Punkte für das Einhalten der Regeln.	Tisch	5 Min.
(8)	Familientraining: **AB 64** »Familien-Früher-Momente«: Die einzelnen Familienmitglieder eruieren und beschreiben die Ursprünge ihrer Schemata inkl. Bedürfnisse.	Steh-kreis	5 Min.
(9)	Wunschrunde: Jedes Gruppenmitglied bekommt einen guten Wunsch.	Steh-kreis	5 Min.

Sitzung 15: Glücklicher Modus – Stärkung

Ziele und Inhalte der Sitzung

In dieser Sitzung erleben die Kinder ihren glücklichen Modus, erhalten Inspirationen, wie der glückliche Modus auch im Alltag häufiger erlebt werden kann und erhalten abschließend positives Feedback von der Gruppe.

Materialien und Vorbereitung

- ☐ Stifte Checker-Ball
- ☐ Modus-Puppe Checki
- ☐ Kinder Handpuppen Tim / Tina
- ☐ Stabpuppen
- ☐ kleine Zettel
- ☐ bunte Luftballons
- ☐ Kugelschreiber
- ☐ ggf. Tücher
- ☐ **AB 23** »Glücksballon«
- ☐ **AB 24** »Glückstanz«
- ☐ **AB 25** »Glück-Macher-Worte«
- ☐ **AB 30** »Checker-Urkunde«
- ☐ **AB 26** »Familien-Glück-Macher«

(1)	Modusrunde (**AB 2** »Anfangsrunde: Modus-Runde«), **AB 6** »Familientraining-Rederunde«	Stuhlkreis	10 Min
(2)	Checki's Sprechstunde: »Baumhaus« (**AB 79** »Mitmach-Theater: ›Baumhaus‹«) Tom ist überglücklich. Er hat mit seinen Freunden ein Baumhaus gebaut und seine Eltern haben ihm erlaubt, darin zu übernachten. Auch Tina kommt dazu. Beide sind glücklich. Tom spielt wieder Fussball und Tina ist glücklich beim Handball und schreibt das ihren Freundinnen, auch wenn sie manchmal Fehler macht. Das macht ja nichts.	Stuhlkreis	10 Min
(3)	Checker-Training: **AB 23** »Glücksballon«, **AB 24** »Glückstanz« Die Kinder schreiben ihre »Glücklichmacher« auf kleine Zettel, stecken sie in einen Luftballon mit Namen, werfen die aufgeblasenen Ballons hoch und reflektieren den glücklichen Modus. Beim Glückstanz gibt es 3 Runden. 1. Sie fangen ihren eigenen und sagen, was sie glücklich macht. (2) Sie fangen einen fremden und sagen, was das Kind glücklich macht und (3) Sie fangen einen Fremden und wünschen dem Kind etwas, was es glücklich macht.	Raum	10 Min
(4)	Checker-Punkte: Kinder erhalten Punkte für das Einhalten der Regeln.	Stuhlkreis	5 Min
(5)	Checker-Tipps: Merksatz: **AB 23** »Glücksballon« *Viele Dinge machen mich glücklich. Wenn ich davon mehr mache, dann werde ich immer fröhlicher und mein glücklicher Modus wird trainiert.*	Tisch	5 Min
(6)	Checker-Aktion: **AB 25** »Glück-Macher-Worte« Die Kinder schreiben auf die Stabpuppe des glücklichen Modus ihren Namen. Sie überlegen, was andere glücklich machen könnte. Dann schreibt jedes Kind für jedes andere Kind etwas auf dessen glücklichen Modus. **AB 30** »Checker-Urkunde«: Zum Abschied erhalten die Kinder im Beisein ihrer Eltern ihre Checker Urkunde und alle Materialien.	Tisch	15 Min
(7)	Checker-Punkte: Kinder erhalten Punkte für das Einhalten der Regeln.	Tisch	5 Min
(8)	Familientraining: **AB 26** »Familien-Glück-Macher«, die Familienmitglieder schreiben auf, was sie glücklich macht.	Stehkreis	5 Min
(9)	Wunschrunde: Jedes Gruppenmitglied bekommt einen guten Wunsch.	Stehkreis	5 Min

AB 65 • T

Mitmach-Theater: »Neubeginn«

Checki: *(fröhlich, motiviert)* Hi Tina, schau mal, ich habe ein neues Team. Ich habe sie schon ein bisschen kennengelernt. Ich glaube sie sind richtig fit und können schon richtig gut helfen.

Tina: *(ängstlich)* Oh, Checki, das ist richtig gut, denn ich brauche gerade Hilfe … Ich habe so Angst, denn ich soll nachher zum Handball gehen. Jane spielt ja Handball und ich wollte das auch immer, deswegen habe ich auch meiner Mama immer gesagt, dass ich da auch hinwill, denn die bekommen immer so coole Pokale.

Checki: *(verwundert)* Ja, aber dann ist es doch prima, wenn du hingehst, oder?

Tina: *(nachdenklich)* Ein bisschen ja, aber weißt du, ich bin da ganz alleine. Ich kenne da einfach niemanden. Und ich weiß ja gar nicht, wie die da alle sind und was die da alles machen und wollen. Und was ich da machen soll … und ob die nett sind.

Checki: *(verständnisvoll)* Puh, ja das kann ich verstehen. So viele Gedanken und Sorgen. Angst fühlt sich gruselig an. Wie und wo im Körper merkst du denn deine Angst? Ich glaube, mit den Gedanken bist du nicht alleine. Bestimmt gibt es in meinem Team auch Kinder, die das kennen und sowas schon erlebt haben.

(fragt nun die Kinder) Kennt ihr sowas auch? Wann habt ihr so was Ähnliches erlebt? Vielleicht sogar heute? Wie und wo im Körper merkt ihr denn Angst?

(Kinder antworten, Checki verstärkt und fragt ggf. genauer nach)

Siehst du Tina, du bist gar nicht alleine. Mein Team kennt ähnliche Gefühle. Mal sehen, wie mein Team mit so etwas klarkommt.

(erfragt nun die Bedürfnisse) Was braucht ihr denn, wenn ihr irgendwo ganz alleine hingehen müsst, wo ihr niemanden kennt? Was könnte euch helfen? Oder was hat euch schon geholfen, z. B. hierher zu kommen, da kannten die meisten ja auch niemanden.

(Kinder antworten. Achten Sie darauf, dass die Kinder erstmal bei sich und ihren eigenen Bedürfnissen bleiben)

Merkst du das Tina, die haben schon einen guten Checker-Modus und kennen sich mit ihren Gefühlen gut aus.

(gemeinsames Sammeln von Tipps für Tina) Nun lasst uns überlegen, was Tina braucht! Wer hat eine Idee?

(Die Kinder antworten. Wenn möglich, sollten die Kinder erstmal bei Bedürfnissen bleiben.)

Was könnte Tina helfen? Was könnte sie machen?

(Lassen Sie die Kinder die Antworten direkt an Tina richten. Nur, wenn gar nichts kommt, können Sie Impulse geben wie: Schauen, wer nett aussieht und hingehen, fragen, ob eine Freundin mitgehen darf, hinterher etwas Schönes machen, die Mutter bitten, sie bis zur Tür zu bringen und da zu warten, einen Mut-Stein mitnehmen …)

Ihr habt so viele tolle Ideen. Tina geht mal im Kreis herum, sodass sie von jedem von euch Hilfe bekommt. Ihr könnt ihr etwas Nettes sagen, sie streicheln oder ihr einen Tipp geben. Euch fällt bestimmt etwas ein, was sie brauchen könnte.

(interessiert) Und Tina, wie geht es dir jetzt? Hat dir mein Team geholfen?

Tina: Ja, mir geht es viel besser. Danke, ihr seid wirklich super! Ich habe zwar immer noch ein bisschen Angst, aber ich werde es mal ausprobieren.

Mitmach-Theater: »Was braucht Susi?«

Checki: *(fröhlich, motiviert)* Hi Tina, schön, dich wieder zu sehen. Wie geht es dir? Was ist in der letzten Woche so alles passiert? Welche unserer Tipps haben dir geholfen?

Tina: *(nachdenklich)* Eigentlich geht's mir gut. Eure Tipps waren super. Ich habe … *(Bezug auf Tipps der Kinder aus der vorherigen Sitzung)* gemacht. Heute habe ich aber eine ganz andere Frage. Ich bin total verwirrt. Wir haben mit ganz vielen Kindern auf einer Nestschaukel geschaukelt. Susi hatte auch Spaß, aber plötzlich ist sie weggegangen und hat sich alleine auf eine Schaukel gesetzt. Vielleicht mag sie mich nicht mehr?

Checki: *(verwundert)* Ups, das ist ja wirklich merkwürdig!

Tina: *(nachdenklich)* Ja, ich bin gleich zu ihr gelaufen und habe sie umarmt – aber dann hat sie gesagt, sie will ihre Ruhe.

Checki: *(nachdenklich)* Hm … da hatte Susi wohl ein Bedürfnis nach Allein-Sein … Bedürfnisse sind spannend, denn man kann gar nicht so genau wissen, was die Bedürfnisse von anderen sind.

Hier geht es wohl um Susis Bedürfnisse. Wer von euch weiß, was Bedürfnisse sind?

(Kinder antworten – Checki fasst zusammen) Ja, das ist all das, was wir brauchen, damit es uns gut geht.

Merkst du, Tina, ich kann verstehen, dass das nicht so einfach ist mit den Bedürfnissen. Man sieht oft gar nicht, was die anderen brauchen und denkt dann, dass sie dasselbe brauchen wie man selbst, aber das stimmt manchmal nicht.

(Erfragen der Bedürfnisse der Kinder) Was braucht Ihr denn, damit es euch gut geht? Was sind denn eure Bedürfnisse?

(Kinder antworten. Achten Sie darauf, dass die Kinder erstmal bei ihren Bedürfnissen bleiben.)

Merkst du das Tina, die haben schon einen guten Checker-Modus und kennen sich mit ihren Bedürfnissen gut aus.

Nun lasst uns überlegen, wie Tina etwas über Susis Bedürfnisse herausfinden kann. *(Kinder antworten)*

Was könnte Tina helfen? Was könnte sie machen?

(Lassen Sie die Kinder die Antworten direkt an Tina richten. Nur wenn gar nichts kommt, können Sie Impulse geben wie: Nachfragen was los ist; nachfragen, was sie braucht; sie erstmal in Ruhe lassen; es nicht persönlich nehmen; von ihren eigenen Bedürfnissen erzählen …)

Ihr habt so viele tolle Ideen. Tina geht mal im Kreis herum, sodass sie von jedem von euch Hilfe bekommt. Ihr könnt ihr etwas Nettes sagen, sie streicheln oder einen Tipp geben. Euch fällt bestimmt etwas ein, was sie brauchen könnte. *(Jedes Kind gibt Tina einen Ratschlag.)*

Und Tina, wie geht es dir jetzt? Hat dir mein Team geholfen?

Tina: Ja, nun habe ich eine Idee, wie ich etwas über Susis Bedürfnisse herausfinden kann. Vielleicht war es ihr ja einfach zu viel. Ich glaube, das hatte gar nichts mit mir zu tun. Danke, ihr seid wirklich super!

Mitmach-Theater: »Zu viel des Guten«

Checki: *(fröhlich, motiviert)* Hi Tom, schön, dass du da bist.

Tom: *(genervt)* Ja, gut, dass es deine Sprechstunde gibt. Ich bin nämlich total genervt. Ich komme gerade von meiner Oma. Eigentlich mag ich sie ja und sie hat auch eine tolle große alte Eisenbahn, aber immer, wenn ich da bin, tut sie so, als ob ich ein Baby wäre und noch nichts alleine kann.

Checki: *(verwundert)* Oh, das ist ja komisch, denn du bist ja schon acht, oder?

Tom: *(genervt)* Ja, immer ist sie ganz nah. Wenn ich Hausaufgaben mache, setzt sie sich ganz dicht neben mich und guckt sich jeden Satz an und sogar, wenn ich aufs Klo gehe, kommt sie mit in die Richtung und wartet in der Nähe der Tür. Und ich würde mich ja gerne mal in ihrem riesigen Garten umsehen. Da sind tolle Bäume. Aber auch da kommt sie gleich immer mit. Und wisst ihr, mein Papa macht nie mit mir Hausaufgaben, aber das mit Oma ist mir zu viel.

Checki: *(nachdenklich)* Hm … das wäre mir auch zu viel.
Manchmal ist es so mit den Bedürfnissen. *(Checki richtet seine Frage an die anderen Kinder)* Was glaubt ihr, welches Bedürfnis oder welche Bedürfnisse von Tom sind nicht im grünen Bereich? Womit ist er nicht zufrieden? Wovon hat er wohl zu viel und wovon zu wenig?
(Die Kinder antworten, Checki klärt oder fasst zusammen.)
Ich habe das Gefühl, Tom könnte mehr Nähe von seinem Papa gebrauchen, aber von seiner Oma ist es ihm zu viel! Da braucht er wohl mehr Autonomie oder Selbstständigkeit.
Merkst du, Tom, die Kinder verstehen dich.
(Erfragen der Bedürfnisse) Kennt Ihr das auch, dass ihr das Gefühl habt, von etwas zu viel zu haben?
(Kinder antworten. Weisen Sie darauf hin, dass es nicht nur um das Bedürfnis nach Nähe gehen muss.)
Merkst du, Tom, mein Team hat auch schon viel erlebt.
(Sammeln von Tipps für Tom) Nun lasst uns überlegen, was Tom braucht und was ihm helfen könnte …
(Lassen Sie die Kinder die Antworten direkt an Tom richten. Nur wenn gar nichts kommt, können Sie Impulse geben wie: Tom könnte seiner Oma sagen, dass er kein kleines Kind mehr ist und einiges gerne alleine machen will, er könnte seine Eltern bitten, mit der Oma zu sprechen, er könnte sagen, dass er es allein machen will …)
Ihr habt so viele tolle Ideen. Tom geht mal im Kreis herum, sodass er von jedem von euch Hilfe bekommt. Ihr könnt ihm etwas Nettes sagen, ihn ermutigen, ihn streicheln oder einen Tipp geben. Euch fällt bestimmt etwas ein, was er brauchen könnte.
Und Tom, wie geht es dir jetzt? Hat dir mein Team geholfen?

Tom Ja, ich glaub ich rede mal mit meiner Mama, die soll Oma das sagen.

AB 68 • T

Mitmach-Theater: »Gefühlschaos«

Checki: *(fröhlich, motiviert)* Hi Tom, schön, dass du da bist. Was hast du in der letzten Woche erlebt?

Tom: *(durcheinander)* Ähm, also heute ist mal wieder etwas total Komisches passiert. Ich habe mit Fritz und meinen anderen Freunden Fußball gespielt. Fritz war ganz normal. Er ist immer so lustig. Dann war ich nur ganz kurz auf dem Klo und als ich wiedergekommen bin, war Fritz total wütend! Er hat total herumgeschrien, wollte auf Joshi losgehen und hat sich gar nicht eingekriegt. Fritz war gar nicht mehr so, wie er eigentlich ist.

Checki: *(verwundert)* Oh je, diese Seite von Fritz kanntest du noch gar nicht, oder?

Tom: *(durcheinander)* Ja, er war gar nicht mehr Fritz. Obwohl ich ihn doch schon so lange kenne. So habe ich ihn noch nie erlebt. Und das nur, weil Joshi ein Tor gemacht hat. Er meinte, Joshi hätte ihn mit Absicht umgerannt. Aber warum ist er dann gar nicht mehr er selbst? Ich weiß gar nicht, was ich machen soll, wenn Fritz gar nicht mehr er selbst ist.

Checki: *(nachdenklich)* Hm, das ist eine gute Frage …

(an die anderen Kinder gerichtet) Meint ihr, das ist gar nicht mehr der richtige Fritz?
(Die Kinder antworten, Checki fasst zusammen)
Fritz ist immer derselbe, aber er zeigt verschiedene Seiten von sich. Am Anfang war er im fröhlichen Modus, aber dann hat ihn das mit Joshi wohl so geärgert, dass er in einen richtigen Wut-Modus gekommen ist.

(an Tom gerichtet) Meinst du, das könnte passen?

Tom: *(nachdenklich)* Hm, ja, könnte sein.

Checki: *(an die Kinder gerichtet: Erfragen der Bedürfnisse)* Habt ihr auch so unterschiedliche Seiten in euch? So unterschiedliche Modi? Einen fröhlichen Modus oder einen wütenden oder ganz andere?
(Kinder antworten. Fragen Sie nach unterschiedlichen Modi.)

Checki: Merkst du, Tom, bei den Kindern aus meinem Team ist das auch manchmal so.

Tom: Okay, also ist Fritz noch derselbe, das ist schon mal gut. Ich kenne das ja auch, manchmal bin ich ganz beleidigt, dann rede ich nicht mehr. Aber was soll ich dann machen?

Checki: *(an die Kinder gerichtet: Sammeln von Tipps für Tom)* Nun lasst uns überlegen, was Tom braucht und was ihm helfen könnte.
(Lassen Sie die Kinder die Antworten direkt an Tom richten. Nur wenn gar nichts kommt, können Sie Impulse geben wie: Tom könnte Fritz ablenken und ihn fragen, ob er was anderes mit ihm machen will. Er kann Fritz fragen, was ihn so geärgert hat. Er kann ihm sagen, dass er ihn versteht.)

Ihr habt so viele tolle Ideen. Tom geht einmal im Kreis herum, sodass er von jedem von euch Hilfe bekommt. Ihr könnt ihm etwas Nettes sagen, ihn ermutigen, ihn streicheln oder einen Tipp geben. Euch fällt bestimmt etwas ein, was er brauchen könnte.

(interessiert, an Tom gerichtet) Und Tom, wie geht es dir jetzt? Hat dir mein Team geholfen?

Tom: Ja, ich bin froh, dass Fritz noch derselbe ist. Wenn sowas nochmal passiert, dann lenke ich ihn einfach ab und kann dann weiter mit ihm spielen.

AB 69 • T

Mitmach-Theater: »Papierkügelchen«

Checki: *(fröhlich, motiviert)* Hi Tom, schön, dass du da bist. Was hast du in der letzten Woche erlebt?

Tom: *(sauer)* Oh, ich bin sauer. Ich brauche dringend eure Hilfe. Ich darf morgen nicht in die Nachmittagsbetreuung, sondern muss Mathe machen. Dabei ist Mathe soooo langweilig. Ich schlafe da immer beinahe ein. Ich habe dazu einfach überhaupt keine Lust!

Checki: *(verwundert)* Warte kurz … das verstehe ich nicht. Warum musst du denn Mathe am Nachmittag machen?

Tom: *(durcheinander)* Das verstehe ich ja auch nicht richtig … Meine Lehrerin war sauer. Meinte, ich solle mich auf den Unterricht konzentrieren und nicht mit Papierkügelchen werfen. Dabei habe ich doch aufgepasst, aber ich war sauer auf Johann, der heute früh einfach ohne mich vom Treffpunkt losgefahren ist. Er saß vor mir und da habe ich einfach ein paar Papiergeschosse auf seine Stuhllehne abgefeuert. Es war einfach so langweilig in Mathe …

Checki: *(nachdenklich)* Hm, das verstehe ich, dir war langweilig und dann hat es viel besser gepasst, ihn abzuschießen … wahrscheinlich war das viel spannender, oder?
(richtet sich an die Kinder) Kennt ihr das? So langweilige Momente, dass man was macht, was hinterher vielleicht doch ungeschickt war?
(Die Kinder antworten)
(richtet sich an Tom) Siehst du, die Kinder kennen solche langweiligen Momente auch.
(richtet sich wieder an die Kinder) Was passiert denn bei euch, wenn euch langweilig ist? Wann passiert das und woran merkt ihr das? Was macht ihr, wenn euch langweilig ist?
(Kinder antworten. Sie sollen an dieser Stelle bei sich bleiben und Sie können eruieren, ob auch Kinder in der Gruppe undiszipliniert reagieren.)

Tom: Ich verstehe aber das Problem nicht. Ich habe doch nur seine Lehne getroffen. Es war halt so langweilig.

Checki: Ich verstehe, dass du etwas gegen deine Langeweile machen musstest, aber zumindest die Lehrerin hast du damit wohl abgelenkt.
(richtet sich an Kinder) Was könnte die Lehrerin gestört haben, was könnte sie gedacht haben?
(Kinder antworten)
Vielleicht hat mein Team Ideen, was man gegen Langeweile machen kann, ohne, dass sich andere gestört fühlen? Da frage ich mal mein Team …
(Lassen Sie die Kinder die Antworten direkt an Tom richten. Nur wenn gar nichts kommt, können Sie Impulse geben wie: Tom könnte fragen, ob er kurz an die frische Luft gehen könnte, ob er etwas in die Hand nehmen könnte, damit er konzentriert bleibt, er könnte etwas auf oder in sein Heft malen)
Ihr habt so viele tolle Ideen. Tom geht einmal im Kreis herum, sodass er von jedem von euch Hilfe bekommt. Ihr könnt ihm etwas Nettes sagen, ihn ermutigen oder einen Tipp geben. Euch fällt bestimmt etwas ein, was er brauchen könnte.
(interessiert) Und, Tom, wie geht es dir jetzt? Hat dir mein Team geholfen?

Tom: Ja, ich frage mal, ob ich so einen Sandball mitnehmen darf in die Schule und den kneten kann.

Mitmach-Theater: »Kein Plan«

Checki: *(fröhlich, motiviert)* Hi Tina, schön, dich wiederzusehen. Wie geht es dir? Was ist in der letzten Woche so alles passiert?

Tina: *(müde)* Oh ich bin sooo müde und habe gar keine Lust!

Checki: *(verwundert)* Oh worauf denn nicht?

Tina: *(gähnt)* Es ist soooo langweilig … Ich habe soooo viele Hausaufgaben und ich habe es schon zwei Stunden lang probiert, aber ich habe keinen Plan, wie ich anfangen soll … Ich verstehe das bestimmt eh nicht und es ist sooo langweilig. Mir fällt immer so viel anderes ein, was viel spannender ist. Und ich weiß auch gar nicht, was ich machen muss.

Checki: *(verständnisvoll)* Oh ja, das kennt mein Team sicher auch. Hausaufgaben sind manchmal echt schwer und langweilig. Dann sind die Ablenker viel spannender.

(fragt die Kinder) Kennt ihr das auch, dass man einfach keinen Plan hat, wie man anfangen soll und ihr dann lieber etwas anderes macht? Wann passiert das? Und wie fühlt sich euer Körper an, wenn ihr keinen Plan habt? *(Kinder antworten)*

Siehst du Tina, wir können das gut verstehen. Auch mein Team braucht einen Plan, wenn sie nicht wissen, womit sie anfangen sollen.

(fragt die Kinder) Was braucht ihr denn, wenn ihr keinen Plan habt und was hilft euch dabei?

Merkst du das, Tina, die haben schon einen guten Checker-Modus und kennen sich mit ihren Bedürfnissen gut aus.

Nun lasst uns überlegen, was Tina machen kann, wenn sie keinen Plan hat.

(Sammeln von Tipps für Kinder) Was könnte Tina helfen? Was könnte sie machen?

(Lassen Sie die Kinder die Antworten direkt an Tina richten. Nur wenn gar nichts kommt, können Sie Impulse geben wie: Sich einen Plan machen, jemand um Hilfe fragen, sich sagen: Schritt für Schritt, sich einen Wecker stellen und nach 10 Minuten eine Pause, sich belohnen)

Ihr habt so viele tolle Ideen. Tina geht einmal im Kreis herum, sodass sie von jedem von euch Hilfe bekommt. Ihr könnt ihr einen Tipp geben.

(interessiert) Und Tina, wie geht es dir jetzt? Hat dir mein Team geholfen?

Tina: Ja, ich habe immer noch keine Lust, aber ich werde es einfach mal probieren.

AB 71 • T

Mitmach-Theater: »Frechheit«

Checki: *(fröhlich, motiviert)* Hi Tom, schön, dass du da bist. Was hast du in der letzten Woche erlebt?

Tom: *(wütend)* Ich bin sooo wütend, mein Bruder ist scheiße und meine Eltern auch. Mein ganzer Kopf könnte explodieren.

Checki: *(verwundert)* Oha, was ist passiert?

Tom: *(sauer)* Ich habe gar nichts gemacht. Mein Bruder Eric hat in der Küche ein Glas runtergeworfen. Meine Mutter hat mich angeschrien, dass ich es gefälligst wegmachen soll, wenn ich schon nicht aufpasse … Ich habe dann gesagt, dass ich's ja gar nicht war, sondern Eric. Mein Bruder ist einfach abgehauen in sein Zimmer.

Checki: *(verständnisvoll)* Oh, wie blöd, das war richtig unfair für dich, oder?

Tom: *(wütend)* Ja, eine Frechheit!

Checki: *(verständnisvoll)* Und was ist dann passiert?

Tom: *(sauer)* Sie ist zu ihm gegangen. Dann hat sie's vielleicht geglaubt, aber hat sich nie entschuldigt. Sie meinte nur, ich hätte besser auf ihn aufpassen sollen. Ich habe dann sein Lego im Wohnzimmer kaputtgetreten. Das geschieht ihm recht.

Checki: *(fragt die Kinder)* Kennt ihr das? So ungerechte Momente, in denen ihr richtig ärgerlich seid? Was kennt ihr für Beispiele? Wie fühlt sich das für euch an? Was braucht ihr, wenn ihr so richtig sauer und ärgerlich seid?
(Die Kinder antworten.)
Siehst du, mein Team ist super, das kennt sich auch damit aus. Die verstehen auch, dass du eigentlich traurig bist.

Tom: *(traurig)* Ja, aber wenn mein Bruder das merkt, dann krieg ich noch mehr Ärger!

Checki: *(verständnisvoll)* Oh Mann … ja, ich glaube, Tom, du brauchst Trost. Heute müssen wir unsere Hilfsrunde mal vorziehen. Geh mal zu jedem Kind. Die können dich gut trösten.
Und Tom, geht es dir schon ein bisschen besser?

Tom: *(traurig)* Ja, endlich mal jemand, der mich versteht. In meinem Kopf ist jetzt ein bisschen mehr Luft.

Checki: Das freut uns, nun lasst uns nochmal überlegen, was man bei so großem Ärger machen kann, ohne dass etwas kaputt geht und es nachher nur noch mehr Ärger gibt.
(Sammeln von Tipps für Tom, lassen Sie die Kinder die Antworten direkt an Tom richten. Nur wenn gar nichts kommt, können Sie Impulse geben wie: Tom könnte in ein Kissen hauen, dreimal tief durchatmen, bevor er reagiert, seinen Freunden Bescheid sagen, am Abend mit seiner Mutter reden, eine andere Person um Hilfe bitten …)
(interessiert) Und, Tom, wie geht es dir jetzt? Hat dir mein Team geholfen?

Tom *(erleichtert)* Ja, danke, nun ist es schon ein bisschen besser.

Mitmach-Theater: »Glasscheibe«

Checki: *(fröhlich, motiviert)* Hi Tina, schön, dich wieder zu sehen. Wie geht es dir? Was ist in der letzten Woche so alles passiert?

Tina: *(beschämt)* Gestern ist alles schiefgelaufen. Ich habe ein Bild für die Schule gemalt, bin aufgestanden und habe das Tuschwasser darüber gegossen. Ich war so stinksauer auf mich, dass ich hochgerannt bin und die Wohnzimmertür zugehauen habe. So doll, dass das Glas rausgebrochen ist. Ich wollte es gleich aufheben und dann war alles voller Blut. Meine Mutter hat nur geschrien, Tina, was soll der Scheiß? Als hätte ich das gewollt … Aber ich war einfach so wütend auf mich. Dann mache ich manchmal so doofe Sachen. Nun ist alles kaputt. Mein Herz weint und ich will am liebsten weg sein.

Checki: *(mitfühlend)* Oh nein, das tut mir so leid, da warst du ja mächtig sauer auf dich selbst.

Tina: *(beschämt)* Ja, ich mache dann immer doofe Dinge.

Checki: *(verständnisvoll)* Ach Mann … ich finde aber total schön, dass du uns das erzählst.
(fragt die Kinder) Kennt Ihr das auch, dass ihr so sauer seid, dass ihr Dinge tut, die gar nicht so toll sind und die euch hinterher leidtun?
(Kinder antworten)
Schau, Tina, die anderen können dich gut verstehen.
(fragt die Kinder) Welche Bedürfnisse habt ihr denn, wenn ihr so sauer seid? Was braucht ihr? *(Kinder antworten)*
Tina, was brauchst du denn, wenn du so sauer auf dich bist?

Tina: *(traurig)* Einfach jemand, der mich in den Arm nimmt und sagt: »Das wird schon wieder, wir schaffen das zusammen!«

Checki: Oh ja, da kann ich gut verstehen! Und weißt du was, es ist so super, dass du hierhergekommen bist, denn wir helfen dir sehr gerne. Du bist damit nicht alleine.
(Sammeln von Tipps für Tina) Nun lasst uns überlegen, was Tina machen kann, wenn sie so sauer ist.
(Lassen Sie die Kinder die Antworten direkt an Tina richten. Nur wenn gar nichts kommt, können Sie Impulse geben wie: draußen die Straße hoch und runter rennen, auf eine Matratze hauen, mit den Beinen in den Boden trampeln …)
Ihr habt so viele tolle Ideen. Tina geht einmal im Kreis herum, sodass sie von jedem von euch Hilfe bekommt. Ihr könnt ihr sagen, dass sie nicht alleine ist, sie streicheln oder trösten oder ihr Tipps geben.
(interessiert) Und, Tina, wie geht es dir jetzt? Weint dein Herz immer noch?

Tina: *(erleichtert)* Nein, nun fühlt es sich wieder ruhig an. Ich bin ja gar nicht alleine. Danke!

Mitmach-Theater: »Meerschweinchen«

Checki: *(besorgt)* Hi Tom, schön, dass du da bist. Oh, was ist denn bei dir los? Du siehst ja ganz traurig aus.

Tom: *(bedrückt)* Ich bin so traurig. Tienchen ist tot.

Checki: *(besorgt)* Oje, das tut mir leid, wer ist denn Tienchen?

Tom: *(traurig)* Na, mein Meerschweinchen. Es lag einfach ganz ruhig da und als ich ihm Futter geben wollte, hat es sich nicht mehr bewegt.

Checki: *(verständnisvoll)* Oh nein, das tut mir sooo leid.

Tom: *(traurig)* Nun habe ich niemand mehr zum Kuscheln, der mich versteht. Mein Kopf will die ganze Zeit weinen. Aber mein Vater sagt, ich solle mich nicht so anstellen, weil es ja nur ein Tier sei und wir bald ein neues kaufen …

Checki: *(fragt die Kinder)* Kennt ihr sowas auch? Wart ihr auch schon mal ganz traurig? Wie fühlt sich Traurigkeit denn an?
(Die Kinder antworten – Checki zeigt empathisches Verständnis)
Tom, du bist gar nicht ganz alleine, einige aus meinem Team waren auch schon mal so traurig.

Tom: *(traurig)* Ja, aber das hilft mir auch nicht, denn Tienchen kommt nie wieder.

Checki: *(verständnisvoll)* Ja, das ist wirklich traurig.
(fragt die Kinder) Was braucht ihr denn, wenn ihr ganz traurig seid?
(Kinder antworten)
(Sammeln von Tipps für Tom) Was könnte Tom denn brauchen und was könnte ihm helfen?
(Lassen Sie die Kinder die Antworten direkt an Tom richten. Nur wenn gar nichts kommt, können Sie Impulse geben wie: Tom könnte sich ein Bild von Tienchen hinstellen, das Grab hübsch machen, einem Kuscheltier alles erzählen und mit dem kuscheln …)
Ihr habt so viele tolle Ideen. Tom geht einmal im Kreis herum, sodass er von jedem von euch Hilfe bekommt. Ihr könnt ihn in den Arm nehmen und trösten, wenn er das mag, oder ihn ermutigen oder ihm einen Tipp geben. Euch fällt bestimmt etwas ein, was er brauchen könnte.
(interessiert) Und, Tom, wie geht es dir jetzt? Was ist mit deinem Kopf, will der immer noch weinen?

Tom: Ein bisschen besser, da liegen jetzt ein paar Taschentücher in meinem Kopf.

Checki: Ach wie gut, dann kannst du die Taschentücher in Gedanken immer rausholen, wenn du traurig bist.

Mitmach-Theater: »Trostlos«

Checki: *(fröhlich, motiviert)* Hi Tina, oh, was ist denn los, du siehst ja ganz traurig aus?

Tina: *(traurig)* Ja, ich bin so traurig, meine Freundin Tamani mag mich nicht mehr. Sie zieht mit ihrer Familie einfach weg. Ich werde sie nie wiedersehen. Dabei waren wir immer Besties.

Checki: *(mitfühlend)* Ach je, du Arme, dann fühlst du dich richtig traurig und alleine?

Tina: *(beschämt)* Ja, ohne Tamani kann ich gar nicht mehr fröhlich sein. Wir haben immer so lustige Sachen gemacht. Nun lässt sie mich einfach mit den doofen Jungs alleine. Dabei haben wir uns versprochen, dass wir uns nie verlassen und für immer zusammenbleiben.

Checki: *(verständnisvoll)* Ach Mann … und jetzt muss die Familie umziehen?
(fragt die Kinder) Kennt ihr das auch, dass ihr traurig und enttäuscht seid?
(Kinder antworten)
Schau, Tina, die anderen können dich gut verstehen.
Was braucht ihr, wenn ihr so traurig seid? *(Kinder antworten)*
Tina, was bräuchtest du denn, damit es dir ein bisschen besser geht?

Tina: *(traurig)* Dass Tamani sagt, dass sie nicht wegzieht, dass das nur ein Witz war.

Checki: Oh ja, das wäre bestimmt schön.
Nun lasst uns überlegen, was Tina helfen könnte, wenn Tamani trotzdem wegzieht. *(Sammeln von Tipps für Tina)*
(Lassen Sie die Kinder die Antworten direkt an Tina richten. Nur wenn gar nichts kommt, können Sie Impulse geben wie: viel schreiben, Fotos aufhängen, Klamotten tauschen, Besuche planen …)
Ihr habt so viele tolle Ideen. Tina geht einmal bei jedem von euch vorbei, sodass sie von jedem von euch Hilfe bekommt. Ihr könnt ihr sagen, dass sie nicht alleine ist, sie streicheln oder trösten oder ihr Tipps geben.
(interessiert) Und, Tina, wie geht es dir jetzt? Bist du immer noch genauso traurig?

Tina: *(beruhigter)* Ein bisschen besser, könnt ihr alle mit zu mir nach Hause kommen, wenn ich einsam bin?

Checki: Wir könnten dir ein Trostbild malen und nächste Woche darfst du wiederkommen, wenn du willst, okay?

AB 75 • T

Mitmach-Theater: »Zitterecke«

Checki: *(interessiert)* Hallo Tina, schön, dich zu sehen.

Tina: *(unsicher)* Ja, ich brauche heute unbedingt eure Hilfe!

Checki: *(mitfühlend)* Na klar, aber was ist denn los?

Tina: *(unsicher)* Ich habe von der Lehrerin Ärger bekommen, weil ich immer zu spät komme. Sie will das jetzt meinen Eltern sagen, aber die dürfen das nicht wissen.

Checki: *(verständnisvoll)* Oje, aber warum denn nicht? Wissen die nicht, warum du zu spät kommst?

Tina: *(unsicher)* Genau, das wissen sie nicht. Und sie würden es auch nicht verstehen. Es ist wegen den beiden Jungs aus der 4c. Die wohnen an der Ecke am Ende unserer Straße und die sind immer fies. Im Winter haben sie mich mit Schneebällen beworfen und haben mich ausgelacht, weil ich geweint habe. Nun gehe ich nie wieder den Weg. Ich laufe auf der anderen Seite vom Fluss längs, aber das dauert eben länger und meine Eltern dürfen das nicht wissen, weil sie sonst sagen, dass ich meinen anderen Weg wieder gehen muss. Aber das geht nicht. Meine Beine zittern dann immer so doll, dass ich auch gar nicht laufen kann.

Checki: *(verständnisvoll)* Ach je, dann vermeidest du die beiden Jungs, aber hast eine Menge Ärger damit.
(fragt die Kinder) Kennt ihr das auch, dass ihr etwas vermeidet? Zittern dann auch eure Beine, oder woran merkt ihr das?
(Kinder antworten)
Siehst du, du bist gar nicht alleine.
(fragt die Kinder) Was braucht ihr, wenn ihr etwas vermeidet?
(Kinder antworten)
Tina, was bräuchtest du denn, damit du dich wieder trauen könntest, den alten Weg zu gehen?

Tina: *(traurig)* Dass die Jungs weg wären.

Checki: Oh ja, das wäre bestimmt schön.
Lasst uns mal überlegen, was Tina helfen könnte, da entlang zu gehen, auch wenn sie alleine ist.
(Lassen Sie die Kinder die Antworten direkt an Tina richten. Nur, wenn gar nichts kommt, können Sie Impulse geben wie: mit Eltern oder Freunden da entlang gehen, Sicherheit ausstrahlen …)
Ihr habt so viele tolle Ideen. Tina geht einmal bei jedem von euch zusammen, sodass sie von jedem von euch Hilfe bekommt. Ihr könnt ihr etwas sagen, Tipps geben oder sagen, dass sie nicht alleine ist oder sagen, warum ihr sie versteht.
(interessiert) Und Tina, wie geht es dir jetzt? Zittern deine Beine immer noch, wenn du daran denkst?

Tina: *(beruhigter)* Nein. Ich will jetzt mal meinen großen Bruder mitnehmen und der kann sie fertig machen.

Checki: Das ist eine super Idee und ich bin mir sicher, dass er sie auch gar nicht fertig machen muss.

Mitmach-Theater: »Schwimmabzeichen«

Checki: *(fröhlich, motiviert)* Hi Tom, schön, dass du da bist. Was hast du uns heute an Fragen mitgebracht?

Tom: *(beschämt)* Hm, das ist mir etwas peinlich. Ich muss morgen mein Silber-Abzeichen im Schwimmen in der Schule machen, aber ich traue mich nicht, zu springen. Alle Jungs können das, nur die Mädchen nicht. Wenn die das merken …

Checki: *(verständnisvoll)* Oh ja, das ist dir total unangenehm, oder?

Tom: *(beschämt)* Ja, und ich habe auch meiner Mutter schon gesagt, dass ich morgen nicht hingehe, aber sie hat gesagt, dass ich gehen muss und dass das nicht geht. Das ist so gemein.

Checki: *(verständnisvoll)* Oh, wie blöd und nun weißt du gar nicht, was du machen sollst.

Tom: *(beschämt)* Ja, bestimmt stehen die alle am Rand und lachen mich aus, wenn ich da oben so lange stehe. Und wenn ich dann runter gehe, weil ich mich nicht traue, sagen die bestimmt, dass ich ein Mädchen bin oder so. Und schon, wenn ich das dir erzähle, habe ich das Gefühl, dass ich mir fast in die Hose mache.

Checki: *(verständnisvoll)* Ach nein, das kann ich verstehen, dass das alles ganz unangenehm ist.
(fragt die Kinder) Kennt ihr das auch, dass ihr irgendwo gar nicht hingehen wollt und Angst habt? Wie fühlt sich denn euer Körper dann an? *(Die Kinder antworten)*
Du siehst, du bist damit gar nicht alleine.

Tom: *(beschämt)* Ja, aber kannst du mir nicht etwas schreiben, damit ich nie wieder schwimmen muss?

Checki: *(verständnisvoll)* Das kann ich verstehen, dass du das gerne hättest! Aber lass uns mal mein Team fragen, was helfen könnte …
(fragt die Kinder) Was hat euch denn schon mal geholfen etwas zu machen, vor dem ihr vorher Angst hattet? *(Kinder antworten)*
Was könnte Tom denn brauchen und was könnte ihm helfen?
(Sammeln von Tipps für Tom: Lassen Sie die Kinder die Antworten direkt an Tom richten. Nur wenn gar nichts kommt, können Sie Impulse geben wie: Tom könnte sich sagen, ich schaffe das, er könnte sich einen Glücksbringer umhängen, er könnte fragen, ob er es allein mit der Lehrerin machen kann …)
Ihr habt so viele tolle Ideen. Tom geht mal bei euch vorbei, sodass er von jedem von euch Hilfe bekommt. Ihr könnt ihm Mut machen oder einen Tipp geben. Euch fällt bestimmt etwas ein, was er brauchen könnte.
(interessiert) Und Tom, wie geht es dir jetzt?

Tom: Ja, ich glaube ich probiere es einfach. Ich ziehe die Badehose von meinem Freund an, der kann das auch. Und dann denke ich auch nicht, dass ich in die Hose mache.

Checki: Super, das ist ein perfekter Plan. Nächstes Mal feiern wir dein Abzeichen. Du schaffst das!

Mitmach-Theater: »Diktat«

Checki: *(fröhlich)* Hallo Tina, schön, dich zu sehen.

Tina: *(nervös)* Heute ist ein doofer Tag! Und morgen noch schlimmer. Wir schreiben ein Diktat.

Checki: *(interessiert)* Und das magst du gar nicht?

Tina: *(nervös)* Ich hasse es. Wenn ich die zurückkriege, ist immer alles rot. Ich fühle mich immer richtig dumm. Ich hasse Schreiben und Lesen. Ich hasse sogar mein Handy und schaue es nicht an, weil meine Freundinnen immer so viel schreiben. Ich habe dann gleich Angst, dass ich zu lange zum Lesen brauche und alles falsch schreiben würde. Ich bin einfach dumm.

Checki: *(verständnisvoll)* Oje, du Arme, dann fällt es dir schwer und du hast richtig Angst.

Tina: *(unsicher)* Ja, immer wenn die ihr Handy rausholen, wird mir ganz heiß, ich will dann sagen, dass sie nichts schreiben sollen. Ich denke, ich bin die Dümmste von allen, weil ich noch nicht mal schreiben und lesen kann. Das kann doch jeder.

Checki: *(verständnisvoll)* Das tut mir leid. Das kommt dann ja bestimmt oft vor.

Tina: *(unsicher)* Ja, immer gucke ich, ob jemand das Handy rausholt. Zum Glück ist es in der Schule verboten, aber direkt danach wird's doof. Ich versuche sie immer abzulenken.

Checki: *(fragt die Kinder)* Kennt ihr das auch? Es gibt so blöde »Immer-Momente«, in denen wir immer nach dem gleichen Schema reagieren. Das heißt, immer wenn eine bestimmte Sache passiert, bekommen wir doofe Gefühle und reagieren gleich. Wir checken schon alles ab, weil wir verhindern wollen, dass es wieder doof wird. So checkt Tina schon ab, ob die ihr Handy rausholen. Hat jemand von euch auch einen »Immer-Moment«? *(Kinder antworten)* Schau, mein Team versteht dich und ich auch.
(fragt die Kinder) Was braucht ihr, wenn so eine Situation immer wieder passiert? *(Kinder antworten)*
Lasst uns mal überlegen, was Tina helfen könnte. *(Sammeln von Tipps für Tina, lassen Sie die Kinder die Antworten direkt an Tina richten. Nur, wenn gar nichts kommt, können Sie Impulse geben wie: sich sagen [lassen], dass es nicht schlimm ist, Fehler zu machen, fragen, was die anderen nicht so gut können. Merken, dass sie nicht dumm ist, nur weil ihr das Schreiben und Lesen schwerfällt.)*
Ihr habt so viele tolle Ideen. Tina geht nun bei jedem vorbei, sodass sie von jedem von euch Hilfe bekommt. Ihr könnt ihr etwas sagen, Tipps geben oder sagen, dass sie nicht alleine ist oder sagen, warum ihr sie versteht.
(interessiert) Und, Tina, wie geht es dir jetzt?

Tina: *(beruhigter)* Ich will das Diktat immer noch nicht schreiben, aber wenn ihr sagt, dass ich nicht doof bin, ist das ja schon mal gut. Cool, dass anderen Schreiben auch schwerfällt. Ich sag mir einfach ›Ich mach's, so gut ich kann!‹.

Checki: Das ist eine super Idee und ich bin mir sicher, dass du mit dieser Einstellung besser schreiben wirst!

Mitmach-Theater: »Fußball-Blamage«

Checki: *(fröhlich, motiviert)* Hi Tom, schön, dass du da bist. Wie wars beim Schwimmen?

Tom: *(fröhlich)* Cool! Ich habe nun mein Abzeichen und die anderen haben auch gar nicht gelacht.

Checki: *(begeistert)* Genial! Toll, dass du es dich getraut hat

Tom: *(beschämt)* Ja, aber ich möchte trotzdem nicht mehr in die Schule gehen. Weil meine Freunde immer alle Fußball spielen. Ich liebe es ja auch, aber ich spiele nicht mehr mit.

Checki: *(erstaunt)* Oh, warum denn nicht?

Tom: *(beschämt)* Letztes Jahr vor den Sommerferien habe ich nicht aufgepasst und bin im Schlamm ausgerutscht. Ich war ganz dreckig. Alle haben gelacht … Seitdem verstecke ich mich in der Pause immer auf dem Klo und am Nachmittag, wenn sich meine Freunde treffen, sag ich, dass ich nicht kann.

Checki: *(verständnisvoll)* Und nun versteckst du dich immer auf dem Klo? Wie doof …
(fragt die Kinder) Ist euch etwas aufgefallen? *(Evtl. erkennen die Kinder den Zusammenhang zu den Immer-Momenten.)* Kennt ihr so etwas auch?
(Die Kinder antworten)
Oft gehören zu den Immer-Momenten »Früher-Momente«, in den etwas doof gelaufen ist und das führt dann dazu, dass wir immer Angst oder doofe Gefühle haben. Fallen euch auch Früher-Momente zu euren Immer-Momenten ein?
Da hast du einen richtigen Immer-Moment. Und das ist sehr verständlich, weil das ein richtig doofer Früher-Moment war.
(fragt die Kinder) Was könnte Tom denn brauchen und was könnte ihm helfen?
(Sammeln von Tipps für Tom, lassen Sie die Kinder die Antworten direkt an Tom richten. Nur wenn gar nichts kommt, können Sie Impulse geben wie: Tom könnte sich mal wieder trauen und merken, dass es doch noch kann. Er kann mit ein paar Freunden alleine spielen …)
Ihr habt so viele tolle Ideen. Tom geht bei jedem vorbei, sodass er von jedem von euch Hilfe bekommt. Ihr könnt ihm Mut machen oder einen Tipp geben. Euch fällt bestimmt etwas ein, was er brauchen könnte.
(interessiert) Und, Tom, wie geht es dir jetzt?

Tom: Gut, ich frage mal Toni, ob er mit mir am Nachmittag Fußball spielt.

Checki: Super, das ist ein perfekter Plan. Und später wirst du merken, wie schön es sich anfühlt, wenn du wieder mit den anderen in der Pause spielen kannst.

Mitmach-Theater: »Baumhaus«

Checki: *(fröhlich, motiviert)* Hi Tom, Hi Tina, wie cool, dass ihr heute beide hier seid.

Tom: *(fröhlich)* Ja, wir haben heute etwas Tolles vor!

Checki: *(begeistert)* Was denn?

Tina: *(begeistert)* Wir dürfen in Toms Baumhaus schlafen.

Checki: *(erfreut)* Das ist ja richtig toll!

Tom: *(glücklich)* Ja, wir freuen uns total. Ich bin schon ganz kribbelig vor Freude! Und ich spiele wieder Fußball in der Pause. Das macht so viel Spaß. Ich verstehe gar nicht, dass ich mich so lange versteckt habe. Kürzlich bin ich sogar hingeflogen, aber das war gar nicht schlimm. Die wählen mich sogar, weil sie sagen, dass ich ein guter Verteidiger bin. Stimmt auch.

Tina: *(begeistert)* Ja, und ich habe jetzt ganz viele Freundinnen beim Handball!

Checki: *(begeistert)* Wow, das sind ja tolle Nachrichten. Da hat mein Team euch richtig toll geholfen, oder?

Tina: *(begeistert)* Ja, ihr seid wirklich genial!

Checki: Finde ich auch! Die kennen sich richtig toll mit Gefühlen aus und sind oft in ihrem Checker-Modus. Der ist richtig gut trainiert. Ich finde, die haben alle eine Checker-Urkunde verdient, oder was denkt ihr, Tina und Tom?

Tom: *(glücklich)* Auf jeden Fall! Die haben doch ihren Checker-Modus richtig gut trainiert und uns ganz toll geholfen!

Checki: *(fragt die Kinder)* Was haltet ihr davon? *(Kinder reagieren)*
Ihr habt alle eine Urkunde verdient. Ich schlage vor, wir machen die Urkunden-Verleihung am Ende der Stunde, wenn eure Eltern dabei sind, okay? Die freuen sich auch sehr, dass ihr in den 15 Malen so toll mitgemacht habt.
Und bis dahin basteln wir noch ein bisschen und machen etwas, was uns glücklich macht. Lasst euch überraschen.

10 Umgang mit schwierigen Gruppensituationen

Zu herausfordernden Gruppensituationen kommt es selbst nach langer Gruppenerfahrung immer mal wieder. Kinder geraten in akute Krisen, werden getriggert, reden gar nicht, fühlen sich provoziert, nutzen erschreckende Schimpfwörter, kommen wutentbrannt zur Sitzung, schmeißen mit Gegenständen, gehen auf andere los oder überraschen uns mit vielfältigen Verhaltensweisen. Es kann in diesen Situationen vorkommen, dass auch Therapeut:innen an unsere Grenzen stoßen und eigene Schemata aktiviert werden.

Prinzipiell ist jede Krise, jeder Konflikt in der Gruppe eine Chance. In der Regel zeigen sich Verhaltensweisen, die auch im Alltag passieren. Da typische Emotionen aktiviert sind, besteht die Chance, neue – hoffentlich heilsame – Umgangsformen damit zu finden.

Eigene Reaktionen

Wichtig ist, dass Therapeut:innen möglichst ruhig und unerschrocken reagieren. Weil es passieren kann, dass auch eigene Schemata aktiviert werden, ist es wichtig, diese zu kennen und wohlwollend mit sich selbst umzugehen. Reflektieren Sie im Vorfeld, was Sie brauchen, um möglichst rasch wieder in einen gesunden Erwachsenen- / Therapeut:innenmodus zu kommen. Aus diesem gesunden Modus heraus ist es je nach Situation gut, in kindgerechter Form auch die eigenen Emotionen mit der Gruppe zu teilen. »Puh, jetzt war ich selbst gerade kurz erschrocken!« Dies stärkt die therapeutische Beziehung. Sie werden erlebbar und sind Modell für gesunde Emotionsregulation. Wichtig wäre es, dass wir als Therapeut:innen beim Teilen unserer Emotionen den gesunden Therapeutenmodus nicht verlassen, sodass die Kinder weiterhin Halt und Sicherheit erleben.

Rolle von Co-Therapeut:innen

Sofern Sie eine Gruppe zu zweit durchführen, sollten Sie die Chance nutzen, sich vorher über mögliche eigene Schemaaktivierungen und Trigger auszutauschen. Sie können dann im Krisenfall delegieren: »XY, könntest du kurz übernehmen?« Die aktive Rolle in der Klärung einer schwierigen Gruppensituation kann dann die Person übernehmen, die weniger emotional involviert bzw. getriggert ist.

Wichtig • Überfordern Sie sich nicht – kein falscher Perfektionismus!

Der Anspruch, eine konfliktlose Gruppe zu führen oder Konflikte perfekt zu lösen, setzt unter Druck und führt zu Überforderung. Wichtig ist es daher, flexibel und gnädig und gleichzeitig klar und ruhig mit sich und der Gruppe umzugehen. Wenn es perfekte Lösungen gäbe, wäre die Situation nicht schwierig. Suchen Sie nicht danach. Finden Sie die bestmögliche Lösung. Es können und müssen im Krisenmodus nicht alle pädagogischen Regeln beachtet und Bedürfnisse gleichzeitig befriedigt werden.

Arbeits- und Informationsmaterial

INFO 22 Disziplin und Konflikte
Anhand von zwei Fallbeispielen werden sieben Impulse und konkrete Schritte zur Lösung von Disziplinproblemen und Konflikten vorgestellt.

INFO 23 Schweigende Gruppe und Null-Bock-Einstellung
Basierend auf einem Fallbeispiel folgt eine Kurzvorstellung von zwölf Ansätzen und Interventionen, die Kinder aus dem Schweigen oder der Motivationslosigkeit holen sollen.

AB 80 Gefühlszielscheibe
Auf der Zielscheibe können Kinder ihre Gefühle zeigen. Sie kann in verschiedenen Kontexten zur Kommunikation von Gefühlen verwendet werden.

Disziplin und Konflikte

Gerade bei jüngeren Kindern mit expansiven Verhaltensweisen kann es in Gruppen leicht zu Disziplinschwierigkeiten und Konflikten kommen (s. auch Schmitman gen. Pothmann, 2010).

Redegegenstände
Prophylaktisch kann es hilfreich sein, für »Rederunden« generell »Redegegenstände« einzuführen. Es gilt dann die Regel, dass immer nur die Person spricht, die den Redegegenstand in der Hand hält. Dies kann ein Kissen, ein Kuscheltier oder ähnliches sein. Steine werden hin und wieder auch genommen, bergen aber die Gefahr, dass sie geworfen werden und andere Kinder dabei verletzt werden.

Bei Konflikten oder Disziplinschwierigkeiten ist es sinnvoll, je nach Schweregrad des Problemverhaltens, schrittweise zu reagieren. Basis sollte immer – auch schon präventiv – die Stärkung der positiven Beziehungen und Erinnerungen an die Ressourcen der Kinder sein. Anhand zweier Fallbeispiele aus der Gruppe »Power-Bande« werden die einzelnen Schritte vorgestellt.

Fallbeispiel

Tritte bei der Power-Bande
Fernando sitzt zwischen Emmi und Micha. Er beginnt mit seinem Fuß immer gegen das Stuhlbein von Emmi zu treten. Diese reagiert zunächst nicht. Sie rutscht dann aber mit ihrem Stuhl etwas beiseite. Er rutscht nach und seine Tritte werden stärker. Die unten beschriebenen Schritte 1–4 haben gereicht, um die Situation in der Power-Bande zu verändern.

Totales Chaos in der Power-Bande
In der Gruppentherapie wird ein Spiel gespielt, in dem die Kinder Plätze tauschen. Micha berührt Jannis beim Vorbeilaufen versehentlich am Rücken. Jannis erschrickt, dreht sich um und schlägt Micha unvermittelt ins Gesicht. Micha schnappt sich wutentbrannt eine Stiftebox, kippt dabei ein Wasserglas um, das Wasser kippt auf die Mappe von Emmi und Micha wirft die gesamte Stiftebox auf Jannis.

Wichtige Voraussetzung für jede herausfordernde Gruppensituation sind gute therapeutische Beziehungen zu den einzelnen Kindern und ein ressourcenorientiertes Gruppenklima. Gehen Sie bei beginnenden Konflikten wenn möglich immer gestuft vor:

(1) Positive Haltung und Ressourcenorientierung
Sehen und fokussieren Sie das Positive an den einzelnen Kindern und in der Gesamtgruppe. Signalisieren Sie den Kindern durch einen freundlichen, offenen Gesichtsausdruck, dass Sie diese schätzen. Geben Sie den Ressourcen der Kinder eine zentrale Rolle. Benennen Sie diese, geben Sie Kindern Rollen, die ihren Ressourcen entsprechen. Greifen Sie in herausfordernden Situationen zunächst auf die Ressourcen zurück.
»Wir hatten schon so viele Stunden, in denen wir es alle geschafft haben, gut miteinander umzugehen. Das schaffen wir heute bestimmt auch!«

(2) Unaufgeregtes klares Benennen von Erwünschtem und Unerwünschtem
Benennen Sie frühzeitig in ruhigem Ton, was Sie »erwarten«.
»Fernando, als Fußballer kennst du dich mit Füßen aus, es stört, dass du die ganze Zeit mit deinem Fuß an den Stuhl von Emmi trittst. Du kannst gerne eine Bewegungspause machen, aber dein Fuß darf die Stühle der anderen nicht mehr berühren. Du bist doch Fußballprofi, ich möchte, dass der Fuß bei dir bleibt.«

Disziplin und Konflikte

(3) Erinnern an die Regeln
Lassen Sie das Kind, was sich herausfordernd verhält, an die Regeln erinnern.
»Moment, Fernando, an welche unserer Regeln erinnerst du dich noch? Genau, da war auch Freundlichsein dabei. Dass du Emmi ständig trittst, ist nicht freundlich. Ich bin mir sicher, dass du es schaffen kannst, dich an die Regeln zu halten!«

(4) Prompte Unterbrechung und Reaktion
Wenn Fehlverhalten anhält, reagieren Sie prompt, ruhig und klar mit einer Unterbrechung: Sie können die Aktivität verändern oder den Ort wechseln: »Stopp – es ist mir zu unruhig, lasst uns kurz etwas anderes machen!« Sie können störende Gegenstände wegnehmen oder Kinder auseinandersetzen. Im oben genannten Fallbeispiel reagiert die Therapeutin wie folgt:
»Stopp! Emmi, du bist ruhig geblieben, super! Du darfst auf meinen Platz. Ich möchte neben Fernando sitzen, damit du, Fernando, mit dem Treten aufhörst und deinen Fuß bei dir behältst! Fernando, was brauchst du? Ist dir langweilig? Willst du eine Bewegungspause machen und die Treppen hoch- und runterrennen? Super, Fernando, dass dein Fuß jetzt bei dir bleibt. Nächstes Mal, wenn dir langweilig ist, wünsche ich mir, dass du schneller sagst, dass du eine Bewegungspause brauchst, ohne zu treten, schaffst du das?«

(5) Trennen und Rollenverteilung
In Situationen von »totalem Chaos« ist es wichtig, wieder Orientierung zu schaffen. Es ist hilfreich, wenn die einzelnen Kinder wissen, was sie machen sollen. Geben Sie den Kindern, die am wenigsten beteiligt sind, Aufgaben, indem Sie diese um Hilfe bitten. Kümmern Sie sich um die Kinder, die emotional am stärksten involviert sind:
»Fernando und Stina, ich brauche eure Hilfe. Hebt die Stifte auf. Jannis, geh ins Bad und hol Papier zum Trocknen. Wer fertig ist, hilft Emmi ihre Mappe zu trocknen. Micha, du kommst zu mir. Wir setzen uns hier in die Ecke.«
Wenn Sie im optimalen Fall zwei Therapeut:innen sind, bleibt eine:r für den Überblick zuständig und gibt den Kindern Rückmeldung, was sie gut schaffen, gibt ggf. neue Aufgaben und unterstützt, wo es notwendig ist.

(6) Klärung und Erfragen der Bedürfnisse
- Für die Klärungsphase kann es gut sein, an einen anderen Ort zu wechseln. So kann es in dem Raum eine Problemlöseecke geben, oder Sie gehen raus oder ins Treppenhaus. Dies kann helfen, eine Reeskalation zu vermeiden und unterstützt den Perspektivwechsel.
- Klären Sie, was die einzelnen Kinder brauchen, um weiter machen zu können. Sie können dafür eine Bedürfnisschale nutzen, mit Gegenständen und Bedürfniskarten. Jedes Kind soll etwas raussuchen, was es an das erinnert, was es braucht, damit es weiter machen kann.

»Puh, jetzt war viel los… so viele Gefühle. Super, dass Ihr geholfen habt. Ich finde es gut, dass Ihr Gefühle zeigt. Das ist für uns auch eine tolle Chance. Wir wollen hier ja lernen, besser mit Gefühlen, u zugehen. Ich habe hier eine Bedürfnisschale. Überleg mal leise nur für Dich, was Du brauchst, damit Du nun gut weiter machen kannst.«
Jannis wollte eine Pause vor der Tür und erklärt der Gruppe, dass sie ihn niemals berühren dürfen. Emmi hofft, dass die Blätter wieder trocken werden, Micha braucht eine Entschuldigung von Jannis.

Lassen Sie die Kinder, die am wenigsten betroffen waren, ihre Bedürfnisse als erstes nennen. Teilweise wird das Bedürfnis genannt, den Konflikt zu klären. Das kann mit verschiedenen Techniken zur Problemlösung geschehen. Es kann aber auch sinnvoll sein, an der Stelle »Vertagung« zu wagen und den Kindern vorzuschlagen, den Konflikt im Anschluss an die Stunde oder zu einem anderen Zeitpunkt nur mit den Betroffenen zu klären.

Klären Sie, was die Gruppe als Gesamtheit braucht, um die Sitzung in guter Stimmung fortsetzen zu können.

(7) Neubeginn

Beenden Sie den Konflikt mit einem Neubeginn. Hierbei bietet es sich an, mit einer neuen Aktivität zu beginnen, bei der möglichst alle Kinder aktiviert sind. Spiele, die alle Kinder gerne spielen und mehr den Gemeinschaftscharakter als den Wettbewerb im Fokus haben, bieten sich an. Fragen Sie die Kinder am Ende, wie es ihnen nun nach dem Konflikt geht und loben Sie die Gruppe, dass sie den Konflikt gut gelöst hat.

Fazit

Kritische Diskussion der Fallbeispiele. Reflektiert der / die Therapeut:in sein / ihr Vorgehen in den beiden Situationen »kritisch«, ist die Ressourcenorientierung gut gelungen und in beiden Fällen eine gute Fortsetzung der Gruppenstunde möglich gewesen. Es ist jedoch aus verhaltenstherapeutischer Sicht kritisch zu hinterfragen, ob es beispielsweise sinnvoll ist, ein Kind, das durch »Treten« stört, mit Bewegungszeit zu belohnen, um bedürfnisorientiert zu arbeiten. Das muss jede:r Therapeut:in für sich entscheiden.

Im Fall des totalen Chaos ist zu diskutieren, ob es richtig war, dass die Therapeutin Micha ihre Hauptaufmerksamkeit gewidmet hat, weil er Opfer des Schlags in sein Gesicht war und nicht Jannis, der am stärksten in der Übererregung war. In dem Fall hatte die Therapeutin wohl den Eindruck, dass er Abstand brauchte, und ihm deshalb die Aufgabe gab, rauszugehen und einen Lappen zu holen.

Fazit. Es können nie alle Bedürfnisse gleichzeitig gut berücksichtigt werden. Es ist daher immer gut, nach bestem Wissen und Gewissen einen Weg zu wählen, zu reflektieren, was gut war und sich bewusst zu machen, was nicht hilfreich war. Ggf. können die nicht hilfreichen Schritte revidiert werden. Echte Fehler sind z. B. eine Chance, sich bei der Gruppe zu entschuldigen, ohne sich zu rechtfertigen. Sie als Therapeut:in sind ein gutes Modell dafür, dass man Fehler machen und sich entschuldigen kann (auch als erwachsene Person).

Schweigende Gruppe und Null-Bock-Einstellung

Auch Gruppen, die sehr still sind, können Therapeut:innen herausfordern und an persönliche Grenzen bringen. Wenn Sie auch an dieser Stelle Ihr eigenes Verhalten und Erleben gut kennen, können Sie besser auf Ihre eigenen Bedürfnisse und die Bedürfnisse der Gruppe eingehen. Gelegentlich werden in solchen Situationen eigene Misserfolgs- oder andere Schemata aktiviert. Je nach Bewältigungsstil, kann es zu Überkompensation kommen, sodass Therapeut:innen sehr aktiv – fraglich zu viel – in die Gruppe hineingeben. Andersherum kann es auch sein, dass Therapeut:innen direkt im ärgerlich impulsiven Modus reagieren und damit Druck auslösen. Oder sie gehen in die Vermeidung, die im Extremfall dazu führen kann, dass schweigende Gruppen schneller beendet werden.

Fallbeispiel • Das Schweigen der Silent Stars

Die »Silent Stars« saßen in den ersten Gruppenstunden oft verschlossen mit dem Blick nach unten gerichtet im Kreis und antworteten maximal mit wenigen Worten, wie: »ich weiß nicht« oder »Ja« / »Nein«. Es wirkte so, dass Johanna, Silja und Ensie eher unsicher und schüchtern sind, während Jack »null Bock auf diesen ganzen Psychokram« ausdrückt. Schon im Wartezimmer sitzen alle schweigend beieinander.

Nach ca. sechs Sitzungen war das Schweigen überstanden und zumindest drei der Kinder haben schon im Wartezimmer miteinander gequatscht.

(1) Erlauben und entpathologisieren Sie Schweigen

Betonen Sie, dass es sehr normal ist, wenn man noch wenig von sich erzählt, solange man sich nicht gut kennt. Deklarieren Sie es als schützendes Verhalten, sodass kein Druck entsteht, der das Schweigen manifestieren könnte.

(2) Erlauben Sie eine »Null-Bock-Einstellung« und honorieren Sie das Kommen

Erfragen Sie die Gründe für die »Null-Bock-Einstellung«, zeigen Sie Verständnis dafür und lassen Sie diese einfach da sein. Honorieren Sie, dass das Kind trotzdem gekommen ist.

(3) Nutzen Sie zunächst nonverbale Ansätze

- Stimmungsbarometer: Stimmungen können mit Aufkleber auf einem gemeinsamen Plakat markiert werden.
- Aktuelle Gefühlzustände können mit »Daumen hoch«, »Daumen in der Mitte« oder »Daumen runter« gezeigt werden.
- Gestalten Sie mit der Gruppe eine Gefühlszielscheibe. Diese Zielschreibe kann auf einem Plakat zunächst ohne Worte gebastelt werden. Später kann sie beispielsweise in Anfangsrunden genutzt werden, indem die Kinder die Gefühle markieren, in denen sie sich gerade befinden.
- Silent Talks: Lassen Sie die Kinder schriftlich miteinander in Kontakt treten. Schreiben Sie ein Thema / Wort in die Mitte eines Plakates. Zeitgleich können alle Kinder Gedanken oder Kommentare dazu schreiben oder malen und sich auch aufeinander beziehen.
- Nutzen Sie Spiele oder andere Aktionen, bei denen die Kinder nonverbal in Kontakt kommen.

Schweigende Gruppe und Null-Bock-Einstellung

(4) Geben Sie Aufgaben in Kleingruppen

Lassen Sie jeweils zwei Kinder zusammen etwas Kurzes erarbeiten:

- Spiele: Sie sollen ein Spiel für die Gruppe vorschlagen.
- Rätsel oder Witze: Gruppen von zwei Kindern sollen sich einen Witz oder ein Rätsel für die anderen ausdenken.
- Hobby: Sie stellen pantomimisch ein Hobby dar, was die anderen erraten sollen.

(5) Steigern Sie die verbalen Anteile Stück für Stück

Gehen Sie schrittweise vor, während anfangs nur wenig gesprochen werden »muss«, wird beiläufig immer mehr Sprache eingeführt. In den ersten Sitzungen zeigen sie z. B. in den Anfangsrunden nur dem dem Daumen ihre Gefühle, nach ein paar Sitzungen nennen sagen sie z. B., ob es ihnen gut oder schlecht geht und später dann auch Begründungen.

Gefühlszielscheibe

- **Beschreibung:** Dieses Material hilft mit Gefühlen zu arbeiten (auch nonverbal). Die Kinder machen ihre Gefühle auf einer Gefühlszielscheibe kenntlich. Sie haben unterschiedliche Möglichkeiten die Zielscheibe abzubilden: A) Einfach in jeder Stunde neu als Papierausdruck, dann können die Kinder ihre Gefühle »anmalen« oder ankreuzen. B) Laminiert mit einem Zeiger in der Mitte, der dann eingestellt werden kann. C) Vergrößert als Plakat im Raum aufhängen, dann können die Kinder darauf zeigen. D) Auf einer Magnetwand befestigen, dann können die Kinder kleine Magnete auf »ihren Gefühlen« befestigen.
- **Ziel:** Die Kinder lernen ihre Gefühle zu eruieren und diese mit anderen zu teilen. Die Übung kann eine Vorbereitung oder ein Einstieg sein.
- **Anwendungsbereiche:**
  - Anfangsrunden: Die Kinder zeigen nacheinander ihre aktuellen Gefühle.
  - Konkretisierung von Erzählungen: »Wie ging es dir dabei?«
  - Stimmungsbarometer in der Gruppe: Alle Kinder zeigen, wie es ihnen gerade geht.
  - Meinungsbarometer: Kinder zeigen, welche Meinung sie zu bestimmten Themen oder Ereignissen haben.
  - Fremdbeurteilung: Die Kinder überlegen und zeigen, wie sich jemand in einer Situation gefühlt haben könnte.
  - Gefühlsrätsel: Kinder können Gefühle darstellen und die anderen Kinder raten, welches Gefühl dargestellt ist.
- **Dauer**: ca. 10 Minuten
- **Material:** Papier oder je nach Darstellungsart: Laminiergerät, Beutelklammern, Magnetwand, Magnete, Plakat …

Die Übung erklären

»Hier habe ich eine Gefühlsscheibe. Wir alle haben im Laufe der Woche viele Gefühle. Ich kann mir vorstellen, dass viele von euch einige von den Gefühlen kennen, oder? Jetzt könnt ihr überlegen und zeigen, welche Gefühle ihr hattet oder habt.«

Alternative Ideen / Ergänzungen

Sie können auch eine echte Dartscheibe bekleben und echte Pfeile nutzen, aber dies ist je nach Gruppe mit der Gefahr von Verletzungen verbunden. Daher sollte es nur gut überlegt und auf die Gruppe abgestimmt erfolgen.

Gefühlszielscheibe

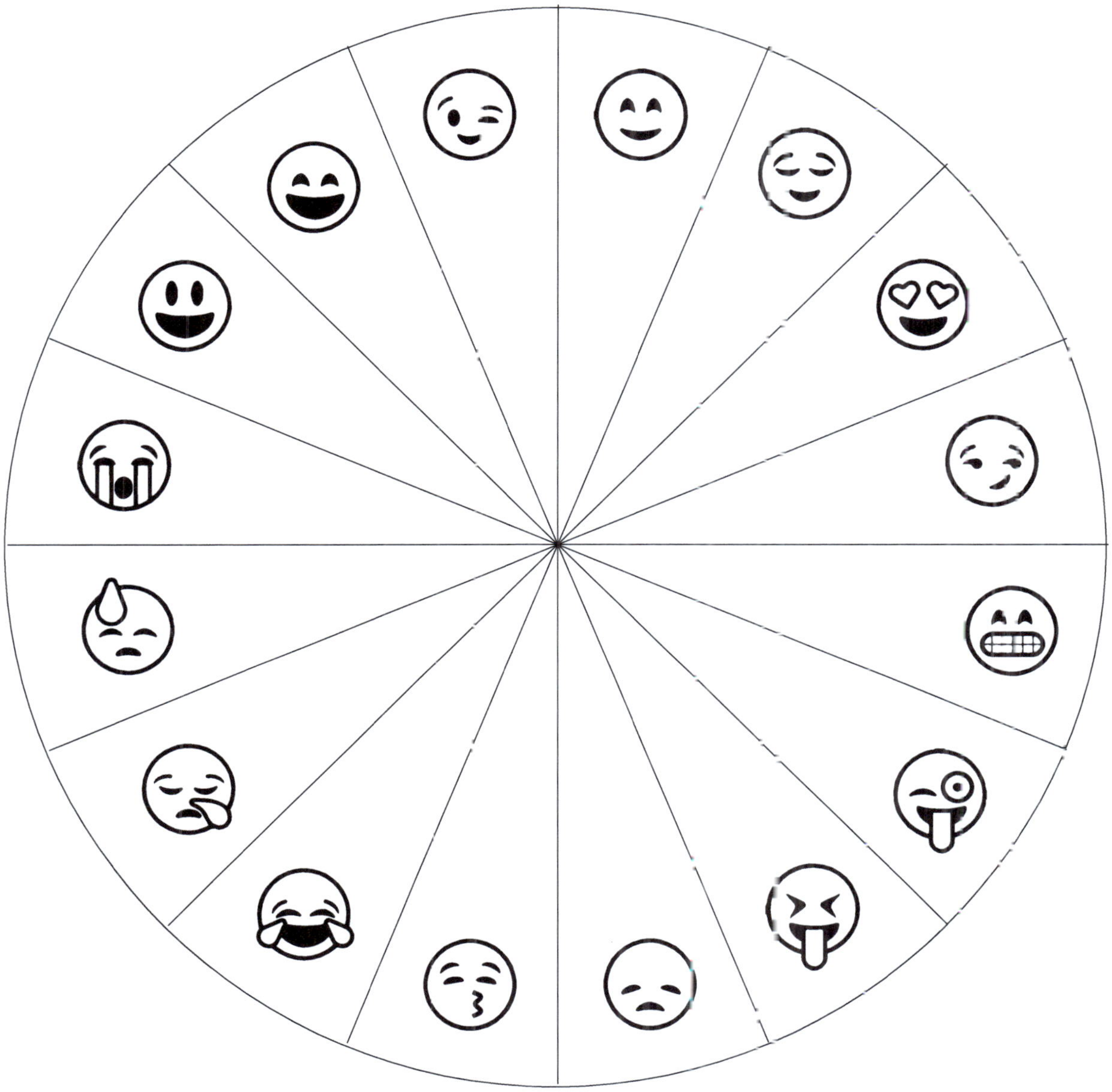

Literatur

Demmert, A. & Faßbinder, E. (2021). Therapie-Tools Schematherapie in der Gruppe. Weinheim: Beltz.

Farrell, J. & Shaw, I. (2013). Schematherapie in Gruppen. Therapiemanual für die Borderline-Persönlichkeitsstörung. Weinheim: Beltz

Farrell, J.M., Shaw, I.A. & Webber, M.A. (2009). A schemafocused approach to group psychotherapy for outpatients with borderline personality disorder: A randomized control trail. Journal of Behavior Therapy an Experimental Psychiatry, 40 (2), 317–332.

Faßbinder, E., Schuetze, M., Kranich, A., Sipos, V., Hohagen, F., Shaw, I. et al (2016). Feasibility of group schema therapy for outpatients with severe borderline personality disorder in Germany: A Pilot Study with Three Year Follow-Up. Frontiers in Psychology, 7, 1851

Graaf, P. (2016). Schematherapie. Mit Bedürfnissen, Emotionen und Modi arbeiten. Kartenset mit 56 Bildkarten. Weinheim: Beltz.

Graaf, P., Hampel, J. & Zarbock, G. (2021). Therapie-Tools Schematherapie mit Kindern und Jugendlichen. Weinheim: Beltz.

Görlitz, G. (2017). Psychotherapie für Kinder und Jugendliche: Erlebnisorientierte Übungen und Materialien (9. Aufl.). Stuttgart: Klett-Cotta.

Loose, C., Graaf, P. & Zarbock, G. (Hrsg.). (2024). Schematherapie mit Kindern und Jugendlichen. Weinheim: Beltz.

Loose, C., Graaf, P. & Zarbock, G. (Hrsg). (2015). Störungsspezifische Schematherapie mit Kindern und Jugendlichen. Weinheim: Beltz.

Reiss, N., Farrell, J.M. & Shaw, I.A. (2015). Schematherapie erfolgreich anwenden: Ressourcen für Aufbau und Umsetzung in Einzel-, Gruppen- und kombinierten Settings. Paderborn: Junfermann.

Sacks, R.J. (2020). Morality restoring the common good in divided times. Israel: Maggid.

Schmitman gen. Pothmann, M. (2010). Kinder brauchen Freunde – Soziale Fertigkeiten fördern. Gruppentherapie für Kinder mit AD(H)S und anderen Verhaltensauffälligkeiten. Stuttgart: Klett-Cotta.

Young, J.E., Klosko, J.S. & Weishaar, M.E. (2008). Schematherapie. Ein praxisorientiertes Handbuch. Paderborn: Junfermann.

Young, J.E., Klosko, J.S. & Weishaar, M.E. (2003). Schema therapy. New York: Guilford.

Zens, C. & Jacob, G. (2015). Poster Schematherapie: Das Modusmodell auf einen Blick. Weinheim: Beltz.

Bildnachweis

Illustrationen: Anke Majewski

Weitere Illustrationen aus Gettyimages:

- Ballon: Ruslana Chub
- Trauriges Gesicht: icon river
- Körperumriss: Tanya St
- Notizbuch: gmm2000
- Puzzle: arcady_31
- Rahmen 1: Aleksandra Alekseeva
- Rahmen 2: Dmitry Zyrin
- Smileys: ikopylov
- Sonne: Giuseppe Ramos
- Tränen: illust-monster
- Urkunde: bgblue